犬と猫の問題行動の
予防と対応

動物病院ができる上手な飼い主指導

監修　水越美奈
日本獣医動物行動研究会

緑書房

はじめに

　私が大学を卒業した頃と比べて，ともに生活する犬や猫を単なるペットではなく，本当の家族として考える人が多くなってきました。それに伴って，獣医師や動物看護師は単に病気や怪我を治すだけでなく，育て方や普段のお世話，困った行動にはどう対処すべきか，といった生活面のアドバイスも多く求められるようになりました。

　子犬や子猫の頃から生活環境を整え，行動ニーズを満たすこと，そしてしつけやトレーニングを適切に行うことで，問題行動と呼ばれる困った行動は予防することができます。また，このようなことを実践すると，院内における診療やハンドリング，入院時のケアも格段にスムーズにできるようになります。動物の気持ちや飼い主との生活面も一緒に考え，支えてくれる獣医師や動物看護師はこれからもっともっと求められる存在になるでしょう。

　私が臨床動物行動学を勉強し始めた 1990 年代や，私が所属する日本獣医動物行動研究会が発足した 2000 年に比べると，動物行動学や行動診療に興味をもつ獣医師や動物看護師が増えてきたことは喜ばしい限りです。それに伴って「初学者のテキストとして何か良いものはありませんか？」あるいは「行動診療とまではいかなくても，院内での飼い主指導のための実践的な本はありますか？」などの質問も多く受けるようになってきました。本書はそのような方におすすめできるテキストとして作成しました。そして執筆は私だけではなく，日本獣医動物行動研究会の仲間であり，同じ獣医行動診療科認定医の荒田明香先生，藤井仁美先生，白井春佳先生にお願いしました。先生方には日々の診療で忙しいなかでのお願いとなってしまいましたが，とてもバランスの良い構成になったと確信しています。荒田先生，藤井先生は同じ認定医 1 期生，白井先生は 2 期生としてともに獣医行動診療を発展させるべく切磋琢磨している同志でもあります。また大学の教え子でもあり，JAHA（日本動物病院協会）認定家庭犬しつけインストラクターの資格をもちながら動物看護師としてしつけや飼い方指導に奮闘している天川優子さんにも，動物病院に勤務する動物看護師として実際に何ができるか，という視点で執筆をお願いしました。

　本書が日本全国の動物病院で活用され，犬や猫が最期の時まで飼い主と幸せに暮らせるよう，さらに動物病院が大好きな犬や猫が各地に増えることで，動物も飼い主もストレスなく動物病院に足を運び，動物病院スタッフもストレスなく十分な診療を行えることに寄与することを願います。

2018 年 11 月

水越美奈

監修者・執筆者一覧

監修者

水越美奈

獣医師，博士（獣医学），獣医行動診療科認定医，JAHA 認定家庭犬しつけインストラクター
日本獣医生命科学大学 獣医学部 獣医保健看護学科 臨床部門

執筆者（五十音順）

荒田明香　　　　Chapter 3 成犬編

獣医師，博士（獣医学），獣医行動診療科認定医
麻布大学 獣医学部 動物応用科学科 伴侶動物学研究室

白井春佳　　　　Chapter 1 子犬編

獣医師，獣医行動診療科認定医
にいがたペット行動クリニック

天川優子　　　　Chapter 2-02

認定動物看護師，JAHA 認定家庭犬しつけインストラクター
練馬動物医療センターホンド動物病院

藤井仁美　　　　Chapter 1 子猫編，Chapter 3 成猫編

獣医師，獣医行動診療科認定医
代官山動物病院，自由が丘動物医療センター

水越美奈　　　　Chapter 2-01，Chapter 4，Chapter 5

上掲

（所属は 2018 年 11 月現在）

Contents

はじめに　　*2*

監修者・執筆者一覧　　*3*

本書の使い方　　*6*

Chapter 1　子犬・子猫を迎えたら

子犬編

01　子犬を迎えた飼い主に伝える行動学　　*8*

02　甘咬みをさせないために　　*16*

03　トイレを成功させるには　　*22*

04　吠えを落ち着かせるために　　*28*

05　散歩デビューをする時は　　*33*

06　お手入れを嫌いにならないために　　*40*

07　誤食や食糞をさせないために　　*50*

08　食事をムラなく食べてもらうには　　*57*

09　行動を落ち着かせたい時は　　*65*

10　子犬に診察室を好きになってもらうために　　*71*

子猫編

01　子猫を迎えた飼い主に伝える行動学　　*76*

02　じゃれつきや甘咬みをさせないために　　*90*

03　臆病にならず人になつく猫にするために　　*92*

04　ブラッシングと爪切りに慣れさせるには　　*96*

05　食欲不振にさせない，肥満を予防するには　　*106*

06　遊びの工夫　　*112*

07　子猫に診察室を好きになってもらうために　　*118*

Chapter 2　動物病院に慣れてもらうために

01　動物病院スタッフができる行動学的工夫　　*128*

02　動物病院を好きになってもらうための取り組み　　*147*

Chapter 3　犬と猫の困った行動

成犬編

01　吠えを減らす工夫　*164*

02　トイレに失敗したら　*180*

03　他人に飛びつかせないようにするには　*187*

04　拾い食い，食糞をやめさせるために　*192*

05　雷や花火の音が苦手な犬に対する工夫　*198*

06　体を触っても嫌がらないようにする工夫　*204*

07　食器や寝床を守って唸る，咬むことをさせないためには　*210*

08　犬の複数頭飼育に関して気をつけたいこと　*214*

成猫編

01　爪とぎを問題化させないためには　*224*

02　トイレに失敗したら　*232*

03　人にじゃれることを減らすためには　*244*

04　おびえている猫に対してできること
　　（ストレスを最小限にするための対策）　*248*

05　猫の複数頭飼育に関して気をつけたいこと　*254*

Chapter 4　高齢期を迎えたら

01　高齢期を迎えた動物に対してできること　*266*

02　高齢性認知機能不全症候群　*274*

Chapter 5　知っておきたいその他の行動学的アドバイス

01　行動学的観点で見た避妊・去勢手術　*292*

02　保護犬（成犬）や保護猫（成猫）を迎えるために　*299*

索引　*309*

ご 注 意

本書中の診断法，治療法，薬物およびサプリメントについては，最新の獣医学的知見をもとに，細心の注意をもって記載されています。しかし獣医学の著しい進歩からみて，記載された内容がすべての点において完全であると保証するものではありません。実際の症例へ応用する場合は，使用する機器，検査センターの正常値に注意し，かつ薬物およびサプリメントの添付文書等はチェックし，各獣医師の責任の下，注意深く診療を行ってください。本書記載の診断法，治療法，薬物およびサプリメントによる不測の事故に対して，著者，監修者，編集者ならびに出版社は，その責を負いかねます。　　　　（株式会社 緑書房）

本書の使い方

📢 飼い主へアドバイスする際の要点や注意点を取り上げています。

☑ 飼い主に確認してほしいこと，整理すべき事項を取り上げています。

欄外

本文中に登場する用語や獣医師に向けた内容を取り上げています。各マークの意味は次のとおりです。

📖 本文中に登場する用語を取り上げて解説しています*。

👉 他のページに解説がある用語について，参照ページを記載しています。

👤 獣医師＋α
獣医師へ向けた要点を記しています。

 まとめ
コンテンツごとの要点をまとめています。

---

*用語解説等に用いた参考文献
1) 太田光明, 大谷伸代 編著. ドッグトレーニング パーフェクトマニュアル. チクサン出版社. 2011.
2) 中間實徳 監修. 新・小動物看護用語辞典. インターズー. 2012.
3) 森裕司, 武内ゆかり, 内田佳子. 獣医学教育モデル・コア・カリキュラム準拠 動物行動学. インターズー. 2012.
4) 森裕司, 武内ゆかり, 南佳子. 獣医学教育モデル・コア・カリキュラム準拠 臨床行動学. インターズー. 2013.
5) 実森正子, 中島定彦. 学習の心理. サイエンス社. 2000.
6) 長谷川成志. 第6章行動管理・健康管理学. ビジュアルで学ぶ動物看護学～臨床につなげる基礎知識～. チクサン出版社. p183. 2013.

Chapter 1

子犬・子猫を迎えたら

子犬編　p8

子猫編　p76

子犬編

01 子犬を迎えた飼い主に伝える行動学

● 押さえておきたい心得 ●

心と体が健やかに育つために心の発達を知ろう

　犬との生活のスタートは，希望に満ち溢れているだろう。一緒に旅行したい，毎日色々な場所を散歩させたい，子どもと一緒に遊んでほしいなど，飼い主の希望は多岐に及ぶ。しかし残念なことに，それから約１年後に日常生活すら困難になってしまうケースは少なくないだろう。新しい刺激に対して順応することができる時期を逃したり，各種刺激に対する恐怖反応を予防する方法を知らずに対応したりすることで，そのような状態になってしまう場合もある。「犬の行動発達」を知らずに子犬時代を過ごすことは，ワクチン接種を実施せずに子犬を飼うようなものである[4]。

　犬の行動発達（心の発達）の適切な知識を飼い主に提供することは，動物病院スタッフにとって必須項目である。人で例えるなら，産婦人科や小児科などの病院や乳幼児検診で保健師，看護師，保育士，栄養士，歯科衛生士などの専門家によって行われている育児教室や相談所をイメージするとわかりやすいかもしれない[2]。ワクチン接種だけでなく，「心」と「体」が健やかに育つための知識提供は，動物病院の重要な役割といえるだろう（図1）。

🔲 **恐怖反応**
　fearful reaction
刺激に対して脱糞，震え，尾の巻き込み，硬直，逃亡，反撃などの反応を示すこと。

🔲 **ボディランゲージ**
　body language
姿勢や動作，表情，目の動きなどからなる視覚を利用した非言語コミュニケーションの手段の１つ。社会性が高い動物である犬は，視覚を用いた近距離コミュニケーションであるボディランゲージが特に発達している。（図2）

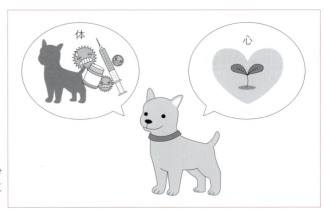

図1　心と体の成長を健やかにサポート
動物病院スタッフの大切な役割には感染症予防だけでなく，体と心が健やかに育つようサポートすることもあり，重要である

Chapter 1 子犬・子猫を迎えたら

ここでは，子犬を飼い始めたばかりの飼い主に必ず伝えておくべき行動発達について述べる。これらの知識を提供することで，将来的な「問題行動の予防」にもつながる。さらに，飼い主は犬との絆が深まることで，心と体の変調を早めに感じとれるようになり，各種疾患の早期発見，早期治療が実現するだろう。

● 飼い主に提案 ●

犬の行動発達ステージに適応した育て方を指導しよう

ここでは社会化期以外の行動発達ステージについても説明する。飼育を開始された子犬が，どのステージであるかを判断することはとても重要であり，生涯を通じた犬の行動発達ステージ全体を把握しておくことで，今後予想される行動発現への対応も検討できる（図2）。

社会化　socialization
生まれてきた個体がその種特有の社会行動パターンを身につけていく過程をいう。犬や猫などの愛玩動物は，野生下ではなく人間社会のなかで生活しなければならないことから，同種の他個体だけでなく，飼い主である人や人間社会に対しても慣れていく必要がある。具体的には生活のなかでこれから経験するであろうすべての刺激や環境に対して，適切な社会行動を身につけていく過程を指している。（図2）

強化　reinforcement
行動の頻度が増加すること，また増加させる行為のこと。（図2）

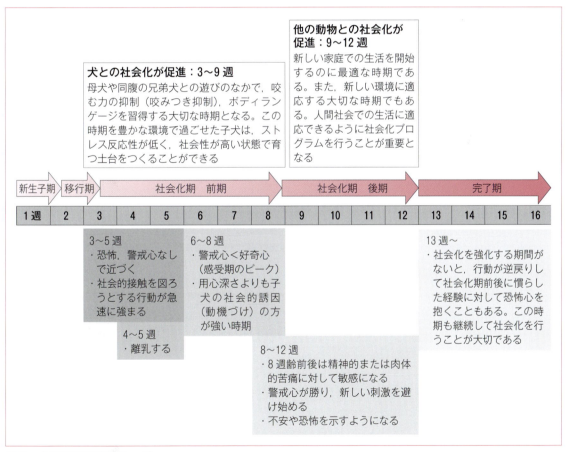

図2　犬の行動発達ステージ

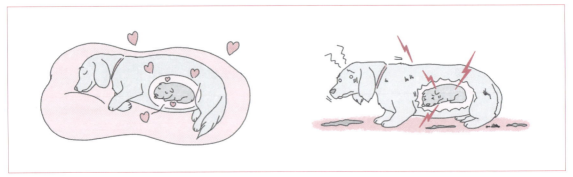

図3　出産前も心の成長に大切な時期
母犬の精神状態は，胎子の脳の発達に影響する．母犬のために豊かな飼育環境を整えるべきである

動機づけ motivation
行動を喚起し，行動の動力となる内的要因をいう．内的動機づけと外的動機づけに分類され，内的動機づけとは好奇心や関心によりもたらされるものであり，行動そのものが目的になる．外的動機づけは賞罰や強制などによってもたらされる．ただし，両者には完全な境界があるわけではなく，併存することも多い．
（図2）

不安 anxiety
自分にとって有害な状況や出来事が生じることを予測して起こる漠然とした恐れの感覚．不安は特定の対象がない漠然とした恐れの感情で，恐怖ははっきりとした外的対象のある恐れの感情をいう．

出生前期（胎子期）

母犬の子宮内にいる時期である．行動発達において，出生前の影響は大きい．妊娠期の母犬が社会的あるいは身体的ストレスにさらされることで，出生後の子犬の神経内分泌系，あるいは行動に変化が現れることが示されている．また成長後に，ストレス反応性が高い性質（ストレスからの回復期の遅れ）をもつ可能性が高くなることが報告されている[1-3,8,9]．妊娠期の母犬の飼育は，その子犬の中枢神経系の発達に永続的な影響を与えることを留意しなくてはならない（図3）．

> **📢 この時期のアドバイスポイント**
> ・妊娠期の母犬のストレスは，生まれてくる子犬の性格形成の基盤（脳の発達など）に強く影響する．そのため，母犬はできるだけストレス負荷の少ない環境で飼育することが望まれる．
> ・子犬の入手経路から，母犬にストレス負荷がある状況で飼育された可能性がある場合は特に注意が必要で，できるだけ子犬に対して早期介入すべきである．ストレス反応性が高い性質は生涯にわたって続く可能性があることを念頭におきながら，子犬と飼い主へのアプローチを実施しよう．

新生子期：誕生〜約2週

子犬は自身で排泄することもできず，生存のすべてを母犬に依存している．感覚機能としては，触覚と体温感覚，味覚，嗅覚が備わっているが，視覚も聴覚も未発達である．子犬は母犬との接触が少ないと，成長後の不安に関連した行動や恐怖に関連した行動，ストレス内分泌反応に大きく影響がでてしまう．この対応としてこの時期にハンドリングを行うことで，成長後のストレス抵抗性や情動的安定性，学習能力などが改善されることが示された報告もある[1,8]．

Chapter 1 子犬・子猫を迎えたら

> 📢 **この時期のアドバイスポイント**
> ・母犬との接触をできるだけ多く経験できるような環境を設定する。
> ・人の手を介した優しいハンドリングを開始することが望まれる。

移行期：生後約2〜3週まで

目が開き，耳道が開いて音に反応できるようになるなど，感覚器が急速に発達する。また，自力での排泄が可能となり，立ち上がり，歩行も可能となる。同腹の兄弟犬とじゃれあって遊び始めたり，唸ったり尾を振るなどの社会的シグナルを表現し始める時期である。

> 📢 **この時期のアドバイスポイント**
> ・社会的シグナルを自然に表現できる環境を設定し，同腹の兄弟犬や母犬との関わりを大切に飼育することが望まれる。

社会化期：生後約3〜12週まで（図2）

社会に対して高い感受性をもっていて，適切な社会行動を学習する時期となる。つまりこの時期は，「これから経験するであろうすべての刺激や環境に対して良いイメージで慣らしていく」ことが望まれる。

社会化期の始まりや終わりは厳密ではなく，それを定義することは困難である。個体差や犬種差が存在し，社会化期に獲得した行動パターンを後から修正することも可能なことが知られている。そのため社会化期を過ぎてからの学習継続も重要なものとなる。

7週齢までに母犬から離され家庭に引き取られた犬は，恐怖に関連した行動が認められ接触刺激に対する反応性が高くなり，その結果ストレス反応性が高まり社会性が低下することが報告されている[7]。また，16週齢までに人との接触がないと，人を怖れるようになることがある。さらに日本では，ペットショップから入手した子犬はブリーダーから直接入手した子犬に比べて，飼い主への攻撃性が高いこともわかっている[7,13,18]。この点に留意して飼育環境を設定することは重要である。

この時期は新しい家族との関係性を構築する重要な時期である。信頼関係の構築は，犬が安心して生活できるかどうかの重要なポイントとなる。「順位をつけなければいけない」「厳しく体罰などの嫌悪刺激を使ってしつけなければいけない」などの誤った知識をもつ飼い主は，残念ながらまだ多い。最近の研究報告からは，人と犬は母子のような「親子関係」を構築するという説が有力となっている[7]。その研究では，犬は視

社会的シグナル
social signals

他個体に対して示されるシグナルで，姿勢や表情などの視覚的なシグナルの他に，聴覚，嗅覚，触覚などのすべてのシグナルが含まれる。

社会化期
socialization period

情動反応や記憶形成に深く関わる大脳辺縁系の機能的発達や感覚機能，運動機能が著しく発達し，感受性が高い時期となる。この時期に経験しなかったことに後にはじめて遭遇した場合，警戒や恐怖の反応が発現する可能性があり，問題行動につながることがある。一般に犬では3〜12週齢，猫では2〜9週齢を指す。

嫌悪刺激
aversive stimulus

動物にとって好ましくない（不快）刺激のこと。例として，怒られたり叩かれたり，驚かされたなどの不快に感じる刺激のこと。

11

子犬編 01　子犬を迎えた飼い主に伝える行動学

線を用いて人とコミュニケーションをとることができる動物であり，犬が飼い主を見た時に飼い主がそれに反応すると，両者でオキシトシンという母子関係の構築に深く関わる愛情ホルモンが多く分泌されることが証明された。また，遊びを通じて絆の形成に役立つオピオイドが血中に分泌され，親和的関係性が深まることも報告されている[7]。飼い主とこのような信頼関係を結べた犬には，社会緩衝作用がもたらされるため，ストレスからの回復が良くなるとされている[7]。このような報告を参考にしながら，人と犬との絆をつくっていくことが望まれる。

恐怖学習
fear conditioning

恐怖と感じる経験によって，動物の行動が変化することをいう。恐怖を感じる無条件刺激（例：注射を打たれるなど）と条件刺激（例：診察室など）が組み合わされて一緒に呈示されることで成立する古典的条件づけによるもの。条件づけが非常に早いのが特徴で，人を含めて動物に広く見られる基本的な情動現象である。恐怖条件づけともいう。

獣医師＋α

飼い主に「ワクチンプログラムが終了するまで外に出さないように」といった指示をする獣医師もいるだろう。しかし，外出させないことで感染症を予防できても，外部の刺激に対して「心の免疫」がない状態で育ってしまうことになる。その結果，過剰に外部の刺激に恐怖を示す，攻撃性が高まるなどの問題行動が起こる可能性が高くなる。外出すると完全な感染症予防は不可能だが，感染源に接触しない対策（排泄物やワクチン未接種の犬と接触させない，抱っこをして移動するなど）をアドバイスすることで，感染の可能性を低くできるだろう。社会化期は限られているため，この時期の獣医師からの指導は非常に重要であることを忘れてはいけない。人間社会に適応できるよう，獣医師から社会化プログラムを推奨することは非常に重要となる。

この時期のアドバイスポイント

- 社会化期前期：母犬や同腹の兄弟犬と豊かな環境で過ごす
  豊かな環境下で，母犬や同腹の兄弟犬との関係性を十分に確保する必要がある。犬同士のボディランゲージや咬みつき抑制を学ぶ重要な時期である。十分な経験をさせてあげることが望まれる。

- 感受期のピーク
  新しい家庭に譲渡されることが最も多い8週齢頃が，「感受期のピーク」であることを認識しておく。ワクチン接種などで動物病院に来院することも多い時期になるが，「恐怖学習」をさせないように細心の注意を払う必要がある。好奇心が警戒心を上回る時期であるため，オヤツやおもちゃで楽しく遊びながら身体検査やワクチン接種を済ませ，楽しい経験と学習させることが重要である。

- 飼い主との関係を築く
  飼い主といると安心できる，と学習させることは必須である。子犬を迎え入れた直後は，子犬にかまいすぎないようにする。無理強いすることが一番良くない。子犬から飼い主に近寄ってきたら，優しく対応してあげることから始める。これを繰り返すことで，飼い主との関係性を築くことができる。

- 社会化を行う
  たいていの場合，飼育を開始してから社会化期が終了するまでは約5週間程度と短い期間である。これから経験するであろう刺激や環境に対して，「良いイメージ」で学習させて「慣らす」作業を集中して実施することが大切である。動物病院などで開催しているパピークラス（子犬教室）に参加することは，とても良い方法である。社会化の補完を行うだけでなく，専門家からの指導を定期的に受けることも可能になり，子犬との生活をより良くスタートできるだろう。具体的な方法は，図4，5を参考にして飼い主にアドバイスしてみよう。社会化期が終了してもこれらの練習を継続することは重要で，学習を定着させていくことが大切である。

12

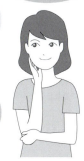

図4 飼育開始からすぐに開始してほしい社会化項目
各家庭や犬種によって，必要な項目が追加されることもある．将来出合うであろうことをすべて書き出し，できるだけ多くの経験を楽しく学習させてほしい

若年期：12週〜12カ月まで（性成熟まで）

　子犬が離乳してから性成熟に至るまでの期間である．性成熟を迎える時期は犬種差や個体差によって様々であり，離乳してから6カ月で性成熟を迎える個体もいれば12カ月で性成熟を迎える個体もいる．社会化期の後に注意すべき点を紹介する．

▶▶後戻り現象を防ぐ

　社会化期の後の6〜8カ月齢までの間に，社会化した経験を継続しないと，経験させたことでも再び恐怖心を抱くようになる．そのため社会化を過ぎたこの時期も継続した社会化プログラム（図5を繰り返し行う）が必要である．

▶▶遊びの重要性（図6）

　社会化期から若年期を通して，遊びは子犬の正常な行動発達に重要である．遊びから身体能力の向上，ボディランゲージの使い方の習得，社会的な相互関係のルールを学ぶ．

成熟期〜高齢期：性成熟〜

　犬が性成熟を迎えてから高齢期そして死に至るまでの期間である．高齢期の問題については，Chapter 4を参照のこと．

性成熟
sexual maturation
動物が生殖可能な状態になること．メスでは卵巣で卵胞が発達して性周期が始まり，オスと交配して妊娠可能な状態になる．オスでは精巣で精子が形成し始め，メスと交配して妊娠させることが可能な状態になる．

子犬編01　子犬を迎えた飼い主に伝える行動学

①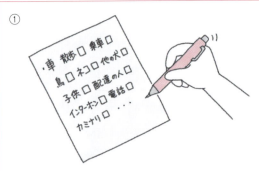
これから経験する可能性のある項目のリストを作成する

②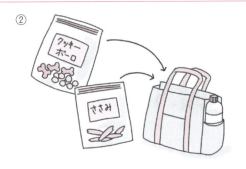
子犬と出かける時は，必ず大好きなフードやオヤツを持参する

③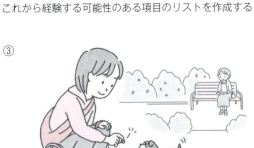
子犬が大好きなフードやオヤツを食べられるかどうか，楽しく過ごせるかどうかをチェックする

④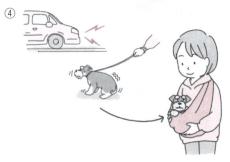
緊張して動けなくなっていたり，大好きなフードやオヤツさえも食べられない状態であれば，子犬とともにその場を少し離れるなどして楽しく過ごせる場所まで移動する。そこで③を再チェックする

⑤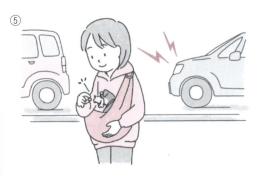
体験する刺激を感じながら，大好きなフードやオヤツを与えて楽しい印象をつけていく

図5　社会化のすすめ方とそのポイント

14

Chapter 1 子犬・子猫を迎えたら

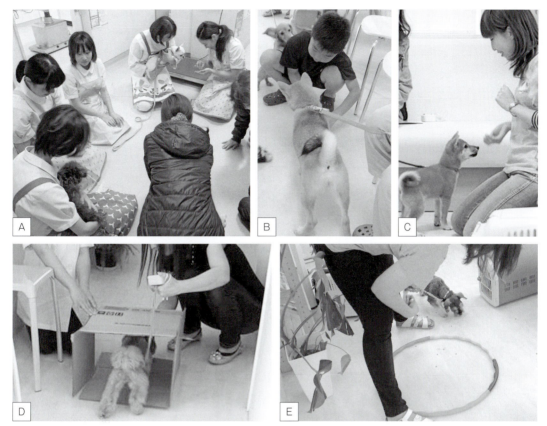

図6 遊びの重要性
色々な人と楽しい経験をすることは人を大好きにする第一歩となる（A〜C）。様々なものにチャレンジすることも社会化の大切な要素である（D, E）

まとめ

<u>心の発達を学び，手間と時間をかけるべき時期</u>
▶ 心の発達段階を知る⇒子犬の行動発達について動物病院スタッフから伝える
▶ 子犬と飼い主との絆の形成⇒無理強いはせず，親子のような関係づくりをサポートする
▶ 社会化期を逃さない⇒これから経験する可能性のある刺激すべてに慣らす
▶ 問題行動の予防を開始する⇒妊娠期の母犬が劣悪な環境下（狭い，汚い，乱繁殖が行われているなど）で飼育されていた場合は特に注意する

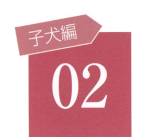

02 甘咬みをさせないために

子犬編

押さえておきたい心得

甘咬みは子犬のお仕事
～かじることは遊びであり学習である

　甘咬みは，子犬にとって正常な行動の1つである。生後4～6カ月頃は，乳歯から永久歯へ替わる時期で，身近にあるものをかじりたがる行動が出現する。さらに，乳歯が抜けやすくなるだけでなく，物をかじることで学習する時期でもある。この時期を過ぎると，甘咬み行動は落ち着いてくることが多い。しかしながら，「子犬の正常な行動だから」「甘咬みだから」「時期が来たら終息するから」と考えるのは大変危険である。

　甘咬みが見られる期間は，「人には決して咬みついてはいけない」ことを教える重要な時期である。甘咬みは最も深刻な問題行動である「（遊びによる）攻撃行動」へと悪化することがある。家族への攻撃行動は，安心した生活を送ることができず，飼育放棄や安楽死を選択する結果につながることもある。また，人の生命を脅かすことにもつながる。これは非常に深刻であり，動物病院スタッフの予防的介入は必須である。甘咬みだからと軽く受け流すのではなく，その家族と子犬の生命を守るためのアドバイスになることを念頭において対応することが望まれる（図1）。

攻撃行動
aggressive behavior
別の個体に向けた威嚇行動，あるいは実際に危害を与える行動を指す。機能的には先制（攻勢）的攻撃行動と防御的行動の2つに分類され，先制（攻勢）的攻撃行動は他者からの挑発や脅威によって引き起こされる。

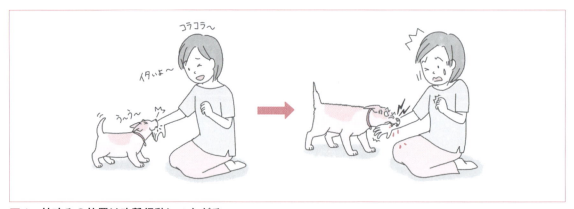

図1　甘咬みの放置は攻撃行動につながる
攻撃行動は学習要素が強い。何度も繰り返すことで，人に咬みつく行動が学習されてしまう

Chapter 1　子犬・子猫を迎えたら

● 飼い主に提案 ●

甘咬みへの対応方法
～咬みつき抑制は4～5カ月齢までに教えよう！

咬みつく力が弱い時期にしっかり学習させる

　乳歯の時期に，咬みつく力の抑制（咬みつき抑制）を教えておくことは大切である。永久歯になると咬む力も破壊力も強くなり，人に危険が伴うことが予想されるからである。通常であれば，子犬は自分の母犬や同腹の兄弟犬との触れ合いの時期（社会化期前期）に，遊びを通して咬みつき抑制を体得する。このような環境で育っている子犬は咬みつき抑制の基礎ができているため，十分な遊びが提供されていれば，新しい家族と遊ぶ時も咬みつく力が抑制される。さらに，人の手を咬んではいけないことを教えやすく，比較的容易に改善していく[1-4,12]。

　しかし，早期に母犬や同腹の兄弟犬から分離された子犬，子犬の時期から留守番が長い場合，そして飼い主との遊びが不十分な場合は，甘咬みが問題化する傾向がある（表）[15]。そのためこのような子犬を飼育している場合は，動物病院スタッフから甘咬みを問題化させない方法を飼い主に紹介するなどの早期介入が求められる。

甘咬みを問題化させない方法

人を咬むという学習をさせない環境設定と対応が重要

　「咬ませてどう対応するのか」ではなく，「失敗しない環境設定と対応」を検討することが一番重要である。「人の手を咬んで楽しく遊んだ経験」を学習させなければ，「人の手を咬むと良いことがある」と学習することはないからである。つまり，「一緒に遊ぶ時は必ずおもちゃを使う」ということを学習させていく方がずっと効率的だといえる。

適切なおもちゃを選択して子犬の欲求（行動ニーズ）を満たす

　おもちゃは，「人と一緒に遊ぶおもちゃ」と「ひとり遊び用のおも

☞ 社会化期　p11

🧑‍⚕️ 獣医師＋α
2～3カ月齢の段階で咬みつく力が強い，家族が傷だらけになっている（出血するほど咬んでいる），咬みつく回数が多い，何をしても咬みついてくるなどの報告があった場合は，行動診療を専門とする獣医師など動物行動学を熟知している専門家に相談・紹介する必要があるだろう。この月齢から攻撃行動が多い子犬は深刻な問題であり，放置しておくと確実に悪化していくことが予想されるからである。

📖 行動ニーズ
　behavioral needs
すべての動物種はそれぞれ行動レパートリーをもち，その発現が十分に満たされないと，問題行動への進展や異常行動の発現につながる。そのためその欲求（行動ニーズ）を十分に，かつ適切に満たすことが必要である。

☞ 社会化　p9
（表）

表　咬みの抑制効果と社会化，慣れの間に起こる咬みつきの結果

咬みつき抑制	社会化	慣れ	結果
なし	なし	なし	被害を与える咬み
あり	なし	なし	被害を与えない咬み
あり	あり	あり	咬まない

文献15より引用・改変

ちゃ」の大きく2種類に分けられる（図2）。かじりたい欲求が強い4〜5カ月齢の時期に，おもちゃを使用して発散させることはとても重要であり，欲求を満たさずに，咬みつき抑制ばかりを強いることは酷である。

　おもちゃは適切に選択し使用することが必要であり，与えれば良いというものではない。子犬が飲み込めるくらいの小さなおもちゃは避け，大きめのサイズを選ぶことをおすすめする。また，かじってほしくない靴，スリッパ，靴下，家具などをおもちゃとして与えてしまうと，その後もかじって良いものだと認識されるおそれがあるため避けた方が良い。

　おもちゃを与える時は使用方法に注意し，子犬の遊び方を観察する。具体的な使用方法を次に示す。

▶▶ **人と一緒に遊ぶおもちゃ**（図2A）

　ボール，ロープ，ぬいぐるみなどは，基本的に人と一緒に遊ぶためのおもちゃである。床に置いておくとひとりで遊ぶ犬もいるが，すぐに飽きてしまうことも多い。投げたり，引っ張ったりしながら，一緒に遊ぶことが求められる。

▶▶ **ひとり遊び用のおもちゃ**（図2B）

　留守番，サークルやクレート内での待機などに活用できるおもちゃである。かじるタイプやフードやオヤツを詰めて与えるタイプがある。コン

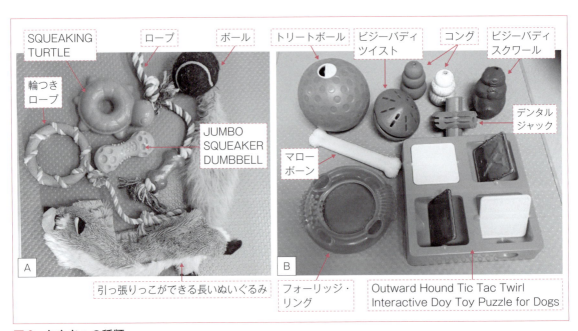

図2　おもちゃの種類
A：人と一緒に遊ぶおもちゃ　B：ひとり遊び用のおもちゃ

グやビジーバディシリーズなどのオヤツやフードを詰めて与えるタイプの方が，食べ物を得ようと夢中になり，飽きることなくかじる欲求を満たすことができる。

▶▶ 人の体を使う遊びはやめよう

手や足を使ってじゃれさせるような遊びは禁忌である。このような遊びは，子犬に人の手や足を咬むことを学習させていることになる。

その他

▶▶ 子犬とのスキンシップ練習は，疲れた時間帯に実施

人とのおだやかな接触を学習させるために，十分に遊ばせた後や食後，トレーニング後などの子犬が疲れた時間帯に人とのスキンシップをとることが必要である。大好きなオヤツやフードを与えたり，おもちゃを噛ませたりしながら行うと良いだろう。

▶▶ 犬同士で遊ぶ機会をつくる

同年齢の子犬や遊び好きの成犬と遊ばせることで，咬みつき抑制を効果的に学習させることができる。しかしながら，相性が悪い，体格が極端に異なる場合，犬嫌いになるきっかけを与えてしまうこともあるため注意が必要である。犬の行動を熟知した専門家が管理している安全なパピークラスなどを利用することが最適である（図3）。

☞ ボディランゲージ　p8
（図3）

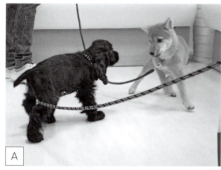

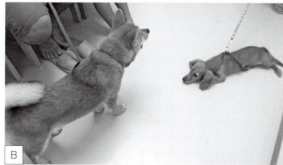

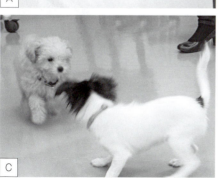

図3　子犬同士で遊ぶ機会をつくる
パピークラスなどの安全な場所で遊ぶ機会を設けることは有効である
A：子犬に不安傾向がある場合，リードなどを用いて人の管理下で安全に他犬と接触できる環境をつくる
B：子犬同士が同じ空間にいても過剰に反応しないことを学ぶのも大切である
C：適切に管理できる環境下で，子犬同士の相性や大きさに問題がなければ，ノーリードで遊ばせることも良いが，ボディランゲージをよく観察し，子犬にとって良い経験となるようにすることが重要である

19

甘咬みされた時はどうする？

前述を実践しても，子犬の歯が人に当たることもあるだろう。実際に甘咬みされた場合の対応方法について次に紹介する。

対応方法

子犬と遊んでいる最中に，子犬に手や足を甘咬みされた時の対応方法である。個体差もありすべての犬に効果があるわけではないが，基本パターンは以下のとおりである。

> 子犬が咬む
> ↓
> 「痛い！」と言って手や足を隠し，そのまま無視（背をむける）または退室する
> ↓
> 数十秒で子犬のもとに戻る

つまり，「子犬の歯が人に当たると遊んでもらえない（楽しい遊びが終わる）」「子犬の歯が人に当たらないと遊んでもらえる（楽しい遊びが続く）」と，子犬にわかりやすく教える（図4）。これは「○か×」の2つのうち，1つの結果を提示するので子犬が理解しやすい。この対応方法は家族全員で統一する必要がある。しかし，わざわざ手を咬ませるように仕向けてこの対応を実施することは避けるべきである。

やってはいけない対応

▶▶正の罰を与える

強い叱責，殴る，叩くなどの対応をすることで，一瞬子犬の行動は止

■ 正の罰
positive punishment
オペラント条件づけの1つで，ある行動に対して何らかの刺激が与えられると〔与えられる＝正（＋）〕，その反応が減る（＝罰）こと。つまり，ある行動に対して嫌悪刺激が与えられると，その行動の発現頻度が減少することをいう。

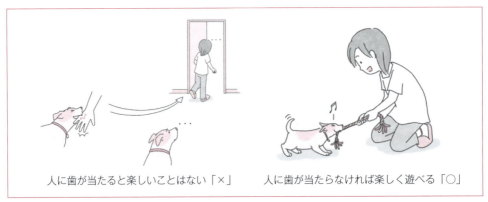

人に歯が当たると楽しいことはない「×」　　人に歯が当たらなければ楽しく遊べる「○」

図4　甘咬みされた時の対応方法
家族全員で一貫性のある対応をすることが重要である

Chapter 1　子犬・子猫を迎えたら

> **COLUMN**　おもちゃにしてほしくないものを理解してもらうには
>
> 　子犬が「かじって良いもの」「かじってはいけないもの」を，自ら適切に判断することは基本的に無理である．興味をもったものならかじってみるだろうし，その結果楽しいことがあれば遊びの対象として学習する．基本的な対策としては，本文で紹介しているとおり「環境設定」「行動ニーズを満たす」「別な行動に置き換える」ということが必要である．この対応をしていれば，望ましくない行動が出現する可能性はおそらくかなり低くなると思われる．
>
> 　万が一，飼い主にとって望ましくないものをかじっている場合は「ちょうだい」「交換」などの合図（喜んでその場から離れてくれるような口から物を離すトレーニング）を事前に行っておくと良いだろう（Chapter 1 子犬編 07 を参照のこと）．そのような対応によって，所有性攻撃行動などに進展する可能性も予防することができる．

まるかもしれない．また，その人に対してはその後咬む行動はしなくなるかもしれないが，他の人に対しての咬みつきを抑えることはできない．そればかりでなく，恐怖を与えない人に対する咬みつき行動を増やしてしまう可能性もある．また，恐怖体験から人に対して恐怖を感じ，ますます咬むようになることもある．このような対応は，甘咬みを予防できないばかりでなく，人と信頼関係を構築する大切な時期の障害となり，心に傷を与えてしまうことにもつながる．

▶▶咬まれた時に大げさに反応する

　咬まれた時に，「キャー」と大げさに反応する，手を払いのけるような動きをする，逃げようと走るなどの対応は，子犬を興奮させてしまう．その結果，「咬みつくと人は反応してくれて楽しい」と学習してしまうので，落ち着いて対応する必要がある．

所有性攻撃行動
possessive aggression
動物が重要だと思っているもの（物資）を守るために，それに近づいたり，触れたり，取り上げようとする人や動物に見せる攻撃行動をいう．その個体が重要だと思っているものが近くになければ起こらない．動物が重要な物資と思ってしまうものには，食器やガムなどのオヤツ，お気に入りのおもちゃ，盗んだり見つけたりしたものなどが挙げられる．食物関連性攻撃行動は所有性攻撃行動の1つ．（COLUMN）

まとめ

<u>早期介入，早期予防が必須！</u>
▶ 甘咬みは子犬にとって正常な行動である⇒適切に欲求を満たすことが重要である
▶ 甘咬みを放置することは，人と犬の生命を危険にさらすことになるかもしれない⇒早期に介入し，予防を開始する
▶ 4～5カ月齢までに咬みつき抑制を学習させる⇒人を咬む行動を学習させない

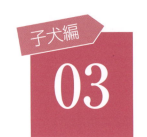

トイレを成功させるには

● 押さえておきたい心得 ●

成功体験の積み重ね
〜トイレの失敗は飼い主の責任である

　トイレトレーニングを成功させるポイントは，「排泄のタイミングを理解する」「成功できるように誘導し，成功したら褒める」「成功しやすい環境を設定する」である。子犬が新しい家庭で排泄場所を学習するには，飼い主がこれらのポイントを熟知して対応し，かつ飼い主が在宅の場合（留守にする時間が短い場合）であれば，自宅に迎え入れてから1週間〜1カ月程度でマスターすることもある。子犬が意図的にトイレを失敗することはありえない。つまり，子犬のトイレの失敗は飼い主次第といえる。

　ブリーダー宅など，飼い主のもとにやってくる前の場所でトイレトレーニングができている場合は，同じ素材のトイレを子犬の生活する場の近くに設置するだけで容易にトイレを学習することもある。しかし多くの場合は，新しい環境で排泄場所を一から教えることが必要である。成功の積み重ねが重要なトレーニングである。

● 飼い主に提案 ●

基本的な子犬のトイレパターンを理解しよう

　子犬のトイレを成功させるために，まずは子犬の正常な排泄行動と排泄しやすい環境を知っておこう。

子犬の排泄時間

　子犬が排泄を我慢できる最長時間は，一般的に月齢プラス1時間である。寝ている間はもう少し長く，起きている時間帯はかなり短い。

排泄しやすい場面

　寝起き，食後，遊んだ（興奮した）後，外から帰ってきた時は，排泄

Chapter 1　子犬・子猫を迎えたら

しやすいタイミングである。排泄前は，地面のニオイを嗅いでくるくる回ったり，ソワソワしたり，遊んでいた場所から離れるなどの行動が確認される。このような行動も見逃さないことが重要である。

排泄しやすい環境

　一般的には，犬は自分の寝床を汚したくない動物であるので，食事場所や寝床から離れたところで排泄をすることを好む習性がある。狭いサークルなどでは，トイレとこれらの場所がかなり接近しているため，実は子犬にとっては適切な環境とはいえない（図1A）。子犬にとって適切な環境例を図1Bに示す。家の間取り図や写真を参考にしながら，子犬が排泄しやすい環境設定を提案すると良いだろう。

トイレトレーニングの実際 ～成功させるために必要なポイント

　トイレを成功させるためには次の5つのポイントがある。

その1　排泄しやすいトイレを設置する（図2）

　前述のとおり，寝床や食事場所から離れたところにトイレを設置するが，生活の場から遠すぎる場合も失敗の原因になるので注意する。サークルのように囲まれた場所を排泄場所とすることで，トイレ容器やシー

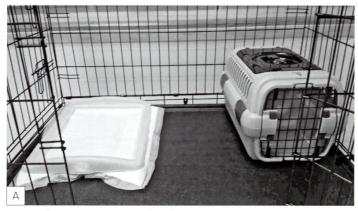
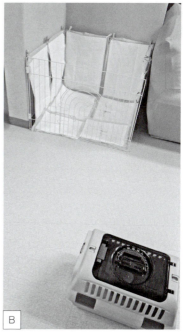

図1　排泄しやすい適切な環境をつくる
Aのような狭いサークルでは，寝床から離れた場所での排泄を好む犬には不向きである。Bのように寝床から離れた場所にトイレを設置することが理想的である

子犬編 03　トイレを成功させるには

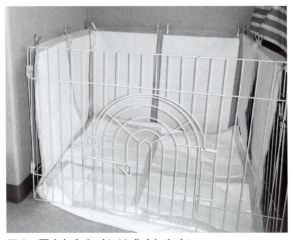

図2　囲まれたトイレは成功しやすい
トイレ周辺を囲うことで，成功しやすいトイレとして活用することができる

ツからはみ出して排泄してしまう可能性を低くする。また，排泄物のニオイをつけておくと排泄を促しやすくなることもある。

その2　排泄する場所の素材を決める

　使い捨てのペットシーツ，繰り返し洗える布シーツ，新聞紙など，各家庭により排泄場所で使用する素材が異なるかもしれない。どの素材を使用するかあらかじめ決める必要がある。子犬は足裏の感覚で，トイレの場所を学習するため，似たような素材はトイレトレーニングが完璧になるまで子犬の生活場所から撤去，またはアプローチできないように環境を整える必要がある。このような失敗させない環境づくりも重要である。

その3　行動範囲を制限する

　トイレトレーニングが完成していない子犬を室内全域で自由に歩き回らせると，排泄を失敗する確率が高くなる。また，子犬の行動範囲が広すぎると，飼い主が管理することも困難になってしまう。最初は1つの部屋などに行動範囲を制限し，飼い主の監視下で過ごす必要がある。管理できない時間帯は，サークルやクレートを活用したり，一時的にトイレに入れておく，抱いて一緒に移動するなどのトイレを失敗させない環境にすることで，成功率を100％に近づけることが可能になる。トイレトレーニングが順調にすすめば，子犬が自由に行動できる範囲を少しずつ広げていくようにする。

Chapter 1 子犬・子猫を迎えたら

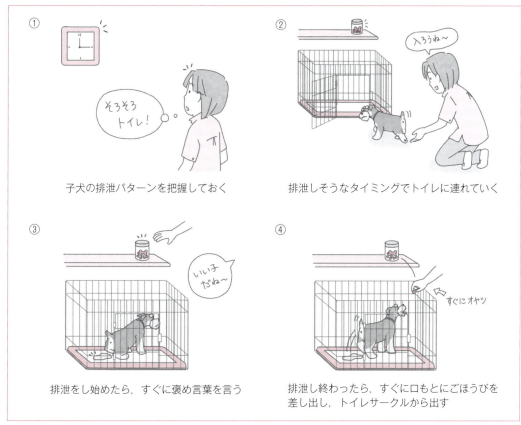

図3 基本的なトイレトレーニング

その4 排泄を記録する

　排泄した時間や排泄する前の行動などを記録することで，子犬の排泄するタイミングを予測できるようになる．トイレトレーニングで悩んでいる飼い主には，この記録する方法をすすめると良い．この場合，食事の時間や運動，遊びの時間も併せて記録する．そうすると，どのようなタイミングで排泄するか（食後どれくらいで排泄するなど）が自ずとわかるようになる．

その5　タイミング良くトイレに誘導し，成功したら褒める

　トイレトレーニングはトイレに誘導するタイミングと褒めるタイミングが重要である．基本的なトイレトレーニングの方法は次のとおりである（図3）．

Step 1　排泄しそうなタイミングでトイレに連れていく．
Step 2　排泄をし始めたら，すぐに褒め言葉を言う．
Step 3　排泄し終わったら，すぐに口もとにごほうびを差し出し，トイレサークルから出す．

25

子犬編 03　トイレを成功させるには

📢 **アドバイスポイント**

☞ **強化　p9**

・ごほうびを与えるタイミングがとても重要である。排泄をした直後に与えないと，排泄以外の行動を強化してしまうことがある。

・ごほうびはトイレのそばに事前に用意しておくことで，タイミングを逃さない。

・トレーニング開始時は抱いてトイレに連れていくこともあるが，徐々に自分で歩いてトイレに行けるように教えていくことが望まれる。最初はトイレの入口付近まで連れていき，そこから歩いてトイレに移動させる。少しずつ距離をのばしていくことで，自分からトイレに行けるようになる。

■ やってはいけない対応

トイレではない場所で排泄してしまったら？

　トイレの失敗は，子犬のミスではなく飼い主のミスである。ニオイが残らないように掃除をしっかり行い，次回失敗しないための対策を検討することが大切である。毎回失敗しているようなマットやカーペットがあれば，トイレトレーニングが終了するまで片づけておいた方が良いだろう。掃除方法は，ニオイを分解する効果が期待されるバイオ酵素入りの洗剤を使うと良い（Chapter 3 成猫編 02 を参照のこと）。

☞ **嫌悪刺激　p11**

🩺 **獣医師＋α**
不適切な排泄を相談された場合，各種疾患との鑑別診断は重要である。これらの問題がある場合，膀胱炎など身体的疾患が関連していることも多い。獣医師は必要な検査を実施し，病気の有無を確認しておく。

☞ **行動ニーズ　p17**
（次ページCOLUMN）

嫌悪刺激を与えない

　排泄を失敗した場面で，強い叱責や体罰を与えることは禁忌である[2-4,6]。子犬は，トイレ以外の場所で排泄したから叱られたということを理解できずに「人がいる時に排泄することは良くない」あるいは「排泄を人に見つかると叱られる」と学習してしまう危険性がある。結果，飼い主が見ていない場所や家具の裏など人目につかない隠れた場所で排泄する犬になってしまう。さらに，トイレトレーニングを実施しようとしても，人前で排泄することができない犬になってしまうことがあるため，この方法は決して実施すべきでない。

✏️ **まとめ**

子犬のトイレトレーニングは飼い主次第！

▶ 排泄のタイミングを理解する⇒排泄記録をつける，排泄の徴候を認識する

▶ 成功できるように誘導し，成功したら褒める⇒排泄直後に褒める

▶ 成功しやすい環境を設定する⇒排泄しやすいトイレをつくる

COLUMN　トイレトレーニングを上手に行うために

トイレトレーニングは飼い主と子犬の二人三脚であり，本項で紹介したようには簡単にうまくいかない場合もある．上手に行うためのさらなる秘訣と，よくあるお悩みケースごとに解決策を紹介する．

〈合図を教える〉

子犬の排泄するタイミングがわかるようになったら，排泄姿勢になる直前に排泄を促す「ワンツー」などの合図を口にしてみよう．これを繰り返すと，合図をきっかけに排泄させることが可能になる．排泄の合図を教えると，外出時や旅行先など知らない場所での排泄時にも役立つ．

〈お悩みケース1　ペットシーツをかじる〉

ペットシーツをかじってしまう場合，環境の見直しが必要である．「ペットシーツをかじる」という楽しい経験をすることで，ペットシーツを遊びの対象として学習してしまうおそれがある．また，ペットシーツを飲み込んでしまうなどの事故につながるため危険である．ペットシーツをしっかりと貼りつける，ペットシーツを金網のような素材でカバーする（メッシュカバーが付いた市販のトイレもある，図）など，物理的に遊べない状況をつくることも対策の1つである．基

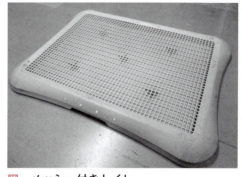

図　メッシュ付きトイレ

本的に子犬は遊びたい動物であるため，退屈であれば身近なもので遊ぶことは当然の行動である．ペットシーツで遊ぶことよりも楽しく遊べるものを提示したり，行動ニーズを満たしたりすることでこの行動は消失するだろう．

〈お悩みケース2　排泄しそうでしない〉

トイレに連れていっても排泄しない時は，次のチャンスまで目を離さないことが重要である．一緒に遊んだりして過ごし，すぐに対応できるように管理する必要がある．トイレに入れた後もじっと見つめ続けられるのを気にする子犬もいるので，見つめすぎず目の端に入れて様子を見ることも重要である．

〈お悩みケース3　サークルから出ると失敗する〉

子犬時代は遊びや探索に夢中になり，トイレに行くことをつい忘れてしまい，トイレ以外の場所で排泄してしまうこともある．このような場合，管理を徹底することも重要であるが，すぐにトイレに行ける環境として部屋にいくつか排泄場所を用意することも方法の1つである．ある程度慣れてくれば，次第にトイレは決まった場所で成功できるようになるだろう．

子犬編

04 吠えを落ち着かせるために

● 押さえておきたい心得 ●

子犬が吠える原因の多くは, 自己表現として吠え行動を学習した結果である

☞ **社会化期** p11

☞ **不安** p10

基本的に, 犬は吠える動物である。犬種特性はあるが, 吠えることで自己表現することが正常な行動として備わっている。社会化期に入ると, 吠え行動が出現するようになる。しかしこの時期は, 脳の扁桃体が未発達の状態であるため, 警戒心や不安に関連した行動は少ない[1-3]。問題行動として多く相談される「警戒心が高まった場面での吠え行動が多く出現する」のは, 若年期に入ってからである。

問題行動と認識され始めるのは, 6カ月齢を過ぎた頃が多い。しかしこの時期に, 吠え行動が急に悪化するというよりは, それまでの学習によることがほとんどである。つまり, 子犬時代から将来問題となる芽はすでに見え隠れしているものである。問題行動となる前に, これらの芽を摘んでおくことが重要である。

子犬時代に家族との生活で問題となる吠えとしては, 「①関心を求める行動としての吠え行動」「②興奮時の吠え行動」がある。①は誰かを呼ぶ, 要求がある時に吠える場合が多い。吠えることで自分の要求が通ることを学習した子犬は, 何か要求があると吠える犬に成長していく。②は興奮すると吠えることが学習されていき, 何か興奮する出来事があればやたらと吠えまくる犬に成長する可能性が高くなる。①, ②ともに吠え行動を示すことで, 子犬にとって良い結果が与えられる（正の強化, 負の強化）ために吠え行動が学習されていく（図1）。吠え行動を強化することは, 子犬の行動レパートリーに「吠え」を強く学習させる結果となり, 自己表現として「吠え」を選択しやすい犬に成長してしまう可能性がある。

現代の住宅事情では, 「吠え」は深刻な問題になることが多い。吠え行動が第一選択とならないように, 別の望ましい行動レパートリーを学習させておくことは現代の子犬にとっては重要な課題になる[5]。

◼ **正の強化　positive reinforcement**
オペラント条件づけの1つで, ある行動に対して何らかの刺激が与えられると〔与えられる＝正（＋）〕, その反応が増える（＝強化）こと。つまり, ある行動に対して快刺激が与えられると, その行動の発現頻度が増加することをいう。

◼ **負の強化　negative reinforcement**
オペラント条件づけの1つで, ある行動に対して何らかの刺激がなくなると〔取り除かれる＝負（－）〕, その反応が増える（＝強化）こと。つまり, ある行動に対して嫌悪刺激が取り除かれると, その行動の発現頻度が増加することをいう。

☞ **強化** p9

Chapter 1 子犬・子猫を迎えたら

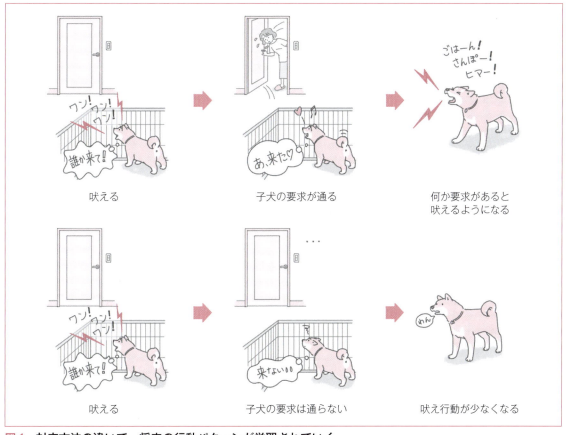

図1 対応方法の違いで，将来の行動パターンが学習されていく

● 飼い主に提案 ●

吠えを強化しない！
吠え以外で自己表現できる犬に育てよう

吠えやすい傾向？ 飼い主に自身の犬を理解してもらう

　前述のとおり，基本的に犬は吠える動物であるが，吠えやすいかどうかは個体差が大きい[5]。吠えやすい傾向が強い犬は，早期からしっかりとした対策を実践しないと吠え行動はどんどん悪化していく。飼い主には自分の犬が吠えやすい傾向にあるかどうかをあらかじめチェックしてもらい，理解してもらうことが重要である。吠えやすい傾向であれば，子犬時代からできる限りの対策を検討し，実践しておく必要があるからである。吠え行動が出現しやすい主な要因を表に示す。1つでも当てはまる項目があれば，注意しながら育てていくことが望まれる。

29

子犬編 04　吠えを落ち着かせるために

表　吠え行動が出現しやすい主な要因

・母犬から十分な世話を受けていない
・母犬や同腹の兄弟犬から早期分離している
・飼育環境にストレス要因が多く，社会化不足が懸念される環境で育っている
・各種刺激（音，物，環境など）に対して，強い恐怖反応がある
・不安傾向が強い
・吠えやすい犬種（ダックスフンド，ビーグル，ヨークシャー・テリア，ポメラニアンなど）
・遊びや必要物資（食事も含む）が足りない，飼い主との時間を十分に過ごせていない
・疾患を抱えている

☞ **社会化**　p9
（表）

☞ **恐怖反応**　p8
（表）

吠えの原因別対応方法

　ここで紹介する子犬で多い吠え行動についての対応方法は，家庭環境や個体差があるため基本的な方法として認識していただきたい。必要であれば，家族に合った方法をアレンジしてアドバイスしてほしい。相談時にすでに吠え行動が強く出現しているような場合は，早めに行動診療を専門とする獣医師に相談することが望ましい。

関心を求める行動としての吠え行動

▶▶ひとりになると吠える場合

　自宅に迎え入れたばかりの子犬は不安定な状態である。子犬が新しい家に慣れるまでの最初の1週間くらいは，できるだけそばにいると良いだろう。しかしいつまでもべったり一緒にいるのではなく，子犬が家に慣れて元気に過ごせるようになったら留守番（ひとりでいることができる）の練習を開始する。短い時間から練習し，少しずつ時間をのばしていくことが大切である。飼い主が別室に移動するなどの練習から開始し，飼い主は必ず子犬が不安になる前に子犬のもとに戻ってくることを教える。留守番の練習をする際は，十分遊ばせて疲れさせ，すぐに眠るくらいにしておくと良い。フードを詰めることができるおもちゃ（Chapter 1 子犬編02の図2Bを参照）を与えてから出かけると，留守番を楽しい時間として学習させることができる。家庭犬にとって，ひとりで安心して過ごせることは必要不可欠であり，新しい家にやってきたら早めに開始すべき課題となる。

▶▶飼い主に向かって吠える場合

　この場合は，「吠えると誰かが来てくれる，対応してくれる」と学習している可能性が高い。早急にこのサイクルを別の行動に変化させていくことが望まれる。そのためには「吠えている時は対応しない＝×」「吠えていない時は対応する＝○」の○か×かを，家族全員で統一して

対応することが必須となる。×では，吠えている子犬を見たり，声をかけたりと気にかける行動は一切中止すべきである。子犬に近づく時は，必ず吠えていない瞬間を狙うことが重要である。そうすることで，子犬は「吠えても飼い主に要求は通らない」ことを学習し，吠えていない方が得であることを学習していく。この方法は，子犬の行動ニーズがすべて満たされていることを前提とした対応方法である。

☞ **行動ニーズ** p17

興奮時の吠え行動

▶▶ 食事，散歩，遊びなどの準備前に吠える

楽しいことが始まる前は，興奮して吠え行動が発現することが子犬にはよくある。大興奮して吠えている時に，食事を与えたり，遊びを開始したりすれば，「興奮して吠えると楽しいことが始まる」と学習してしまう。「オスワリ」「マテ」などの合図を使いながら（最初は誘導しても良いだろう），子犬が落ち着いている（興奮して吠えていない）時に，楽しいことが始まることを教えていく。そうすることで，楽しいことを始める前には「座って待つ」ことがルールとして確立されていく（図2）。「オスワリ」がまだできない場合は，興奮がおさまるまでただ待ち，落ち着いたら対応する，という方法でも良い。ここでは座らせることにこだわる必要はなく，子犬のトレーニングの段階に合わせて「四つ足が地面についていて落ち着いていれば」などルールを変更しても良い。

▶▶ 来客や他犬を見ると吠える

警戒心が低い子犬時代は，好奇心の塊である。楽しそうな対象物を見つけると大興奮して吠えながら突進したり，相手を呼び寄せようと吠えたりすることもあるだろう。しかし，すべての人が犬好きではないだろうし，すべての犬が犬好きで受け入れてくれるわけではない。人や犬に出会った時のルールをマナーとして教えていくことは重要である。

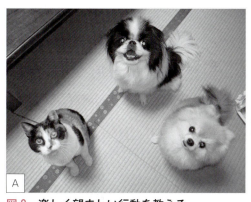
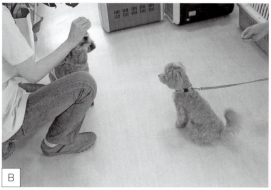

図2 楽しく望ましい行動を教える
刺激があっても飼い主に集中できればコントロールがスムーズになる

子犬編 04　吠えを落ち着かせるために

　　犬自身が，近づいてはいけない対象物かどうかをすべて判断すること
は不可能なため，人や犬に近づいて良いかどうかを飼い主に尋ねること
ができるようになれば，トラブルを回避することにつながる。人や他犬
と触れ合う前は必ず「オスワリ」などの合図をかけ，犬が落ち着いてい
て，かつ飼い主の顔を見ることができたら飼い主は OK サインを出
し，その後に交流させることを繰り返し練習していく。そうすること
で，マナー良く人や他犬との交流ができるように育つだろう。

　　「オスワリ」がまだしっかり教えられていない場合は，名前を呼ばれ
たら飼い主に集中できるようになることを練習してもらう。犬が名前を
呼ばれ，人や他犬に対して突進せずに落ち着いて飼い主に集中できるよ
うになったら，飼い主は人や他犬の飼い主に犬が近づいても問題ないか
を尋ねると良い。相手も問題なく，犬も落ち着いていれば，飼い主の
OK サイン後に人や他犬と交流できるようにする。

✎ まとめ

<u>行動が問題化しないうちに飼い主に提案</u>
▶ 吠え行動を強化しない⇒問題行動の芽を子犬時代に摘んでおく
▶ 吠えやすい傾向かどうかをチェックする⇒吠えやすい要因があれば，より慎重に対応する
▶ 望ましい行動を教える⇒吠え以外の行動で自己を表現することを学習させる

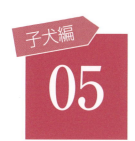

05 散歩デビューをする時は

● 押さえておきたい心得 ●

将来楽しく散歩するために

　散歩が大好きで人や犬に会うことを楽しめる犬もいれば，散歩に出かけることが嫌で道で出会う人や犬に対して攻撃的になったりおびえたりする犬もいる。後者の犬は生涯にわたり，散歩中に最大限の警戒をしながら過ごすことになり，多大なストレス負荷となる。飼い主にとっても楽しいはずの散歩が大変な苦痛となり，次第に散歩をする頻度が減ってしまうことも考えられる。そうなってしまうと，犬に必要な運動や社会生活を適切に営むことがどんどん困難となり，様々な問題行動や疾患に進展することもある。このようなケースを予防するためにも，散歩デビューの方法は重要な課題となる。

　Chapter 1 子犬編 01 でも述べたが，社会化期はとにかく短い。この時期を過ぎてから散歩デビューしては遅すぎるのである。ワクチンプログラムが終了してからはじめて外に出すことになると，完全に社会化期は終了している。子犬にとって致死的な感染症の予防については獣医師や動物看護師から飼い主に指導し，ワクチンプログラムが終了する前でも安全に取り組める散歩方法を伝えてほしい。詳細は子犬編 01 を参照のこと。子犬が自宅に慣れたら，毎日少しずつ外に連れ出す機会をつくり，様々な経験をさせる。そして距離や時間を少しずつのばしていく。あっという間に過ぎていく社会化期には，毎日の散歩は欠かせない。そして，この時期に楽しい経験を積み重ねた子犬は，フレンドリーで誰からも愛される，散歩が大好きな犬に育つだろう（図1）。

☞ **社会化期** p11

● 飼い主に提案 ●

楽しく散歩するために
～散歩のルール，マナーは子犬時代から

散歩前の準備～首輪，リード，ハーネスに慣らす

　自宅に慣れてからの散歩は，飼い主が子犬を抱っこして家の周辺を眺

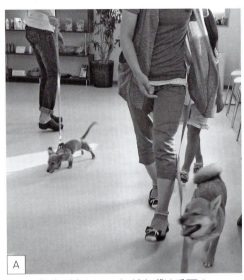
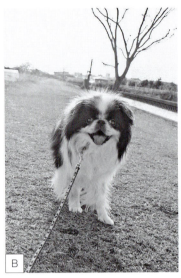

図1　散歩が楽しいことがまずは重要！
外の世界が楽しいという感情をもてるように育てることは，社会生活の土台となり重要である

👉 社会化　p9

めさせたり，近所を一周したりする程度の散歩になると予想される．本格的な散歩がスタートする前の社会化の時期に，子犬を散歩で使用するアイテムに慣らしておくようにする．首輪やリードを装着しようとしたら嫌がり本気で咬んでくるような状態になってしまうと，散歩に行くことすらできなくなる．また，散歩開始から互いに険悪な雰囲気となり，せっかくの散歩がピリピリした状態でスタートしてしまう．これを予防するためにも，首輪やリードを快く装着させてくれるように教えていくことは大切である．協力者がいる場合はひとりがオヤツを食べさせてもうひとりが首輪やリードを装着する，ひとりで行う場合はコングなどにオヤツやフードを詰めてそれを舐めさせるなどしながら，装着する作業を楽しく教えていこう．

　飼い主がリードの持ち方を事前に練習しておくことも大切だ．リードは片手ではなく両手で持つようにし，犬が隣にいる時にリードが少したるむように持つことが推奨されている．伸縮リード，首が絞まってしまうタイプのチョークカラー（鎖でできたもの，布製のものも含む），サイズが合わないハーネスなどは，危険が伴い子犬には不適なことがあるため，避けるようにする（表）[25]．リードは人と犬との命綱であり，子どもと手をつないでいるというイメージで考えると良い．リードは，強く引っ張ったり引っ張り返したりすることで犬をコントロールするような道具ではないことを理解して利用してほしい（図2）．

散歩中は楽しく過ごすことが重要

　ここからは楽しく散歩できる秘訣を，要点を絞って紹介する．

Chapter 1　子犬・子猫を迎えたら

表　一般的な首輪，リード，ハーネスの特徴
文献 25 より一部改変

首輪[25]

種類	機能	長所	短所	注意点
バックルタイプ	調節に応じて喉と首の両方を締める。ただし，リードを引いても締まったり緩んだりすることはない	ほとんどの犬にとって常時装着した状態でも不快を感じない	リードを引くことで気道に圧力が加わり窒息を起こす危険がある	きちんと装着しても犬によっては首輪が抜けることがある
ハーフチョークタイプ（一定の範囲で締まり，緩むタイプ）	首の周りを一定の範囲で締めつける	首輪が抜けることはまずない。ほとんどの犬で装着に不快を感じない	首輪をきつく装着している場合，リードを引っ張った際に気道が締めつけられ窒息を起こす危険がある	首輪を一定の範囲で締める輪の中に，犬の顎や前肢が引っかかる危険があるため常時装着しない
チョークタイプ（範囲が限定されずに締まり，緩むタイプ）	一定の範囲ではなく，リードを引いた分だけ気道と首を締めあげる	首輪が抜けることはほぼない	長期にわたって締めつけると犬に苦痛や負傷，気管の損傷，窒息をもたらす。装着したまま目を離すと窒息させる危険がある	度を超えた力でリードを引くと，怪我や場合によっては死を招く。正しく装着しないと，常に犬の首が締まった状態になる
プロング（スパイク）カラー（突起のついた首輪）	リードが引かれることにより，犬の首に突起が押しつけられる	一定の範囲で首が締めつけられるとともに，首の皮膚が突起によってつねられる。持ち手の技術がなくても上手に操作できる場合があるが，犬は不快を感じる	犬の力が強い場合，輪のつなぎ目が外れて首輪が抜けることがある。首の周りの被毛が抜けたり，皮膚が赤くなったり，怪我をする場合もある	鉄製の突起は犬の首を傷つけることがある。この首輪を装着している犬と遊んでいる犬の歯に鎖が引っかかり，一方あるいは双方の犬が怪我をする危険がある

リード

種類	機能	長所	短所	注意点
散歩用リード	皮，ロープ，布（ナイロン）製がある。散歩用としては長さが 100 cm，120 cm（4 feet）のものが一般的である	操作がしやすい	皮や布製では，犬がかじることでちぎれてしまうおそれがある	持ち手にフィットするもの，その犬の引っ張りに堪えられる強度のものを選ぶ。小型犬ではナスカン（首輪と連結する部分）が重くないものを選ぶ
伸縮リード	手もとのボタン 1 つでリードを巻き取ることができ，長さが自在に調節できる。目いっぱい長くした状態で 3〜10 m になる	安全な広い場所で遊ばせる時に便利。巻き取り式なのでコンパクトである	ボタンの操作に慣れないと使用が難しく，強度はそれほどでもないため，力が強い犬ではリードが切れたり，ボタンが壊れてしまう（リードの巻き戻しができなくなる）	のびる部分のリードが細いので，その部分を持つ手が切れてしまうおそれがある。操作が間に合わないと，犬が相手に飛びついたり，交通事故につながる危険もある。道路（歩道含む）での散歩には不向きである
ロングリード	通常のリードを長くしたタイプで，15 m 程度のものまである。細めのロープ状のものや平らなナイロンタイプなどがある	安全な広い場所で遊ばせたり，遠隔トレーニングに使用する。丈夫で安全性が高い	かさばるため，片づけや収納がやや面倒である	普通の散歩にはコントロールしにくく，不向きである

ハーネス[25]

種類	機能	長所	短所	注意点
標準的ハーネス	ハーネスを引いた力が，犬の肩から胸にかけて均等にいきわたる	犬は自由に動くことができ，窒息するおそれはない	頭の位置が自由になるため，犬は引っ張りやすくなる。装着したままにはできない	正しく装着しないと，犬が逃げてしまうことがある
引っ張り抑制型	犬の引いた力が犬自身の脇あるいは胸にかかることで，犬は引っ張りにくくなる	犬の引っ張りを抑制し，窒息するおそれはない	装着したままにはできない	犬の引っ張る力が強い場合，脇に負荷がかかりこすれたり，赤くなることがある

35

子犬編 05　散歩デビューをする時は

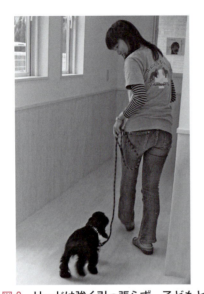

図2　リードは強く引っ張らず，子どもと手をつないで歩くイメージで持つ

リードは緩んだ状態で使うアイテムであると子犬に教えることは，散歩をより楽しくするルールの1つとなる

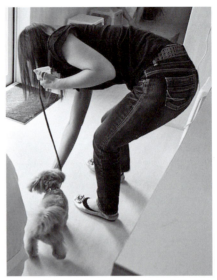

図3　オヤツを与えながら楽しく歩く練習をしよう

オヤツを与えながら歩く練習をすることでルールを教えると同時に，環境に対する良い条件づけも同時に行うことができる

▶▶子犬の空腹時を見計らい，フードやオヤツを持って出かけよう

　子犬時代の散歩は，色々なことを子犬に教えるチャンスである。あらゆることに対して楽しい印象をつけていくことが望まれる。必ずフードやオヤツを持参して出かけるようアドバイスしよう。

▶▶短時間，短い距離から開始する

　はじめての散歩は，子犬を抱っこして自宅周辺を眺めさせるだけでも良い。はじめから自宅より遠く離れてしまうと，恐怖や不安を感じて何も食べられなくなってしまう。子犬が楽しくフードやオヤツを食べられる程度の短い距離で，子犬の状態に応じて短時間で終えるようにする。

☞ **不安**　p10

▶▶歩く練習をスタートする

　自宅周辺の環境に慣れてきたら，刺激の少ない（人や犬，車通りが少ないなど）静かな場所で歩かせてみる。ただし，リードを装着しただけで歩けなくなる子犬もいるため，まずは室内でリードをつけた状態で歩かせてみるようにすると良い。

　リードは緩んだ状態で持ち，歩かないからといってリードを強く引っ張るような無理強いは決して行ってはいけない。はじめはフードやオヤツ，あるいはおもちゃを使って遊びながら，少しずつニオイを嗅ぐなどの周囲を探索する行動が出現するまで待つ（図3）。静かな環境に慣れ

探索行動
exploratory behavior
経験したことのない新しい刺激や新しい環境に対して目を向け，接近し，それが何であるかを探ろうとする行動。

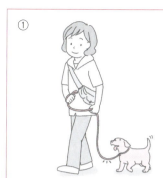
① リードは片手ではなく両手で持つようにし，犬が隣にいる時にリードが少したるむ（"し"の字になる）ように持つ

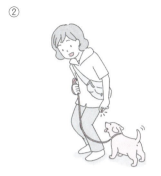
② 子犬が飼い主の周辺でリードが緩んだ状態で歩くことができていたら，飼い主はその都度自分の足の横付近（膝のあたり）で褒め言葉とともにフードやオヤツを与えるようにする

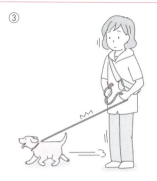
③ 子犬がリードを引っ張ることでリードが張った時は，電信柱のように立ち止まる。この時，リードを引っ張り返すことは決してしない

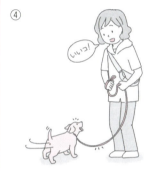
④ 思いどおりに前にすすめずに退屈した子犬が飼い主を見たら，褒め言葉とともに飼い主の足の横付近でフードやオヤツをあげて歩き出す

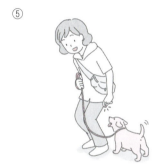
⑤ ②と同様に，子犬が飼い主の周辺でリードが緩んだ状態で歩くことができていたら，褒め言葉とともにフードやオヤツを与える

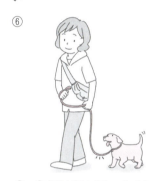
⑥ ①～⑤を繰り返し行い，歩くルールを教えていく

図4 歩くルールの教え方
リードは緩んだ状態で使うアイテムであると学習させる。緩んだ状態で人と一緒に歩くと良いことがあると教える

てきたら，少しずつ刺激のある環境に挑戦する。大好きなオヤツも食べられない場合は，子犬にとってその場所は刺激が強すぎる（恐怖が強くて慣れることはない）ので，フードやオヤツを食べることができるくらいの刺激の少ない場所に移動する。子犬に無理強いせず怖がらせないことが重要である。子犬のペースに合わせて，少しずつ環境を変化させていくことが大切である。

▶▶歩くルールを教えていく

子犬が色々な環境でも楽しく過ごせるようになったら，歩くルールを教えていこう（図4）。「道を歩く時は，リードが緩んだ状態だとすすむことができる」と学習させていく。つまり，「子犬がリードを引っ張ると歩くことができない（すすむことができない）」と教えていく。この

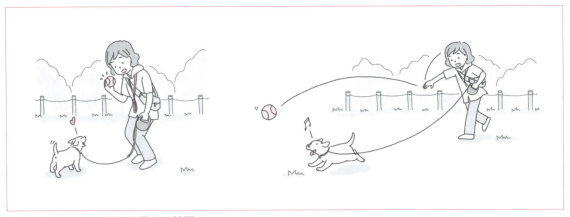

図5　ONとOFFを切り替える練習
図4の集中すべき場面（ON）と図5のような存分に遊んで良い場面（OFF）のメリハリを教えていくことも大切である

ルールが明確になれば，引っ張りの問題行動も予防することができる。子犬が飼い主の周辺でリードが緩んだ状態で歩くことができている時に，飼い主はその都度自分の足の横付近（膝のあたり）で褒め言葉とともにフードやオヤツを与えるようにする。これを繰り返し行いながら歩けば，次第に子犬は飼い主の足もと周辺で歩くようになるだろう。

　子犬がリードを引っ張ることでリードが張った時には，飼い主は電信柱のように立ち止まってほしい。この時，リードを引っ張り返す必要は決してない。楽しいことがなくなるという意思表示で単に立ち止まるだけである。すると，思いどおりに前にすすめずに退屈した子犬は必ず飼い主を見るだろう。この時に褒め言葉とともに飼い主の足の横付近でフードやオヤツをあげてから歩き出す。「リードを引っ張ったら×（すすまない）」「リードが緩んでいたら○（すすむ）」のルールで散歩を行うことで，歩くルールを確立させていく。

▶▶**子犬の欲求を楽しく満たす**
　歩くルールばかりを教えていては，子犬は集中力が続かずに飽きてしまうし，散歩が面白いものではなくなってしまう。公園など安全な場所に移動し，その場所で一度，子犬が飼い主に集中を向けることができたら（名前を呼んだら飼い主を見るなど），「（リードの範囲内で）自由に遊んで良いよ」という意味の合図を出すようにする（「Free」「OFF-TIME」「OK」などの合図，図5）。そして，自由に周りのニオイを嗅がせたり，一緒に走ったり，おもちゃを使って楽しく遊ぶ。こうすることで子犬の欲求を十分に満たしつつ，気持ちを切り替える（ONとOFFを切り替える）練習にもなる。散歩中は飼い主に集中すべき道路と，存分に遊べる場所があると，ONとOFFを切り替えながら楽しく練習を行うことができる。

Chapter 1 子犬・子猫を迎えたら

まとめ

<u>社会化期を逃さず，楽しい経験を与える</u>
- ▶ 自宅に慣れたらすぐに散歩デビューしよう⇒社会化期を逃さない，時期の重要性を飼い主に伝える
- ▶ 首輪，リード，ハーネスの装着を好きになってもらう⇒適切な道具を使用して練習を開始する
- ▶ 無理強いせず楽しい経験にする⇒刺激は少しずつ増やし，楽しく歩くルールを教える

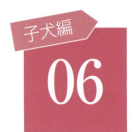

06 お手入れを嫌いにならないために

子犬編

☞ 嫌悪刺激　p11

● 押さえておきたい心得 ●

子犬時代から作業に対して良い学習をさせてお手入れ嫌いにさせない！

　成犬になってから，色々な作業を受け入れてもらうのは非常に難しいことである。嫌悪刺激や恐怖体験を通して学習がすすむことにより，お手入れだけでなく，色々な部位を触ることすら困難になってしまうことが多い。このような状況になると，動物病院での健康診断や治療，トリミングサロンなどでのお手入れが安全に実施できなくなってしまう。また，各種疾患の早期発見を困難にするなど，人にとっても動物にとっても悪い結果となってしまう。

　犬は生涯，人から世話を受けるため，体のどこを触られても快く受け入れられる犬になるよう学習させることは重要である。子犬時代からお手入れの練習を開始することで，上記のような状況に陥らないようにすることが可能である。さらに，必要となるケアすべてを，良い経験として学習させておくことは重要な課題となる。子犬時代にこれらの練習が成功すれば，成長後にお手入れができないと悩むストレスから飼い主は解放され，犬のストレス負荷も軽減させることができる。

● 飼い主に提案 ●

家族全員，動物病院スタッフ，トリミングスタッフがすべきこと

練習を始める前に〜練習を成功させるポイント
▶▶その1　子犬を落ち着かせてから練習スタート

　お手入れ練習を行うと，最初は子犬がじゃれて咬んでくることが多い。嫌がって四肢をバタつかせたり，遊んでほしくて人の手を甘咬みしたりすることも予想される。このような行動をさせてしまうと，お手入れの練習が適切に進行しないばかりでなく，子犬に望ましくない行動を学習させてしまうことにもつながる。これらの問題を回避するため，成

Chapter 1 子犬・子猫を迎えたら

功しやすい状況で練習を開始することが重要になる。散歩や運動，おもちゃ遊びでしっかり行動ニーズを満たし，子犬が落ち着いた頃に練習を開始することが望ましい。

☞ 行動ニーズ p17

▶▶その2　大好きなものを使う

　各種お手入れに対して，嬉しい印象をつけていくことが重要である。子犬が夢中になる大好きなものを利用して練習しよう。例えば大好きなものとしてフードやオヤツを利用するなら，空腹時に練習することで子犬にとってのフードやオヤツの魅力を上げることもできる。フードやオヤツをコングなどのおもちゃに詰めて与える方法もある。また，おもちゃやガムを噛むことが好きな子犬であれば，おもちゃをかじらせながら練習することも可能である。大好きなものとして何を選択したとしても，夢中になって楽しめるもの，子犬にとって価値の高いものを用いることが大切である。適切に学習がすすめば，この大好きなものを与える頻度を徐々に減らしていくことは可能である。

▶▶その3　触り方

　最初の触り方は，子犬が反応しない程度の優しいタッチにする必要がある。子犬が大好きなフードやオヤツを食べなくなる，動かす手を気にする，動かなくなる（固まる）などの行動が確認された場合は，触られるのが苦手な部分か，子犬にとって触り方が強すぎるあるいは気に入らない証拠である。優しいタッチだけでなく，ゆっくりと撫でることもポイントとなる。はじめは楽しく受け入れられるよう力をかけずに優しく苦手な部位の周辺から触るなどして，徐々に目標とする触り方，触りたい部位に近づいていくことが重要である。

▶▶その4　毎日練習する

　1日1回でも良いので，毎日練習することが重要である。積み重ねの学習は重要である。

▶▶その5　ごほうびは必ず与える

　触られて平気そうに見える子犬でも，はじめは触った後にごほうびとしてフードやオヤツを与えるようにする。触られて平気そうに見えても，実は恐怖のあまり固まっていたり，我慢していたりすることもある。また，子犬時代に平気だったとしても成長後に嫌がるようになることも多い。そうならないように，ごほうびを与えながら練習することで，作業に対して良いイメージをもって学習できる。

41

▶▶その6　動物病院スタッフも練習に参加しよう

　動物病院やトリミングサロンでも同様の練習を実施することが望まれる。子犬時代はワクチン接種やお試しサロンなどで来院回数も増えることが予想される。子犬時代はワクチン接種以外でできるだけ来院頻度を増やしてもらい，動物病院でも子犬に良い学習をさせることが重要だ。

練習しておくべきお手入れ項目

　すでに，激しく出血するほどの咬みつきを示している子犬であれば，行動診療を専門とする獣医師の指導のもと，練習をすすめていく必要があるだろう。飼い主と犬の動きを詳細に分析しながら，適切な対応方法を指導していかないと，危険が伴ったり咬む行動を悪化させたりする可能性があるからだ。この点は，注意しながらすすめていただきたい。

▶▶体全体を触る練習（図1）

　体全体を優しく触りながら，全身の健康チェックができるようにする必要がある。動物病院で普段から確認すべき項目について伝えると良いだろう。子犬の飼い主は動物病院に来院すること自体がはじめての場合も多く，どのように身体検査を行うか知らない人も多いだろう。身体検査を実施する時の具体的な触り方については，動物看護師から飼い主へわかりやすく指導することが望まれる。この指導が，身体検査のために必要な動きを飼い主と子犬に知ってもらうことにつながる。日頃からこれらのチェックが可能になれば，病気の早期発見にもつながるだろう。代表的な身体検査を示す（表1）。

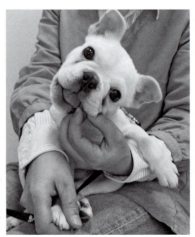

図1　大好きなものを食べながら体の色々な部分を触る練習をしよう
どこを触っても喜んで受け入れてくれるように育てることは，家庭犬として必須項目となる

Chapter 1 子犬・子猫を迎えたら

▶▶ブラッシング

　長毛種は，毛玉予防のためにこまめなブラッシングが必須になる。短毛種であっても皮膚の健康や抜け毛予防のためにはブラッシングが必要である。誤ったブラシの選択や使用方法，毛玉を無理に引っ張るなどの嫌悪刺激を与えてしまうと，ブラッシングは嫌なことだと学習してしまう。各種ブラシの適切な選択と使用方法を動物看護師あるいはトリマーが飼い主に指導すると良いだろう（表2，図2）。特にスリッカーブラシなどを不適切に使用し，痛い思いをさせてしまう場合も多い。各種道具を適切に選択して使用することで，子犬はブラッシングを気持ち良いものとして受け入れるようになる。子犬が暴れてしまう場合は，フードやオヤツを詰めたコングやガムを与えながら練習すると良い。ブラシを受け入れるようになれば，最終的には，ごほうびとしてフードあるいはオヤツを一番最後に与えるだけで良くなる。

表1　代表的な身体検査

部位	確認項目
耳	色，耳垢，ニオイ
眼	結膜の状態，目やに
鼻	鼻水
口	歯，歯肉，口腔内
足	爪，肉球
腹部	皮膚
外陰部	湿疹，分泌物，汚れ
肛門	汚れ，発赤
体全体	毛玉，脱毛，傷，外部寄生虫

表2　主なブラシとその用途および適応犬種

種類	用途および適応犬種
ピンブラシ	長毛種のブラッシングに最適。被毛のもつれをほどく時や体表の抜け毛，ホコリやフケを取り除く効果がある 犬種：ポメラニアン，ヨークシャー・テリア，シー・ズー，マルチーズ，柴など
コーム	櫛のこと。毛玉の有無を確かめたり，カットの際に立毛させる際に使用する。コームで毛玉を引っ張ると，痛みを伴い嫌悪刺激となるので要注意である 犬種：プードル，ロングコートチワワ，ダックスフンド（ロング，ワイヤー），シュナウザー，柴など
スリッカーブラシ	毛玉，抜け毛を取り除く際に最適。アンダーコート（下毛）の除去にも効果的。ピンブラシとは違って1本1本のピンが鋭く硬いので，扱いには十分注意が必要である 犬種：プードル，シュナウザー，柴など
ラバーブラシ	ラバー素材のブラシで，超短毛種のブラッシングに最適である 犬種：フレンチ・ブルドッグ，パグ，ミニチュア・ピンシャー，イタリアン・グレーハウンドなど

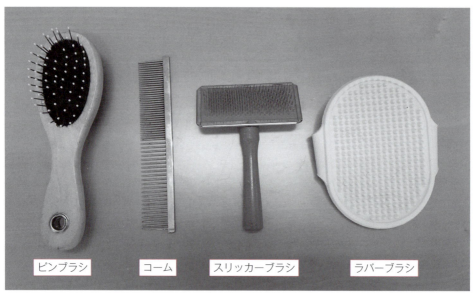

図2　主なブラシの種類

▶▶体・足拭き

　毎日の散歩後や体が汚れた時，シャンプー後などはタオルで体を拭く必要がある。子犬時代は，これらの作業時にもフードやオヤツなどのごほうびを与えながら楽しく実施することが大切である。タオルや人の手に咬みついてくるような場合は，あらかじめフードやオヤツを詰めたコングやガムを与え，それらをかじらせながら作業すると良い。コングやガムを持ちながら作業をすることが難しい場合は，床や壁などに貼りつけるタイプのフードやオヤツを詰められるおもちゃもある（図3）。毎日の作業になるため，犬に我慢をさせて押さえつけて行うような対応は禁忌である。このような対応をすると，将来的に攻撃行動につながりやすいからである。

☞ 攻撃行動　p16

▶▶歯磨き

　犬は歯周病になることがとても多い動物である。健康で長生きするために，子犬の頃から歯磨きを大好きにさせておくことは，とても有効な予防医療となる。フードやオヤツをごほうびとして使いながら楽しく，次のように順序だてて練習してみよう（図4）。

Step 1　口を自由に触ることができるようにする。
Step 2　歯ブラシが近づくと（口に入ると）良いことがあると学習させていく。
Step 3　優しく歯磨きする。

Chapter 1 子犬・子猫を迎えたら

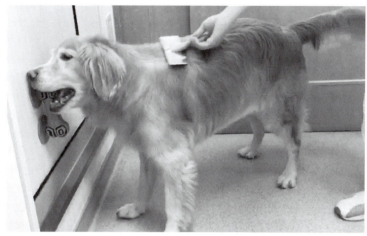

図3 壁に貼りつけることができるおもちゃの利用
写真のように壁に貼りつけることができるおもちゃを利用して，おもちゃに夢中になっている間にブラッシングをすることができる
(写真はスティッキーボーンを利用。Chapter 2-01 の図10 も併せて参照のこと)

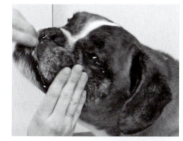

Step 1　口を自由に触ることができるようにする
①大好きなフードを与えながら優しく口の周りを触ることから練習する
②歯磨きに必要となる様々な触り方（口唇をめくる，歯肉を触るなど）を練習する
③最終的に，触ってから大好きなフードを与える

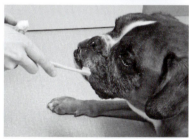

Step 2　歯ブラシが近づくと（口に入ると）良いことがあると学習させていく
①歯ブラシを近くで見せ，大好きなフードを与える
②歯ブラシを口に近づけ，大好きなフードを与える
③歯ブラシを歯に当てて（口に入れて），大好きなフードを与える

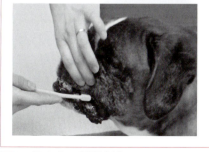

Step 3　優しく歯磨きする
①一度に全部の歯を磨こうとせず，少しでも成功したらすぐに褒めて大好きなフードを与える
②一度に磨ける時間や場所を少しずつ増やしていく

図4 歯磨きの練習方法

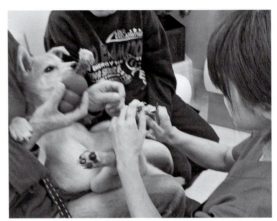

図 5　コングに夢中になっている間に，トリマーに爪切りをしてもらっている子犬
楽しい学習として爪切りを実施することがとても重要である

▶▶爪切り

　爪切りを将来的に誰が実施するのか，飼い主には飼育開始時に決めてもらうと良いかもしれない。爪切りに自信のない飼い主であれば，かかりつけの動物病院やトリミングサロンでの実施となるだろう。実施場所や実施する人で，爪切り練習を頻繁に練習しておくことが望ましい（図5）。肢の先端は非常に敏感な部分なので，触ること自体を嫌がる犬も多い。一度に全部の爪を切ろうとするのではなく，あらかじめオヤツやガムなどの大好きなものを与えて夢中になっている間に，まずは足先を触る，爪を触る，そして爪を切る真似をする，といった段階的に行ってみる。それでも夢中になっているようであれば，爪先を1本切ってみる。このように段階を踏みながら，毎日少しずつ，時間をかけて爪切り練習を実施すべきである。押さえつけて爪を切ることは決して行ってはいけない。そうしてしまうと，将来的に爪切りに対して嫌悪感を抱かれてしまうようになり，足先を触ることや爪を切ることが全くできない状態になると予想されるからである。

　自宅で飼い主が爪切りをする場合は，爪切りを適切に選択するよう伝えよう（図6）。子犬であればハサミタイプ，大型犬であればギロチンまたはニッパータイプなど，犬種や体格によって使いやすい爪切りは異なる。

▶▶カット

　長毛種であれば，将来的にカットが必須になる。飼い主自身がカットを行う予定であれば，自宅での練習が可能である。トリミングサロンで

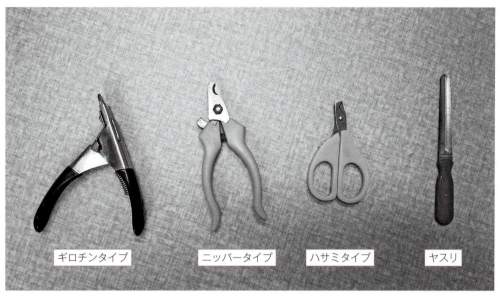

図6 爪切りの種類
犬種や大きさに合わせて使いやすいタイプを選択するよう,飼い主に伝えると良い

カットを行う予定なら,子犬時代に優しいハンドリングで対応してくれるサロンを選択すべきである。子犬時代に,無理に押さえつけられたり叱られたりするなどの経験をすると,トリミングサロンに行くことやカットされることがトラウマとなってしまうことがあるからだ。フードやオヤツをごほうびとして与えながら,様々な部位をカットされることに慣らしておくことは重要である。毎日少しずつ,子犬が楽しく取り組める程度に実践していく。

▶▶投薬,点耳,点眼

将来的に投薬,点耳,点眼の治療が必要になることも多い。成犬になってからはじめて経験する場合,これらを嫌がり,治療を困難にしてしまうことも少なくない。子犬時代から,これらの動作に慣らしておくことは重要である。あらかじめオヤツやガムなどの大好きなものを与えながら,あるいはフードやオヤツをごほうびとして使いながら(投薬の場合は,小さくちぎったオヤツを薬と見立てて与える),これらの治療動作に慣らしていく練習を実施することが望まれる。犬をはじめて飼育する飼い主であれば,これら投薬,点耳,点眼方法自体を知らないことが予想される。実際の動作について,動物看護師が来院時に子犬またはデモ犬,ぬいぐるみなどを用いて実演しながら伝えるとわかりやすいだろう。

子犬編 06 お手入れを嫌いにならないために

▶▶ドライヤー

　ドライヤーの音や風を子犬時代から経験させておくことは大切である。フードやオヤツを与えながら少しずつ音や風に慣らす練習を行う。子犬が怖がるようであれば，恐怖を感じない音や風量から始めるよう距離を調整しながら，少しずつ慣らしていくようにする。

▶▶洗う場所（シャンプー）

　自宅で洗うことができると，病気や介護が必要になった時に役立つ。犬を洗う予定の場所（風呂場またはシンクなど）に慣らす練習も大切である。洗い場に行く機会が少ない犬は，洗い場に入っただけで緊張してしまうことがある。洗い場となる場所（風呂場や洗面所など）でおもちゃを使って1日1回は遊ぶようにしたり，子犬を連れていってその場でオヤツを与えるようにする。このような楽しい経験をすることで，喜んで洗い場に行くようになる。洗い場で楽しく過ごすことができるようになったら，フードやオヤツを与えながらシャワーなどの練習を少しずつ開始すると良い。

　シャワーの練習は，すぐに子犬の体に直接シャワーをかけるのではなく，水流を少なく設定した状態で子犬から少し離れた場所でシャワーを床に当て，水そのものではなく音を聞かせながら大好きなフードやオヤツを与えるなどして開始する。大好きなフードやオヤツを与えながら少しずつ体にシャワーヘッドを近づけ，水がかかる部位を少しずつ増やしていけるように練習することが望まれる。大好きなフードやオヤツでも食べることができない，逃げる，固まるなどの行動が出現した場合は，子犬が強い恐怖を感じている状態である。子犬が楽しく受け入れることができる状況を探りながら，毎日少しずつ練習していくことが必要である。

▶▶口輪，エリザベスカラー（図7）

　病気や怪我をする可能性はどの犬にもある。また，上記練習メニューを適切に実施しても生得的な要素やそれまでの経験により，攻撃性が出現する可能性が高い場合もあるだろう（表3）。予防的に，パピークラスなどで口輪やエリザベスカラーの装着を練習しておくことを推奨する。これらを喜んで装着する犬であれば，安全に治療を実施することが可能になる。また，これらのグッズを装着している犬に対しては優しい対応が可能になり，犬のストレスも軽減し，互いにメリットが多くなる。口輪の装着については，Chapter 3 成犬編06のCOLUMNも併せて参照のこと。

Chapter 1 子犬・子猫を迎えたら

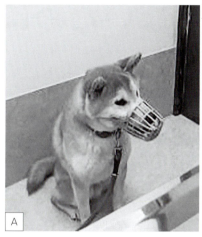
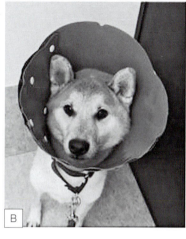

図7 子犬の頃から普段使いして教える
攻撃行動が発現してからではなく，これらの道具を子犬時代から受け入れるように学習させておくと良い

表3 攻撃行動を起こしやすい犬の特徴

生まれつきの要因	
□ 攻撃行動が出現しやすい犬種（柴，チワワ，ウェルシュ・コーギー・ペンブロークなど） □ 祖先に攻撃的な犬がいる □ 母犬が妊娠期間に強いストレス状態であった	
人との関係	**他犬との関係**
□ 飼い主が暴力的なしつけをしている □ トラウマになる強い恐怖体験をしたことがある □ 子犬の頃に色々な人との楽しい経験が少ない	□ 生後2カ月齢より早く母犬や同腹の兄弟犬から分離されている □ 子犬時代に母犬からの世話が不足していた □ 子犬時代に他犬との楽しい経験が少ない
環境要因	**身体的要因**
□ 必要な運動量が満たされていない □ 安心できる環境が提供されていない □ 必要な栄養が与えられていない	□ 慢性疾患を抱えている □ 痛みや不快感を感じる体調の変化がある □ 各種ホルモンバランスの乱れがある

まとめ

将来必要なすべてのお手入れを好きにさせる
▶ 病気の早期発見，早期治療が可能になる⇒お手入れは犬の健康維持に必須である
▶ お手入れに関係するすべての人が練習する⇒家族，病院スタッフ，トリマー全員が参加する
▶ 将来必要とされるすべてのお手入れの練習が必要である⇒大好きなフードやオヤツを上手に利用しながら楽しく実施しよう

子犬編

07 誤食や食糞をさせないために

● 押さえておきたい心得 ●

子犬にとっては正常な行動
～生死に関わる問題になることも

　ペット保険会社の調査によると，1歳齢以上の犬に比べ1歳齢未満の子犬は誤食での通院割合が4割も高いことがわかっている[23]。誤食は，一歩間違えると生死に関わる問題を引き起こしてしまうので，誤食を予防する飼育環境の整備や対応はとても大切である。子犬は目新しいものを見つけると，ニオイを嗅いだり，舐めたり，口に入れて確認する。このような行動の延長線上に，何でも口に入れることや部屋にあるものを盗む，食糞などが含まれる。このような行動は，人にとっては不快と感じることが多いが，子犬にとって正常な行動パターンの1つである。何でも口に入れて楽しむ行動は子犬の成長過程で見られる正常な行動であり，この行動を消すことはできない。

　人の赤ちゃんが産まれた家庭をイメージしていただきたい。赤ちゃんの手が届く場所に，口に入れてほしくないものや危険なものは一切置かないようにするだろう。ベビーゲートなどを設置し，台所など危険な場所に行けないようにする家庭もある。子犬を迎え入れるということは，同様の配慮が必要になる。誤食ができる環境で育てることは，子犬を育てるには不適切な環境であり危険であることを認識すべきである。また当然のことだが，子犬は適切に行動ニーズが満たされなければ，遊びの対象物を自分で探し出して実行する。そしてそれは，たいてい人にとって不都合なものであることが多い。なぜなら，そのようなもので遊んでいると飼い主は必ず反応するため，子犬にとっては確実に飼い主に反応してもらえるとても楽しいことと認識してしまう。その結果，これらの行動がエスカレートしていくことは容易に想像できる。つまり，子犬の多くの誤食や食糞については，環境や対応を改善することで問題が解消されることがほとんどである。

　しかしながら，頻度が異常に高い，持続時間が長い，無目的に行っているように見える，病気が関連している場合は適切な治療が必要になる。このような可能性が考えられる場合は，まずは獣医師に相談してい

☞ **行動ニーズ** p17

👤 **獣医師＋α**
誤食や食糞は，子犬の飼育環境や対応方法に問題があると結論を出してしまいやすい。しかしながら，膵臓機能障害，消化管寄生虫，腸管細菌叢の異常，消化不良など潜在的疾患などが関与していることもある。そのためこれらの除外診断は確実に実施すべきである。

Chapter 1 子犬・子猫を迎えたら

ただきたい。

子犬が安全に過ごせる環境とは

まずは，何でも口に入れる，物を盗む，食糞に関連した子犬の行動を学んでいこう。

何でも口に入れる，物を盗む

子犬時代は，何でも口に入れて楽しむ性質がある。基本的に興味があるものを見つけると，子犬はまず口に入れてみる。誤食や物を盗むことに関連した主な原因を列挙する。

- 日常生活のなかで十分に行動ニーズが満たされていない，また社会的関わりが与えられていない
- 犬用のおもちゃで遊んでいる時より，人の物を盗んで遊ぶ時の方が飼い主の反応が大きい
- 遊ぼうと自分で得たもの（靴下，靴，バッグなど）で遊んでいると，すぐに取り上げられるため，必死になってそれを守ろうとする（誤食にもつながる）
- 子犬に取られては困るものを，容易に子犬の届く場所にいつも置いている
- 必要な栄養が与えられていない

食糞

食糞はほとんどの子犬にとっては正常な行動であるが，人にとっては不快なものと考えられる。食糞が発現する主な原因を列挙する。

- 食事内容や量の不足によるエネルギー補給として
- 長時間にわたりケージ内で飼育されているなど退屈な環境により，探索欲求のはけ口として
- 便のニオイ，味，質感が生得的に大好きな場合
- 便を食べることで飼い主から関心を得た経験により，関心を求める行動として
- 飼い主が不明で保護された犬（過去に飢餓状態を経験している犬）

子犬編07　誤食や食糞をさせないために

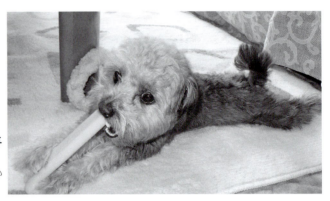

図1　かじる欲求を十分に満たすおもちゃを与えることは大切である
適切なおもちゃを与えられたら，夢中になってかじって遊ぶ行動が見られる

● 飼い主に提案 ●

子犬に必要な環境を整える

　前述したように，基本的に何でも口に入れる，物を盗む，食糞は，子犬にとって正常な行動の1つである。ただし，思わぬ事故や問題行動につながりかねないので，正常な行動といえども飼い主が注意して予防できることはしていきたい。これらの行動が問題化しないようにするには，飼い主が適切な環境を整え，適切な対応をしていくことが鍵となる。次に対策ポイントを紹介する。

ケース1　何でも口に入れる，物を盗む
▶▶口に入れられて困るものは子犬の近くに置かない

　口に入れられて困るものやかじられては困るもの，危険なものは子犬の届かない場所に置くことが基本である。子犬にかじってはいけないものを口にしないように教えることは非常に困難なので，あらかじめ子犬の周りに物を置いておかないことが一番の対策になる。

▶▶かじって良いものを毎日与える（図1）

　子犬にとってかじることは正常な欲求であるため，毎日それを満たしてあげることは必須である。かじるおもちゃやガムなどのオヤツを与え，噛みたい時にはいつでも噛めるようにしておくことが必要である。子犬が喜んでかじる安全なおもちゃやガムを複数用意しておくが，はじめて与える時は必ず遊び方を観察して安全かどうか確認する。いつも同じ物を与えると飽きてしまうので，複数のおもちゃやガムなどをローテーションして与えると良いだろう。かじってほしいものを噛んでいる時に褒めるようにすると，好ましい行動を強化することができる。

☞ 強化　p9

Chapter 1 子犬・子猫を迎えたら

▶▶ 安全なおもちゃを選択する

　すぐに飲み込めるようなサイズのおもちゃや，すぐに破壊して破片を飲み込みかねないおもちゃを使用していることもある。犬種や体格から，適切なサイズのおもちゃを使用しているかどうかを確認してあげることも，動物看護師としての役割の1つである。

▶▶「交換」「ちょうだい」の練習

　「交換」「ちょうだい」などの合図によって，子犬が口から物を快く離してくれるようにトレーニングしておくことは有効で，くわえているものを口から離すと，もっと良いことが起こると子犬に学習させることができる。この合図を教えることで，将来飲み込むと危険なものを口にしてしまった時でも，安全に取り上げることができ，誤食を防ぐことにもつながる。ただし，この練習をすると，子犬は「何かをくわえて飼い主のもとに持っていけば，おいしいオヤツがもらえる」と学習し，飼い主が「交換」や「ちょうだい」の合図を出していないのに，飼い主のもとにおもちゃや色々なものをせっせと運んでくるようになることがある。「交換」や「ちょうだい」という合図なしに，明らかにオヤツがほしくておもちゃなどを運んでくる場合は無視するか，あるいは無言で取り上げるようにし，合図を出して物を口から離した時にだけオヤツを与えるようにする。つまり「物を運ぶとオヤツがもらえる」ではなく，「合図によって口から物を離すとオヤツがもらえる」というルールを確立することが大切である。

　また，この合図を覚えることで，所有性攻撃行動の予防にもつながる。すでに唸る，咬みつくなどの攻撃行動が出現している場合は，行動診療を専門とする獣医師に相談しながらこの練習を実施する必要がある。

　具体的な練習方法の一例を紹介する（図2）。

Step 1　コングなどのおもちゃを手に持ちながら与える（おもちゃからは手を離さず完全に与えない）。

Step 2　「交換」と言い，反対の手におもちゃよりも大好きなオヤツを見せる。

Step 3　おもちゃから口を離したら「いいこ」と褒めて，オヤツを与える。

Step 4　Step 1～3がスムーズにできるようになったら，オヤツを持っている手を握り，オヤツが見えない状態で行うようにする。

Step 5　Step4がスムーズにできるようになったら，オヤツを手に持たずに行い，「交換」ができたらポケットなど別の場所からオヤツを出すようにする。はじめは握りこぶしをつくった状態

☞ **所有性攻撃行動**　p21
☞ **攻撃行動**　p16

子犬編 07　誤食や食糞をさせないために

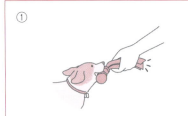
① コングなどのおもちゃを手に持ちながら与える（おもちゃからは手を離さず完全に与えない）

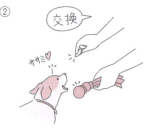
②「交換」と言い，反対の手におもちゃよりも大好きなオヤツを見せる

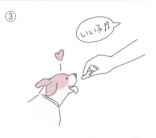
③ おもちゃから口を離したら「いいこ」と褒めて，オヤツを与える

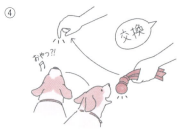
④ オヤツを持っている手を握り，オヤツが見えない状態で行うようにする

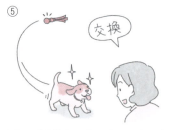
⑤ 次第に「交換」の合図を口にするだけで，子犬はこれから起きる良いことを期待して口から物を離すようになる

図2　「交換」「ちょうだい」の練習方法

　　　　　で行い（オヤツを持っていると子犬に思わせる），次に手を開いた状態で行うなど，少しずつステップアップする。

Step 6　次第に「交換」の合図を口にするだけで，子犬はこれから起きる良いことを期待して口から物を離すようになる。

Step 7　Step 6の状態になったら，交換したいものを床に置くなどして手から離して練習しても良いだろう。しかし，子犬に取られてしまうような失敗は絶対にないように行う。つまり，子犬を「試す」ことはしてはいけない。その後，色々なもので楽しく応用練習することで，喜んで口から物を離す行動を教えることができる。

📢 **口に入れてほしくないものを子犬がくわえてしまったら**

　次の対応は，極めて緊急処置的な対応となる。基本は，口に入れてはいけないものは片づけておくことが鉄則となる。この対応を多用しなければならないということは，適切な環境整備ができていない証拠になる。まずは環境を整えることが優先である。

・過剰に反応しない
　環境整備が基本中の基本ではあるが，万が一，口に入れてほしくないも

Chapter 1 子犬・子猫を迎えたら

のを子犬がくわえようとした時は，過剰に反応しないことが重要である。「やめて！」「キャー！」などと過剰に反応することで，子犬は興奮してその物への執着心や楽しみを学習してしまう。落ち着いて冷静に対応し，かじって良いおもちゃやオヤツで誘導しながら「こっちで遊んだ方が楽しいよ」と提案すると良い。人から物を取り上げられた経験のない子犬であれば，楽しそうな方にすぐに来るだろう。そして，口に入れてほしくないものはすぐに片づけておくことが鉄則である。

- 無理に物を取り上げない
  子犬の口に入れてほしくないものを無理やり取り上げることを繰り返すことで，何かを口にしている時に飼い主に見つかると逃げたり，隠れたりする犬に成長する。さらに悪化すると，所有性攻撃行動に進展する危険性もある。
- 嫌悪刺激は使用しない
  強い叱責により，飼い主の前では物を盗んだりしなくなるかもしれないが，飼い主が不在であったり，見つからないような状況で物を盗むようになるため，根本的な解決にはならない。さらに，人に対して恐怖を感じる学習や所有性攻撃行動を誘発してしまうことも懸念される。叱る原因をつくった基本的な原因は「人のミス（管理不足）」であるため，犬を叱っても効果が全くないばかりか，犬との関係性にも悪影響を及ぼす。

ケース2　食糞

▶▶対応方法

Step 1　食事の内容や量が不足していないか確認する。不足しているようであれば，適切な食事内容と量に変更する。

Step 2　排便時間を記録し，把握する。排便のタイミングを予測する。

Step 3　排便のタイミングでトイレに誘導し，排便後はすぐに大好きなオヤツやおもちゃを鼻先から離れた場所に投げて与える。または，すぐに「オイデ」と言い，便から離れた場所へ呼び戻す。排便後の対応方法は，便への執着程度や個体によって決めると良いだろう。これは非両立行動分化強化をすることになる。

Step 4　子犬が便から離れている時に，すぐに片づける。

📢 アドバイス時の注意点

- 味覚嫌悪学習
  便の味を悪くするサプリメントなどを添加する方法もあるが，継続的に添加しないと部分強化される可能性があり，かえって食糞を強化してしまうことがある。また効果のない個体も多いと報告され，個体差があ

☞ 嫌悪刺激　p11

非両立行動分化強化
reinforcement of incompatible behavior
対象となる行動（問題となっている行動）と物理的に両立不可能な別の行動を強化することで，別の行動の頻度を増やし，対象となる行動の頻度を減らしていく方法。例として，来客に吠える犬に対して，来客が来たらボールを口にくわえることを教える（＝吠えることとボールをくわえることは両立不可能）。

味覚嫌悪学習
conditioned taste avoidance
例として，腐敗した食べ物や毒のある食べ物を摂取することで，食後に嘔吐や下痢といった不快な経験をすると，動物はその食べ物のニオイや味を記憶して同じ食べ物を二度と口にしなくなるといった学習。通常の学習では刺激と結果の時間的間隔が接近していないと学習は成立しないが，味覚嫌悪学習の場合は食べ物の摂取から症状が現れるまで時間がかかっても成立するのが特徴である。

部分強化（間歇強化）
partial reinforcement
たまに良いことがあると，毎回良いことが起こらなくてもいつか起こるのではと，期待して学習が定着する方法。

子犬編 07　誤食や食糞をさせないために

👉**不安**　p10

る[3,13]。

・嫌悪刺激は使用しない

食糞に対して，強い叱責や遠隔操作のスプレーなどで罰した場合，不安を増強させてしまう可能性がある。タイミングによっては，排泄行動に対する恐怖を学習し，排泄を我慢するようなこともある。さらに，便を取られないように人前で排便しなくなる，排便しながら便を食べるなどの問題行動に進展する危険性が高い。このような対応はしない。

・大騒ぎをしない

たとえそれが叱責ではなくても，「わーっ」「キャーッ」など大騒ぎをしたり，慌てて便を取り上げようとすると，子犬は便を取られてしまうと思ったり，便をくわえれば飼い主は必ず関心を寄せてくれると勘違いして食糞を強化してしまうことがあるので，このような対応はすべきではない。

✏️ **まとめ**

<u>子犬が健全に，安全に生活できるよう環境の改善を図る</u>

▶ 口を使って探索することは正常な行動である⇒おもちゃを使うなどして適切に欲求を満たす

▶ 口に入れられると困るものや危険なものは，子犬の届かない場所に移動する⇒子犬に安全な環境を提供する

▶ 物を喜んで交換してくれる犬に育てる⇒所有性攻撃行動を予防した対応方法，トレーニングを実施する

子犬編

08 食事をムラなく食べてもらうには

● 押さえておきたい心得 ●

▌食事教育で大切なこと

　食事は子犬が健全に成長するために，非常に重要な要素となる。最近では，腸内に常在する細菌は脳の発達や機能にも影響を及ぼすという研究が注目されている。脳と腸は双方向に情報伝達を行い作用を及ぼし合っており，ストレスに関連する神経伝達物質は腸でも機能することがわかっている[17]。腸は第二の脳とも呼ばれており，体だけでなく，心の安定を図るには腸内環境を整えておくことが重要だと報告されている[17]。つまり，食べ物は心と体に直結する問題なのである。特に子犬は成長段階なため，適切な栄養管理が大切になる。

　食事は，「総合栄養食」と表示されているフードと新鮮な水を与えることで栄養素は不足しないといわれている[3]。近年は，食事の種類も多岐にわたり選択肢が広がっている。どのような食事を選択するかは，獣医師や栄養学の専門家と相談しながら決める必要があるだろう。決まったフード以外は与えてはいけないのではなく，フードの種類や量，与え方を調整すれば良いのである。人と同様に犬にとっても，おいしいものを食べることは精神的な刺激となり，生活の質（QOL）を向上させることにもつながる。さらに，子犬のトレーニングにフードを強化子として使うことで，学習速度をあげる効果も期待できる。

▌ムラ食いの原因

・飼い主が食事以外にオヤツなどを与えすぎて，肝心の食事前に子犬が満腹になってしまう
・子犬時代に色々な食べ物を経験することがなかった
・運動不足により食欲がわかない
・身体的疾患がある
・食欲低下を発現するような強いストレス環境にある
・嗜好性の問題　など

▣ 学習理論 learning theory

動物の行動には，摂食行動や排泄行動のような誰からも教わることなく，生まれつき遺伝的に備わっている生得的行動（本能行動）と，個体が生後の学習によって獲得する習得的行動（学習行動）に分けられる。学習とは動物が経験によって行動を変化させることをいう。学習の原因と結果を説明する学習理論は，トレーニングや学習に関連した問題行動を理解し，修正するうえで非常に重要となる。
（次ページCOLUMN）

▣ 強化子 reinforcer

オペラント条件づけで反応（行動）を増やすために，その直後に与える刺激（事象）。正の強化で与える刺激（ごほうびなど）を正の強化子といい，負の強化を起こすために除去する刺激を負の強化子という。別の言い方として，好子がある。
（次ページCOLUMN）

▣ オペラント条件づけ operant conditioning

アメリカの心理学者 B. F. スキナーが提唱した動物の学習に関する理論。行動は生じる結果によって，その頻度が増えたり減ったりする法則である（正の強化，負の強化，正の罰，負の罰）。オペラントとは「環境を操作する」という意味である。行動が結果を得るための道具（手段）になっていることから道具的条件づけ，スキナーが提唱したことからスキナー型条件づけともいわれる。
（次ページCOLUMN）

COLUMN　ごほうびって何？

　犬も猫も「望ましい行動をとった後にはフードやオヤツなどのごほうびを与える」など，本書では「ごほうび」という言葉が頻繁に登場する。ごほうび（報酬）とは，一般的には「作業の成功に対して与えられる，等価値かつ満足をもたらす刺激対象あるいは刺激事象」を指すが，学習理論では「特定の反応が出現する可能性を増大させるはたらきをもつ刺激や事象」を指す。つまり，「その望ましい行動の出現を将来的に増大させようとするために，望ましい行動をとった直後にごほうびを与える」ということである。

　ここでいう「ごほうび＝特定の反応の出現を増大させるはたらきをもつ刺激や事象」は，オペラント条件づけの正の強化における強化子，いわゆる正の強化子であり，単に「強化子」や「好子」と呼ばれたりすることもある。「好子」とも呼ばれるように，「正の強化子」とは「（与えられる相手が）大好きなもの」と考えることができる。

〈強化子とは？〉

　本書では，ごほうび（＝正の強化子）としてフードやオヤツを使うと記述していることが多い。しかし，ごほうび（＝正の強化子）とは「反応の出現を増大させるはたらきをもつ刺激や事象」であり，決してそれがフードやオヤツとは限らない。ごほうびは「与えられる相手が大好きなもの，大好きなこと」であれば何でも良い。特に「今ほしいもの，今してほしいことが叶えられること」はとても大きなごほうびになる。与えられる相手が大好きなもの，今してほしいことであれば，撫でること，抱っこをすること，おもちゃを与えること，一緒に遊ぶことなどもごほうびとして利用することができる。状況によっては，散歩やニオイを嗅がせるなどもごほうびとして機能する。ごほうびのバリエーションを増やすためにも，生活のなかにある「大好きなもの（こと）」を利用することが，学習をうまく成立させるためにも重要である（表）。

〈強化子の価値〉

　現在使用しているごほうびが，強化子の役割をきちんと担っているのか確かめてみよう。前述したように，ごほうびとは「与えられる相手が大好きなもの（こと）」である。与える側が「ごほうび」と思っていても，与えられる側が「望むもの（こと）」でなければ何の価値もない。与えられる相手は「何が大好きなのか」「何を（今）求めているのか」を知ることはとても大事である。

　また強化子の価値は「相手が大好きなもの（こと）」だけでなく，それらの「手に入りやすさ」「相手の状態」「他の動機づけの要因」などにも影響を受ける。「手に入りやすさ」とは，努力しなくても容易に手に入るようなものは価値があまり高くないということである。例として，「ごほうびに使っているオヤツが，普段もらえるオヤツと同じ（＝おいしいオヤツは努力しなくても特定の時間になれば与えられるもの）」「置き餌をしながら，ごほうびにフードを使っている（＝食べたい時にはいつでも食べることができるもの）」「大好きなおもちゃはいつも床に転がっている（＝遊びたい時にいつでも遊ぶことができるもの）」などがある。また「相手の状態」として，ごほうびを与える相手に食欲がない場合や満腹状態では，たとえおいしいオヤツだとしても強化子としての価値はないといえる。

＊p60 へ続く

表　強化子の具体例とその活用

強化子	活用できる場面	特長	注意点	活用例
食べ物（フードやオヤツ）	・食べ物を受けつけられる身体的, 精神的状態の場合 ・空腹で食べ物への欲求が高い場面	・食欲は健康な動物であれば, 高い欲求として位置する ・飼い主がコントロールしやすい物資である ・食べ物を与えることは簡単で誰でも実行しやすい	・動物が食べ物を受けつけない状況では効果はない ・与え方によっては, 食べ物を見せないと従わないということを学習させてしまう可能性がある ・満腹状態や食欲がない場合, 強化子としての効果が弱くなることがある	・「オスワリ」の合図に従う→オヤツを与える ・散歩中に「アテンション」の合図に従う→オヤツを与える
愛撫	・愛撫を好む, 望む場合 ・抱かれることが好きな動物には, 愛撫と抱くことで相乗効果をもたらす場合がある	・準備するものが不要である	・愛撫を好まない動物には逆効果となる（状況, 対応する人） ・愛撫をする部位, 触り方を適切に選択する必要がある	・落ち着いている時→優しく撫でる ・「オテ」の合図に従う→触ってほしがっている部位を撫でる
遊び	・遊びが好きな動物には効果的である ・遊びたい欲求が高まっている時は有効に作用する	・遊びを通して楽しく学習できる	・好きな遊びや方法を事前に検証, 準備しておく必要がある ・適切なおもちゃを選択しないと, 飲み込むなどの危険があり注意が必要である ・おもちゃを使う場合は最終的には取り上げなければならない	・自発的に座る→ボールを投げる ・ロープを口から離す→引っ張り合う遊びが再開する
散歩	・散歩が好きな犬の場合は, 外に連れ出すことが有効になることがある	・外に出て探索行動などの欲求を満たすことが可能となる	・強化子の与え方として行動の直後に提示が必要なため, あらかじめリードを装着しておくなどの事前準備が必須である ・玄関で座ったら散歩が開始するなど, 状況をうまく利用した対応が求められる	・玄関前で座る→散歩に行ける ・リードが緩んだ状態→行きたい方向にすすめる
ニオイ嗅ぎ	・犬にとっては, ニオイを嗅ぐことは本能的に大好きな行動であり, ニオイを嗅ぎたい場面では非常に効果的な強化子となる	・嗅覚を利用した遊びとしても有効である	・ニオイを嗅がせる前に危険なものが落ちていないか確認しておく必要がある	・飼い主を見つめる→草むらのニオイを嗅ぐことができる ・「オスワリ」をして飼い主を見る→大好きな犬に挨拶に行くことができる

＊COLUMN 続き

「他の動機づけ要因」とは，その用意したごほうび（＝強化子）よりもいっそう価値のあるものがそばにある場合をいい，このような状態を飼い主の多くはよく「犬（猫）の気が散っている」と表現する。つまり「犬（猫）の気が散る」ということは，人が用意しているごほうび（＝強化子）より興味を引くものが近くにあるということである。そのような場合は，より価値の高い強化子を用意するか，その興味を引くもののそばで練習するにはまだ早いという判断をし，用意した強化子に集中できるよう環境を整えると良い。このように効果的に強化子を使用するには，日常生活における管理をしっかりと行うことが大切である。

〈褒め言葉とは？　その1　二次強化子としての褒め言葉〉

　犬や猫は言葉をもたないため「おりこう」や「いいこ」などの言葉は，はじめは「褒め言葉」としての意味をもたない。「おりこう」と言った後に「ごほうび〔大好きなもの（こと）〕」を与えることを繰り返すことで，「おりこう」と言われただけで「大好きなもの（こと）」を予測するようになり，結果として「おりこう」という言葉が「大好きなもの＝嬉しいもの」になる。つまり，はじめは意味がなかった「おりこう」という言葉が「おりこう」と言われると良いことがある，という経験から「おりこう」という言葉と良いこととの関連づけが成立したのである（＝古典的条件づけ）。

　単に「おりこう」と犬や猫に言った時，それに対して嬉しそうに（犬であれば尾を振るなど）するのであれば，「おりこう」という言葉が強化子になっているといえよう。「おりこう」と言われても喜ぶ素振りを見せない場合は，まだ強化子にはなっていない証拠であるので，しばらくは「おりこう」と言った後に必ず「ごほうび」を与えるようにした方が良いだろう。

　このように経験によって強化子に変化したものを二次強化子（あるいは条件性強化子）という。一方，フードやオヤツなどのように，経験がなくても生得的に（無条件に）強化子となりうるものを一次強化子という。

〈褒め言葉とは？　その2　マーク（印）としての褒め言葉〉

　褒め言葉は二次強化子としてだけでなく，「マーク（印）」としての役割もある。つまり，望ましい行動に対して「これが良いことなんだよ」と指し示す「マーク」，いわゆるクイズにおける「ピンポーン」といった正解としての意味をもつ。

　人の場合，言語があるために，強化子は結果から時間が経った後でも効果的に機能する。例えば，「この前のテストの結果が良かったからごほうびね」や，「昨日は良かったね」と褒めてもらっても理解できる。給料やボーナスといった報酬はかなり後に与えられる強化子といって良いだろう。しかし相手が犬や猫といった動物の場合，強化子は結果の"直後（少なくとも1秒以内）"に与えなければ効果的に機能しない。また，食べ物などの強化子を即座に提示することは，人並み外れた運動神経を持ち合わせていないと不可能である。つまり，与えるタイミングが少しでもずれると，別な行動を強化してしまうおそれがある。そこでまずは「おりこう」などの言葉で，その行動をマークし，その後に実質的な強化子を与えるようにする。すなわち，「おりこう」などの褒め言葉は，①その望ましい行動をマークする言葉（正解を表す言葉），②強化子が現れる約束手形，③二次強化子としてのはたらきをもつのである。

〈いつまで一次強化子を使用する？（強化スケジュール）〉

　食べ物をごほうびとして使用する場合，フードやオヤツをいつまで使い続けるかを懸念する飼い主もいる。強化スケジュールとは，どのような頻度で強化子を与えるのかを示すもので，反応するたびに強化子を与えることを連続強化スケジュール，ときどき与えることを部分強化（あるいは間歇強化）スケジュールと呼ぶ。新しい行動を学ぶ時には，連続強化スケジュールが適している（行動の獲得速度はこちらの方が速い）といわれている。つまり，その目的の行動を獲得するまでは「毎回ごほうび」を与えることが好ましい。例を挙げると，「オスワリ」の合図で座ることを教える場合，合図で必ず座るようになるまでは，毎回のごほうびが好ましいといえる。

　では，行動を獲得した後はどうすれば良いだろうか。飼い主の多くは，行動を獲得したら（合図で「オスワリ」ができるようになったら）すぐにごほうびを与えなくなってしまうが，それは間違いである。学習理論では「比率負担」と呼ぶが，要求を急に厳しくすると反応は止まってしまうことがわかっている。今までは必ずごほうびがもらえたのに，急にもらえなくなってしまうことで「やる気」を失ってしまう，と考えても良いだろう。かといって，ごほうびを毎回与え続けていると，まずまずの確率で反応するが，強化子に飽きてくると反応は鈍る，という法則もある。

　効果的に獲得した行動を失わないようにするには，毎回のごほうび（連続強化スケジュール）から，ときどきのごほうび（部分強化スケジュール）へ変更していくことが良いといわれている。部分強化スケジュールには，反応に対して一定の比率でごほうびを与える固定比率（Fixed ratio：FR）という方法（例：FR5＝動物が1回ごほうびを得るためには5回反応する必要がある）と，1回の強化に必要な反応が時に変化する変動比率（Variable ratio：VR）という方法（例：VR5＝動物が1回に必要な反応の平均回数。1回の強化を行うまでに平均5回の反応が必要だが，ある時は10回の反応が必要かもしれないし，その次は2回かもしれない。いつごほうびが与えられるか，動物が予測することはできない）がある。固定比率では安定した反応を得られるが，強化の直後（ごほうびを与えた後）には反応が鈍る（次回はごほうびがもらえないことを予測してしまう）ことがある。それに対して変動比率ではごほうびの出方を予測できないので，強化直後に反応が鈍ることはほとんどないばかりか，次はごほうびをもらえるかな？といった期待度や，やる気が高まる方法であるといわれている。

　以上のことからごほうびは，①行動を獲得するまでは毎回，②行動を獲得したら徐々に頻度を減らしていくが，その方法は変動比率の原理を利用していく，ようにすると良い。最終的にはほとんど実質的なごほうびがなくても（褒め言葉だけでも），その行動を発現することができるようになるが，人も突然期待していない時にプレゼントをもらうと嬉しくなることと同様に，行動をしっかりと獲得した後もたまにごほうびを与えると，動物は喜び，二次強化子としての褒め言葉がいっそう強化されるだろう。褒め言葉は，前述のとおり二次強化子でありながらマークという意味ももつため，行動を獲得した後も毎回与えることが必要である。

　上記のように，学習の法則を利用しながらうまくごほうびを使うようにすると良い。褒めることやごほうびには科学的にも意味があるということを知っておくことは大切である。

子犬編08　食事をムラなく食べてもらうには

サイドバー

⇨ **動機づけ**　p10
（前ページCOLUMN）

⇨ **正の強化**　p28
（前ページCOLUMN）

⇨ **探索行動**　p36
（前ページCOLUMN）

■ **二次強化子　second-ary reinforcer**
オペラント条件づけで，何らかの経験によって強化子となったもの。例として褒め言葉など。条件性強化子ともいう。（前ページCOLUMN）

■ **古典的条件づけ classical conditioning**
パブロフの条件反応の実験（いわゆる「パブロフの犬」）をもととした動物の学習形態の1つで，経験によって学習が成立することをいう。空腹の犬に食べ物を与えると，食べ物という無条件刺激に対する無条件反応として唾液の分泌が起こる。この犬に食べ物を与える前にベルの音を聞かせるという手続きを繰り返すと，そのうち犬はベルの音を聞いただけで唾液が分泌されるようになる。もともと全く何の意味ももたなかった「ベルの音（中立刺激）」は，「ベル→食べ物」という関連づけにより意味をもつようになり（条件刺激），それによって唾液が分泌されるようになる（条件反応）。このようにはじめは反応を引き起こさなかった刺激（中立刺激）が，無条件刺激との対呈示により反応を引き起こす条件刺激となることを古典的条件づけという。（前ページCOLUMN）

■ **一次強化子 primary reinforcer**
オペラント条件づけで生得的に（無条件に）強化子となるもの。例として空腹時の食べ物など。無条件性強化子ともいう。（前ページCOLUMN）

● 飼い主に提案 ●

▌食事は望ましい行動を教える最高のアイテム

ムラなく食べてもらうための食事の適切な量とポイント

▶▶**食事の選び方**

犬用のフードは多くのメーカーから販売されている。「総合栄養食」と表示のあるフードであれば，犬にとって必要な栄養素をすべて満たすことができる。信頼できるメーカーで子犬に合ったものを選び，体重に合った量を正しく与えることが重要である。原料の品質が粗悪な場合，消化吸収率が悪くなることもある。また小型犬なのに大袋のフードを購入し，保管状態が悪いとフードに含まれる油脂成分が酸化してしまう。油脂成分が酸化すると嗜好性が低下するだけでなく，体調不良にもつながるので注意が必要である。飼い主が手作り食などを検討している場合は，栄養素が不足しないよう，獣医師や栄養学の専門家に相談しながら実践していくことが望まれる。病気や体質に問題がある場合は，獣医師の指導を受ける必要があるだろう。

▶▶**ごほうびとして使用するオヤツについて**

食べ方にムラがある子犬の場合，飼い主がオヤツを与えすぎていることが多い。ごほうびやオヤツを少量のつもりで人は与えたとしても，犬にとっては高いカロリーを摂取したことになっている場合もある。そのような場合，子犬はオヤツで満腹になってしまい，主食となるフードを食べる余裕がなくなってしまう[3,4]。ごほうびとして与えるオヤツの量は，1日に必要なエネルギー量の10%以内が良いとされており[4]，与える主食はこれらのカロリーを差し引いた量となる。

また，ごほうびとして犬用以外の食べ物を使用する場合には，犬が食べてはいけない食品を避けることが大切である。食べてはいけない食品については動物看護師から飼い主に伝えておくと良いだろう（表）。

▶▶**様々な形状，味に慣らす**

食べ物の嗜好性には個体差があり，食いしん坊で何でも躊躇せず食べてくれる犬もいれば，経験したことのない食べ物は警戒して口にしない犬もいる。子犬時代に，色々な種類の形状，味に慣らしておくことは将来に役立つ。例えば今後，薬や処方食，災害による避難所で支給されるフードなどを食べなければいけないことも予想される。子犬の頃から，様々な食べ物を経験させておくことで，どんな食べ物でも比較的受け入れやすい犬に育つだろう。

Chapter 1　子犬・子猫を迎えたら

表　犬が食べてはいけない食品

ぶどう，レーズン	チョコレートやココアを含むもの
いちじく	コーヒーやお茶を含むもの
プルーン	キシリトールを含むもの
ざくろ	塩分が高いもの（人用のチーズなど）
（特に上記の）ドライフルーツ	糖分が高いもの
アボカド	アルコールを含むもの（ケーキなど）
ぎんなん	玉ねぎを含むもの（ハンバーグ，コロッケなど）
マカダミアナッツ	イカ，タコ
牛乳	甲殻類

▶▶運動不足解消

　運動不足は食欲を低下させる。健康な子犬は，たくさん運動してゆっくり眠ることができれば，基本的に空腹状態になるはずである。空腹状態の時に，楽しく適切な量の食事を与えていれば，ムラ食いすることはないだろう。

食事の与え方と食事時間を活用する方法

▶▶食事を様々な練習のごほうびとして使う

　ぜひとも食事を様々な練習に活用してほしい。特に子犬時代には，教えなければいけないことが非常に多い。これらを教える時に，食事（フード）や食事時間を利用することは非常に有効である。飼い主と一緒に何か成功することができると，食事を得ることができるという習慣をつくりやすい。飼い主の言動を期待し，心待ちにする犬に育つだろう。これは，子犬に色々な行動を教えていく時のすべての土台となっていく。

▶▶食事中の攻撃行動を予防する

　子犬には食べ物を食べている時に人が近づいてきたら，良いことが起こると学習させていくことが大切だ。子犬が食事をしている最中によりおいしいものを追加して入れることで，人が近づくことに対して良いイメージをもつ学習を促すことができる。

　食事中に近づくと食べる速度があがる，食べ物を守ろうとして唸るなどの行動がすでに確認される場合は，安易にこの練習を実践してしまうと咬まれるなどの危険が伴う。このような行動がすでに発現している場合は，行動診療を専門とする獣医師に相談をしながら早急に対応を開始すべきである。すぐにアドバイスすべき点は，食べ物を守る子犬に対して叱ることは絶対避けるべきだということである。叱られることで，子犬は「人は自分にとって食べ物を奪い合う対象なのだ」と学習し，問題が悪化することが予想されるからである。

☞ 強化　p9
（前々ページCOLUMN）

☞ 部分強化　p55
（前々ページCOLUMN）

■ 強化スケジュール
schedules of reinforcement
ある行動を強化する時に強化子が呈示されるスケジュールをいう。ある行動に対して毎回強化子を与えることを連続強化，毎回強化子を与えずにときどき強化子を与えることを部分強化（間歇強化）という。部分強化には固定比率や変動比率といった強化子を与える頻度（比率）による方法と，非両立行動分化強化，代替行動分化強化などの行動の種類によって強化子を与えるものがある。
（前々ページCOLUMN）

☞ 攻撃行動　p16

子犬編08 食事をムラなく食べてもらうには

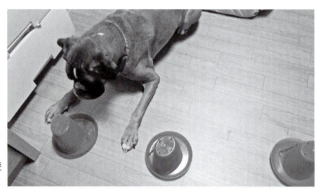

図 ゲーム（遊び）をしながら食事をもらう様子
フラワーポットを利用したフード探しゲーム中の犬。嗅覚を使った探索行動は，犬にとってとても楽しい遊びである

▶▶**家族の食事を与えない**

飼い主の食事中に，子犬は飼い主の食事を分け与えてもらった経験をすると，あっという間に飼い主の食事をおねだりする行動が強化される。そうすると，人がゆっくりと食事ができなくなる，人の食べ物を狙う，味つけの濃い食品を食べる，人の食事をもらいすぎて自分の食事を口にしないなどの問題が発生することになる。人が食べるものを犬の催促に応じて，決して与えないことが重要である。催促するような行動を引き出さないために，飼い主の食事中には，フードやオヤツを詰めたおもちゃを与えるなど，子犬に別な仕事を与えておくことも1つの方法である。

▶▶**フードやオヤツを詰めることができるおもちゃに入れて食事をさせる**

コングやビジーバディなどの食事（フード）を詰めたおもちゃを子犬に与えることも有効である。ひとり遊びの練習にもなり，同時に獲物を獲得する欲求や口を使って遊ぶ欲求を満たすこともできる。子犬時代にこのようなおもちゃでの遊びを楽しめると，フードを得るために色々な遊びに挑戦できるようになる。結果，犬の行動ニーズを満たし，生活の質（QOL）の向上につながる（図）。

獣医師＋α
子犬が食事をしてくれないとの相談があった場合，健康状態，栄養状態をまずはチェックすることが重要である。病気の影響で，食欲が低下している可能性もあるからである。しつけの問題，子犬を甘やかしている，というような考え方の前に一度，健康面，栄養学面を確認していただきたい。

☞ 行動ニーズ p17

まとめ

<u>食事の質，量，与え方に注意</u>
▶ 心と体の健全な成長に食事が影響する⇒適切な食事内容，量を指導する
▶ ごほうびとして食事（フード）を活用する⇒子犬に必要な行動を教えていく
▶ 食べ物関連性の問題行動（食事中の攻撃行動）を予防する⇒人が近づくことに対して良いイメージをもたせる，問題行動に進展しないように叱らずに早急に適切な対応を開始する

子犬編

09 行動を落ち着かせたい時は

● 押さえておきたい心得 ●

行動の抑制は人間社会で生活するために必要

　犬が飼い主と一緒に生活するうえで，子犬時代に衝動的な行動の抑制を覚えることはとても重要になる。行動の抑制ができれば，刺激が強い環境下で興奮する，急に走り出して事故に遭う，ドッグランで他犬とケンカをするなどのトラブルを予防することにつながる。自然のままに育てたいという意見を耳にすることがあるが，人間社会での生活を安全に送るためには子犬時代から行動の抑制を教えておくことが必須だろう。このような行動を教えておかないと，人や他犬が大怪我をするなどの取り返しのつかない事件が発生してしまうこともある。犬と楽しく暮らすためには必要な練習項目になる。

　「行動の抑制」と聞くと，子犬に修行のような苦痛を与えながら我慢させることを連想してしまうかもしれないが，子犬に苦痛を与えることなく適切に教えていくことはできる。行動の抑制を教えるには，母犬からの指導が最も効果的であることは間違いないが，信頼関係が構築された飼い主との練習も必要で，有効である[4,7]（図1）。行動の抑制を教えたいがために，子犬の精神的トラウマになるような方法を用いることは絶対に避けるべきである。ここでは，飼い主が子犬と楽しく練習しながら行動の抑制を教える方法を解説する。

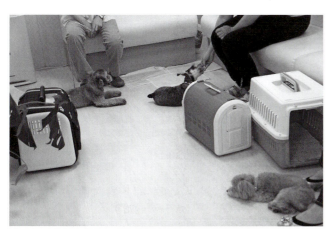

図1　行動の抑制を覚えられれば，飼い主の足もとで落ち着いて過ごすことができる
写真は，パピークラスで飼い主の足元でリラックスしている子犬たち。練習すれば，犬同士が密接した状況でも静かに過ごすことができる

子犬編 09　行動を落ち着かせたい時は

● 飼い主に提案 ●

行動の抑制を上手に練習するポイント

母犬からの指導は最も効果的

　母犬は，子犬が騒ぎすぎたり遊びすぎたりすると，すばやく首をくわえて子犬をおとなしくさせる。最終的には，床や地面に子犬を転がして服従姿勢をとらせ，おとなしくなったらそこでたくさん子犬を舐めてあげている。子犬と絆のある母犬がしつける限り，このような対応は子犬にとってストレスではなく，適切な学習を促すことになる。この対応方法を人が実施するのは非常に困難である。四六時中子犬を監視し，すばしっこい子犬を的確なタイミングと適切な強度で母犬と同じように指導できる飼い主はいない。母犬のような方法を人が実践すれば，子犬にとっては遊んでもらえていると勘違いしたり，追いかけっこになったりして，逆に興奮させてしまうことが予想される。子犬が母犬から十分に教育を受けることは，行動の抑制を発達させるために重要なのである。

> **服従姿勢**　submis-
> sive behavior
> 動物が自分に向けられる攻撃や威嚇をそらすために示す行動。姿勢を低くし，頭部を下げ，耳を寝かせて尾は下がるか鼠径部（猫では体の周囲）に巻かれる。犬では相手の口もとを舐めたり，視線をそらしたりといった行動が見られる。

信頼関係を構築した飼い主

　信頼関係を構築した飼い主と一緒に，学習理論に基づいた方法で各種合図（「オスワリ」「フセ」「マテ」「オイデ」など）を用いながら行動の抑制を教えていくことは大切である。刺激がある場面でこれらの合図に完璧に反応できれば，「興奮するのではなく○○する」という，望ましい行動を子犬に教えることができる。刺激の少ない場面から練習を開始し，徐々に色々な場面で練習させることで，子犬は行動の抑制を学習することができる。

> ☞ **学習理論**　p57

共通言語（合図）を教えて飼い主と楽しく練習しよう

　次に飼い主の合図に従って行動するように教える方法を具体的に示す。基本的に行動を教える時は合図と一緒に教え，様々な場面で応用できるようにしていくことが必要である。

各種合図の効果的な教え方

　「オスワリ」「フセ」「マテ」「オイデ」などの合図の基本的な教え方は同じである。基本的な練習方法を応用して各種合図を教えてほしい。

Step 1　フードもしくはオヤツを鼻先に持っていき，そのフード（オヤツ）を動かして望ましい行動をするように導き，教える。望ましい行動ができたらすぐに「いいこ」などの言葉で褒め

てごほうびとしてそのフードを与える。この段階では，合図は言わずに誘導のみで確実に行動するように促す（図2）。

Step 2　誘導でスムーズに望ましい行動を引き出せるようになったら，誘導する直前に合図を出す。犬が望ましい行動を示したら，言葉で褒めてごほうび（フードあるいはオヤツ）を与える。

Step 3　誘導する手の動きを少なくしていき，合図のみで従うようにする。

パターン1：両手にフード（オヤツ）を持つ。Step 2と同様に，誘導する直前に合図を出し，望ましい行動へと誘導できたら，誘導した手とは反対の手からごほうびとしてのフードを与える。

パターン2：誘導する手にはフード（オヤツ）は持たないようにし，パターン1と同様に誘導できたら誘導した手とは反対の手からごほうび（フードあるいはオヤツ）を与える。

パターン3：誘導する手の動きを少なくしていき，合図だけで従えるようにする。

Step 4　ごほうびを与える頻度を徐々に減らしていく。急に頻度を減らしてしまうと望ましい行動をしなくなってしまうので，ごほうびは少しずつ減らしていくことが大切である。褒め言葉は正解という合図になるため，毎回言うことが重要である。

> 📣 **練習のポイント**
> - 合図を一度出して反応しない場合は，次の合図を出すのではなく，すぐに誘導して望ましい行動を出現させる。
> - 犬が望ましい行動を示したら，1秒以内に褒め言葉を言う。
> - 1回の練習時間は3～5分，長くても10分程度とし，犬が飽きるまでやらない。
> - 頻繁に復習と練習を繰り返し行い，学習内容を定着させることができる。
> - 犬も飼い主も楽しく練習するために，練習中に体罰を与えるようなことは絶対にしない。

クレートトレーニング

クレートとは，扉が格子状のポリプロピレンなどの素材でできた箱を指す。移動も可能であるが，犬の大きさによってはケージやキャリーバッグをクレートとして利用することもある。

クレートトレーニングは，犬に囲われた狭い場所で静かにリラックスすることを教える方法である。犬を閉じ込めることはかわいそうだと思

子犬編 09　行動を落ち着かせたい時は

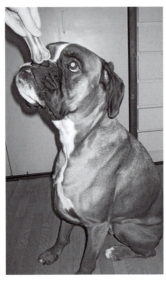

図2　鼻先にごほうびを持っていき，誘導しながら望ましい行動を教える
誘導で，望ましい行動を確実に引き出せるようにすることがまずは必要である

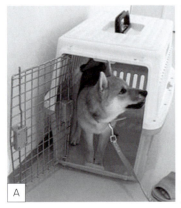
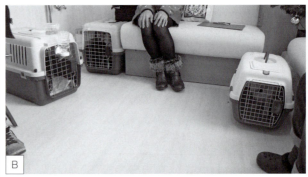

図3　クレートトレーニング
クレートが子犬自ら入るくらい大好きな場所になれば（A），クレート内で待機しても静かに過ごせるようになる（B）

う人がいるかもしれないが，クレートは犬にとって安全で安心できる温かい巣のような場所である。このような安全な場所を教えられた犬は，落ち着いて過ごしたい時にクレートで過ごすことを好むようになる。クレートが安全な場所として活用できると，犬嫌いの来客，留守番中の破壊行動の予防，入院やペットホテル，旅行，災害時なども役立つ。クレートに入ることが，犬を落ち着かせる合図として活用でき，刺激のある環境でも犬のストレスを軽減させることが可能になる。そのため，子犬時代からクレートを大好きにしておくことはとても重要である（図3）。

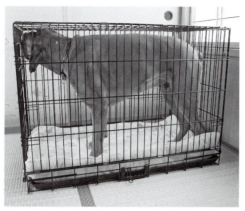

図4 クレートはピッタリサイズが丁度良い
写真のケージは折りたたみ式のため,持ち運びに便利である。通気性に優れているが,周囲が見えると緊張してしまうような性質の犬には向かないかもしれない

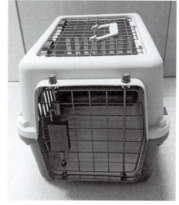

図5 ハードタイプのクレート
上下を取り外すこともでき,上部にも扉がある

▶▶クレートの選び方

次のような条件でクレートを適切に選ぶよう,飼い主に指導していただきたい。

○クレートのサイズ

クレートの中で犬が起立してもぶつからない,さらに方向転換が楽にできる大きさを選ぶ(図4)。

○クレートのタイプ

クレートトレーニングを開始する時には,まずハードタイプのクレート(図4, 図5)が推奨される。ポリプロピレンやスチールのような素材であれば,破壊される心配は少ない。ネジなどのパーツを外すと簡単に上下が外れるタイプのクレート(図5)であれば,下部のトレイのみに慣れることから始めるなど,細かく分けて練習をすすめることができる。このタイプは掃除もしやすいので,はじめて購入する場合は活用しやすく飼い主にすすめやすい。クレートトレーニングが完璧にできるようになった後に,メッシュタイプや折りたたみ式などの別のタイプのクレートを購入した方が良いだろう。

○クレートを置く場所

クレートトレーニングが完璧にできるようになるまでは,家族がいる場所(居間など)にクレートを置くと良い。子犬がクレートに慣れてきてから,少しずつ色々な場所にクレートを移動させてみる。

○クレートに入れるタイミング

子犬がリラックスできる時間帯(遊んだ後や眠たくなる時間帯など)や,子犬の食事時間を利用して練習すると効果的である。

子犬編 09　行動を落ち着かせたい時は

▶▶クレートトレーニングの方法

Step 1　クレート内に犬の好きな敷物などを敷き，居心地を良くする。

Step 2　クレートの扉は紐などで固定して開けたままの状態にするか，または扉を取り外す。

Step 3　クレートに大好きなフード（オヤツ）やおもちゃを入れ，自発的にクレートに入るよう促す。

Step 4　クレートに自分から入るようになったら，クレートに入る直前に「ハウス」の合図をかける。

Step 5　クレートに入ったら，大好きなフード（オヤツ）をクレート内にどんどん入れる。そうすることで，クレートに入っていると大好きなフードがもらえることを学習する。フードを与える頻度や数は少しずつ減らしていく。

Step 6　自ら積極的にクレートに入りフード（オヤツ）を待つ，クレート内で夢中になってフードを詰めたおもちゃで遊ぶ行動が確認されたら，クレート内で安心して過ごしている証拠である。このような行動を確認したら扉を閉めて，扉の外側からフードを落として与える。最初は数秒程度の時間で扉を開けるようにし，毎日少しずつ入っている時間をのばしていく。

Step 7　クレートに入る時間を徐々に長くしていく。フード（オヤツ）を詰めたコングやガムなどの時間をかけて楽しめるものをクレート内で与える。これらの物をクレートトレーニングの時だけ与えるようにすると，「クレートの中で待機するという行動」をより魅力的にするアイテムとして活用できるだろう。

📢 トレーニングのコツ

・無理やり子犬をクレートに押し込まない。
・お仕置き部屋としてクレートを使用しない。
・クレートを置いておく部屋は温度調整を行い，快適な室温を保つ。
・日中は長くても3時間程度の活用にとどめ，それ以上の長時間はクレートに閉じ込めない。

✏️ まとめ

行動の抑制の方法を具体的に教える

▶ 行動の抑制の学習はトラブルの予防となる⇒人間社会で生活するうえで必要である

▶ 望ましい行動を教える⇒各種合図の練習やクレートトレーニングを応用する

子犬編

10 子犬に診察室を好きになってもらうために

● 押さえておきたい心得 ●

病院好きは予防医療の始まり！子犬時代なら動物病院を大好きにできる

　動物病院が大好きな犬に育てておくことは，今後の検査や治療をスムーズにするだけでなく，動物病院スタッフ，飼い主，犬のそれぞれのストレス負荷を軽減させることにつながる。動物病院への来院が大好きになれば，ちょっとした体調の変化に対して早期に来院することが容易になり，各種疾患の早期発見，早期治療につながる。診察や検査時のストレスも軽減されるため，病気の回復にも良い影響を与える。動物病院や診察室を好きになることは，予防医療の始まりなのである。

　社会化期の子犬は，動物病院や診察室に対する学習が真っ白い画用紙のような状態である。これから画用紙にどんな色を塗っていくかは，その時期の経験によって左右される。子犬時代から何度も恐怖を感じるような体験をしてしまうと，成長後に診察室を怖がるだけでなく，動物病院に入ることすら拒否することにつながる。子犬時代の学習がすべてなので，この時期の子犬には楽しい経験をさせながら診察室で過ごせるように，動物病院スタッフ全員で対応することは使命である。動物病院を好きになってもらうためには，動物病院スタッフ全員の統一見解と子犬を怖がらせないような対応をすることが必要不可欠であり，適切な対応で子犬時代を過ごせた犬は，成長後も喜んで診察室に入ってくるだろう。

　動物病院や診察室に対して嫌悪学習してしまった犬を拮抗条件づけや系統的脱感作を実施するには，時間と根気が驚くほど必要になる。犬が動物病院への来院を嫌がるという理由で，来院をあきらめる飼い主もいる。子犬時代であれば，真っ白な画用紙に色を塗っていく作業なので，行動学的なスキルが特別なくても対応が可能なことがほとんどである。基本的なポイントを理解して実践することで，子犬の心の画用紙に素敵な色を塗れるだろう。

☞ **社会化期** p11

▣ **拮抗条件づけ**
counter conditioning
刺激に対して生じる望ましくない反応とは相いれない反応をするように条件づけを行う行動修正法の1つ。系統的脱感作と組み合わせて，特定の対象に恐れを示す動物の行動修正に用いられることが多い。古典的条件づけに含まれる。逆条件づけともいわれる。

▣ **系統的脱感作**
systematic desensitization
動物が反応を起こさない程度の弱い刺激から始め，これを繰り返し与えて反応が生じないことを確認しながら段階的に刺激の程度を強めていき，反応を起こしていた程度にまで刺激を強めても反応が起こらないように徐々に慣らしていく行動修正法。

● 飼い主に提案 ●

動物病院スタッフと診察室を大好きにさせる

学習の機会を増やそう〜社会化期の楽しい経験は一生の宝

　学習を定着させるためには，学習の機会を与える頻度が重要である。つまり，学習頻度が多いほど学習がすすむ。また，社会化期はとても短い期間なので，来院の間隔を短く設定して頻回に学習を継続させることが求められる。子犬時代は，比較的飼い主のやる気も高く，予防などで頻繁に来院する機会もある。この機会を利用しながら，できるだけ多くの来院を促すことが大切である。そのような意味でもパピーパーティーやパピークラス，しつけ相談会などを病院で開催することは，非常に有効である。病院で開催されるパピークラスの場合，1週間に1回のペースで開催されることが多い[2-4]。参加回数は各病院によって変動はあるが，このペースでの来院で動物病院や診察室を大好きにさせることに成功した報告は多い[4]。パピークラス以外にも，ワクチン接種などで来院することを合わせて考えると，社会化期の犬に対しては週に1回以上は来院してもらい，楽しい経験をさせることが望まれる（図1）。残念ながら月に1回程度の来院では，動物病院を大好きになるよう学習をさせることは難しい。

　飼い主向けの参考図書（日本獣医動物行動研究会のHPを参照いただきたい[24]）を伝える，子犬の飼育で必要なことを簡単にまとめたプリントなどを作成して渡す，院内に啓蒙する掲示物をつくる，信頼できるパピークラスなどを推薦するなどして，この時期の重要性を的確に伝えると良い。また，来院時の会話のなかに，少しずつ必要な知識を伝えていくことも重要だろう。上記のように啓蒙の工夫をすることで，クラスや相談会を開催していない病院でも，子犬の来院回数を増やすことは可能

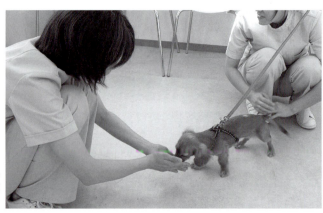

図1　動物病院で楽しい経験をたくさんさせる
動物病院に来院する頻度を増やすことが重要である。楽しい経験をたくさんさせてあげることが必要だ

Chapter 1 子犬・子猫を迎えたら

になるだろう。

診察室での対応方法は動物病院スタッフ全員で統一する

動物病院に行くことや診察室での出来事が，子犬にとって楽しい経験になるようにすることが一番重要である。良い経験にするために，動物病院スタッフ全員が一丸となり，子犬に対して一貫した対応をすることが望まれる。具体的な対応方法について紹介する。

▶▶ **動物病院に来院する時はオヤツなどの持参が必須**

動物病院に来院する時には毎回，大好きなフードやオヤツを持参してもらうよう飼い主に伝える。子犬を少し空腹状態にさせて来院してもらうことも，ごほうびの価値を高める良い方法である。飼い主に子犬が大好きな嗜好性の高いフードやオヤツを数種類持参してもらうことで，動物病院で楽しい経験をせずに帰宅してしまうといった残念な結果になる確率が下がる。

▶▶ **動物病院でもおいしいオヤツを用意しておく**

動物病院でもごほうびとなる嗜好性の高いフードやオヤツを数種類用意しておくと良いだろう。アレルギーなどの問題もあるため，これらを与える前には飼い主に確認することも大切である。

▶▶ **診察室で楽しい経験をさせよう（図2）**

大好きなフード（オヤツ）を与える頻度は多いほど良い。何をするにも与えながら行うことが望まれる。受付→待合室→診察室に入る時→診察室に入った時→診察台にのせた時→スタッフが近づいてきた時→検査をしながら…というように，細かいシチュエーションでその都度大好きなフード（オヤツ）を与え，楽しく学習させていく。

診察の開始は，子犬が夢中になってフード（オヤツ）を食べ続けている時が望ましい。最初は，診察がすべて終了した後にフード（オヤツ）を与えても効果的ではない。例えば，子犬がじっと獣医師を見つめて固まっている様子が見られたら，それは恐怖を感じているサインである。まずは診察室の中でこのような行動を引き出さないようにすることが重要だ。ここでのポイントは「我慢」させるのではなく，「夢中で楽しく過ごしているうちに，すべての作業が終了している（＝診察室で怖い思いをしない）」ということである。我慢させるということは，単に恐怖学習をさせていることになるため，絶対に避けたい対応方法である。大好きなフード（オヤツ）を食べ続けている時に検査や治療を実施すれば，楽しい印象で診察室から出ていくことが可能になる。

☞ 恐怖学習　p12

獣医師＋α

〈オヤツを与えるということ〉
子犬にオヤツを与えながら診察することに抵抗がある獣医師もいるかと思う。また，動物看護師だけがこのような対応をすれば良いと考えている獣医師も多い。子犬の社会化は獣医師も含めたすべての動物病院スタッフに対して行われることが理想である。実際に診察，検査，治療などを施すのは獣医師である。獣医師にも診察，検査，治療の前に，ぜひオヤツを与えてから行っていただきたい。この一手間が，将来とても大きく影響することになる。子犬が喜んでオヤツを食べている最中に何気なく近づき，子犬が気にすることなく注射を終了するなどの対応は理想的である。社会化期の子犬に対しては，恐怖を与えない対応と処置を心がけていただきたい。
〈痛みを伴う処置を施す場合〉
避妊手術や外科的処置など痛みを伴う場合は，鎮静剤や鎮痛剤などを使用し，子犬に恐怖や苦痛となる学習をできるだけさせないように考慮しながら実施していくことが望まれる。

73

子犬編 10　子犬に診察室を好きになってもらうために

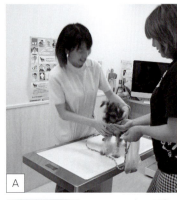
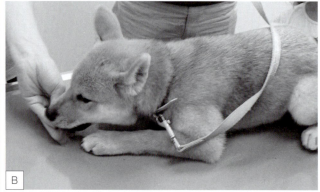
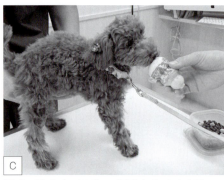
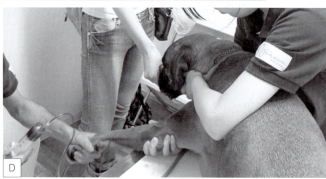

図2　診察室で楽しい経験をさせる方法
A：ごほうびを与えながら診察室で楽しく過ごす練習は子犬の財産となる
B：診察台の上にのせたらごほうびを与える
C：触診は子犬にコングを与えながら行う
D：ごほうびに夢中になっていれば滞りなく採血できる

まとめ

<u>診察室で楽しい経験回数を増やす</u>
▶ 子犬に診察室を好きになってもらうことは予防医療の一環となる⇒子犬の将来に必要な理由を飼い主に明確に伝える
▶ 来院回数を増やし，楽しい経験を多く積む⇒来院回数を増やせるような提案をする
▶ 動物病院，診察室で楽しい経験をする⇒スタッフ全員で子犬が楽しく過ごせるように対応する

子犬編　参考文献

1) 森裕司，武内ゆかり，内田佳子．獣医学教育モデル・コア・カリキュラム準拠　動物行動学．インターズー．2012.

2) 動物看護学教育標準カリキュラム準拠　動物行動学．全国動物保健看護系大学協会　カリキュラム検討委員会　編．水越美奈　監修．インターズー．2014.

3) 内田佳子，菊水健史．犬と猫の行動学　基礎から臨床へ．学窓社．2008.

4) 村田香織．こころのワクチン．パレード．2011.

5) 武内ゆかり．はじめてでも失敗しない愛犬の選び方．幻冬舎．2007.

6) 森裕司，武内ゆかり，南佳子．獣医学教育モデル・コア・カリキュラム準拠　臨床行動学．インターズー．2013.

7) 菊水健史，永澤美保．犬のココロをよむ　伴侶動物学からわかること．岩波書店．2012.

8) 近藤保彦，小川園子，菊水健史，山田一夫，富原一哉．脳とホルモンの行動学．西村書店．2010.

9) John P. J. Pinel．ピネル　バイオサイコロジー　脳-心と行動の神経科学．西村書店．2005.

10) 武内ゆかり，森裕司．臨床獣医師のためのイヌとネコの問題行動治療マニュアル．ファームプレス．2009.

11) 武内ゆかり，南佳子，内田恵子，佐藤昭司，村田香織．特集　犬猫の行動学〜一般診療のなかにある行動学〜．*MVM*．No158：6-67，2015.

12) 森裕司，武内ゆかり，菊水健史，内田佳子，水越美奈，立松誠，内田恵子，村田香織．特集　犬の問題行動　不安関連行動を中心に　犬の問題行動へのアプローチ．*SA Medicine*．5 (5)：2-63，2003.

13) ジェームス・サーペル　編．ドメスティック・ドッグ．森裕司　監，武部正美　訳．チクサン出版社．2009.

14) Debra F. Horwitz Jacqueline C. Neilson．小動物臨床のための5分間コンサルタント　犬と猫の問題行動診断・治療ガイド．武内ゆかり，森裕司　監．インターズー．2012.

15) Debra Horwitz, Daneel Mills & Sarah Heath．犬と猫の行動学マニュアル　問題行動の診断と治療．工亜紀　訳．学窓社．2007.

16) Karen L. Overall．動物行動医学　イヌとネコの問題行動治療方針．森裕司　監．チクサン出版，2003.

17) 石川和男．腸内細菌と腸と脳．*Veterinary information*．No21：57-60，2018.

18) 荒田明香，藤原良巳，渡辺格．最新　犬の問題行動診療ガイドブック．誠文堂新光社．2011.

19) 加藤忠史．動物に「うつ」はあるのか．PHP研究所．2012.

20) クレア・アロースミス．愛犬のための脳トレゲーム．今西孝一　監．緑書房．2015.

21) 武内ゆかり．イヌの心理．ナツメ社．2009.

22) 白井春佳．現場で使える犬の攻撃行動診療DVD，特典冊子．医療情報研究所．2017.

23) アニコム損害保険株式会社．0歳の犬の通院理由．(https://www.anicom-page.com/hakusho/medical/pdf/20081017.pdf) 2018年11月現在.

24) 日本獣医動物行動研究会．(http://vbm.jp/) 2018年11月現在.

25) DELTA SOCIETY　編．DELTA　ドッグトレーナーのためのプロフェッショナル基準：効果的かつ人道的原理．DINGO．2006.

子猫編

01 子猫を迎えた飼い主に伝える行動学

● 押さえておきたい心得 ●

意外と認識されていない？　猫の正常行動と習性

　猫は犬とは全く異なる動物であるということを，まずは覚えておく必要がある。つまり，子犬の飼い主にするアドバイスを，そのまま当てはめて子猫の飼い主に伝えることはできない。もちろん，猫は人とも全く異なる動物であることも忘れてはならない。飼い主の不適切な擬人化や犬に接するような対応は猫のストレスの原因となり，問題行動やストレス関連性の病気に及ぶことがあるので，子猫の飼い主には猫の行動学をしっかりと理解してもらうようにアドバイスすることが大切である。

知っておくべき基礎知識その1
猫は単独で行動する動物

　猫は犬とは違い，本来は群れを形成せずに単独で行動する動物であり，その行動特性はイエネコの祖先の時代から家畜化の過程でほぼ変化することはなかった。「単独で行動する」ということは，「自らが傷つくまたは脅威にさらされること＝死」を意味するので，見知らぬ人や環境に対して非常に警戒する。直接的な対立や相手に近づいて攻撃することは自身を危険にさらす可能性が高くなるため本来好まない。また，他者と協調し社会生活を送ることよりも，自分自身が生き延びること（＝自己保存・自己防衛）が猫にとっては最優先課題となるため社会性に乏しい。

☞ 社会化　p9

　しかし家庭で生活している猫たちは，一緒に暮らすメリットがある場合には仲間とともに生活する方が良いと考えることもあるようだ。ただし，本当に信頼できる仲間は自分の血縁や社会化の過程で馴れてきた動物（人や他猫，犬など）に限られる。まれに成猫になってからでも友好的な関係を築ける場合もあるが，それはよほど互いにとってメリットがあり，かつ恐怖や嫌悪，物資の争いなどといったストレスがない環境でないと難しい。友好的とまでいかないが，複数頭飼育されている多くの猫たちは相手の存在を許容し，一緒に暮らすことはできる。ただし大きなストレスや些細なストレスの積み重ねにより，それが許容できなくなることも多いことを覚えておいた方が良い。

知っておくべき基礎知識その2
猫は警戒心が強くとてもデリケート

猫は縄張り（テリトリー）意識が高いため，警戒心が強く様々な刺激に敏感である。単独で行動をするということは，自分ひとりで生きていくために必要なものを確保し，自身を守らなくてはならない。そのため，猫は身を守り安心して飲食，排泄，休息ができ，いざという時に避難する，または隠れることができる縄張りを非常に重要視する。そういった安心安全な縄張りがない，もしくは何か事情があってそこに近づけない，何者かに縄張りを荒らされる危険があるといった状況になると猫は強いストレスを感じる。

知っておくべき基礎知識その3
猫は3つの感覚を駆使してコミュニケーションをとる

猫は視覚，聴覚，嗅覚（爪とぎやマーキングなども含む）などを通じて相手とコミュニケーションをとる。基本的に群れることがない動物で，直接的に仲間とコミュニケーションをとることが少ないので，体や顔を使った視覚的あるいは声を使った聴覚的なコミュニケーション方法は，犬に比べて地味でバリエーションが少ないのが特徴である。しかし，争うことで自分が傷つくのは単独で行動をする動物にとっては致命傷になる。できるだけ争いを避けるために相手を追いやる，または自分に近づけないようにするシグナル（恐怖や攻撃性を示す表現）は派手である。

猫にとってはニオイを残すことによる嗅覚的な方法も大切であり，マーキング（ニオイづけ）をすることで（人を含めた）他の動物に縄張りを主張している。マーキングには，顔や体から分泌されるフェロモンをこすりつけるものや，自分の尿や便のニオイをつけるものなどがある。

このような猫の地味な表現やニオイによるコミュニケーションは，多くの人に正しく理解されていない。特に飼い主は猫の気持ちを誤解したり，擬人化して考えたりしてしまいがちだ。コミュニケーションの行き違いから，猫に問題行動が生じることも珍しくはないのである。

知っておくべき基礎知識その4
猫には捕食本能がある

猫は本来，獲物を単独で捕まえて殺して食べる動物である。したがってその身体能力や備わっている鋭い爪，犬歯は獲物を殺すための武器となる。家庭で飼われている猫にも捕食行動の本能は残っており，遊びを通して捕食行動が発現する（表1）[3]。本来獲物を捕まえて殺すための行動なので，遊びや獲物として人や同居している動物がその対象にされると，時に本気で襲われて大怪我を招いてしまうことがあるので注意が必要である。

表1 猫の捕食行動パターン
文献3より引用・改変

探す，待ち伏せする，見つけ出す（嗅覚，聴覚，視覚を使う）
↓
目で追う，そっと近づく
↓
止まってじっと狙う
↓
そっと近づく，止まって狙うを繰り返す
↓
飛びつく（追いかけてから，またはそっと近づいて）
↓
四肢や口を使い捕まえる
↓
引っかく，蹴る，咬む，時に振り回すなどで弱らせる
↓
とどめを刺す（咬み殺す）
↓
持ち帰る
↓
毛をむしる，皮を切り裂いて肉を出す
↓
食べる

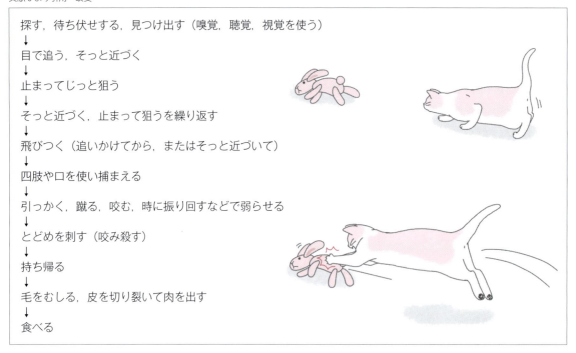

知っておくべき基礎知識その5
猫は高い場所に登ることを好む

　行動的な特性として猫は犬と違い上下運動するのが特徴で，自由に高い場所に登ることができる。高いところにいる方が獲物を見つけやすく，また攻撃される危険が少ないので安心して休めるからである。上下運動をすることは猫にとって大切な行動なので，完全室内飼いの猫ではそれができるような場所を用意しなくてはいけない。実際のところは用意しなくても猫は勝手に登るのだが，登って安全な場所，登って何かを落としても問題のない環境整備が必要である。

知っておくべき基礎知識その6
猫はキレイ好き

　猫は清潔好きであることが知られている。グルーミングは自身の体を舐めることで汚れやほこりを落として，被毛を清潔に保つためのものである。また猫は清潔なトイレを好み，排泄物には丁寧に砂をかぶせて隠す。これらの習性は，すべて猫が単独で生活するために欠かせないものであり，自分の隠れている場所を気づかれないようにするためにニオイを消し，また病気にかからないように清潔を保っているのである。

Chapter 1 子犬・子猫を迎えたら

知っておくべき基礎知識その7
猫も犬と同じく学習する

　猫も犬と同様に学習する動物である。したがって，様々なことを学習し行動する。犬と違う点は，猫は犬以上に自身を守る本能が強いことと社会性が犬よりも低いので，損得や危険を見分けるための判断が早く，感情と行動が変化しやすい。それだけでなく，我慢をすることも苦手な傾向にある。

猫の社会化期とは

☞ 社会化期　p11

　Chapter 1 子犬編01で解説されているとおり，社会化とはこれから経験するであろうすべての刺激や環境に対して，適切な社会行動を学習する過程のことである。そして社会化期（感受期とも呼ばれる）とは，情動反応や記憶形成に深く関わる大脳辺縁系の機能的発達，および感覚機能や運動機能が著しく発達し，感受性が高い時期である。この時期に経験しなかった刺激や環境に，後にはじめて遭遇した場合，警戒や恐怖の反応が発現する可能性があり，それが問題行動につながることがある。

● 飼い主に提案 ●

猫の行動発達ステージに適応した育て方を指導しよう

　ここでは社会化期以外の行動発達ステージについても説明する。飼育開始された子猫が，どのステージであるかを判断することはとても重要であり，生涯を通じた猫の行動発達ステージ全体を把握しておくことで，今後予想される行動発現への対応も検討できる（図1）。

出生前期（胎子期）

　両親の気質は生まれてくる子猫の気質に影響を与える。特筆すべきは，たとえ子猫が一度も父猫と接したことがなくても，父猫の気質は遺伝的に引き継がれて子猫の気質に影響を与えるという点である[2,10]。例えば父猫が社交的で積極的かつ大胆なタイプの場合は，その子どもも友好的な気質をもち，逆に父猫が神経質で交流を好まないタイプの場合は，その子どもも人や他の猫に対してなつきにくい気質をもつということである。

　また子犬と同じく子猫も，母猫の子宮内にいる時期に行動発達の影響を大変受けやすいとされ，妊娠期の母猫の社会的／身体的ストレスは出生後の子猫の行動に大きく影響する[5]。

子猫編01 子猫を迎えた飼い主に伝える行動学

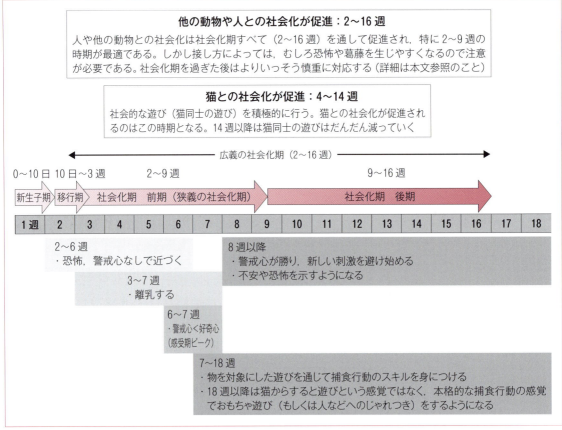

図1 猫の行動発達ステージ

> 📢 **この時期のアドバイスポイント**
>
> ・両親がわかっているブリーダーから子猫を選ぶ際は，父猫の気質も子猫選びのポイントの1つになる。また野良猫を保護した際なども付近をウロウロしているオス猫のうちどの猫が父猫かを推測することで，保護した子猫が今後人などになつきやすいかどうかをある程度判断できる。
> ・妊娠期の母猫のストレスは，生まれてくる子猫の性格形成の基盤（脳の発達など）に強く影響する。そのため，母猫はできるだけストレス負荷の少ない環境で飼育されることが望まれる。
> ・子猫の入手経路によって出生前期の影響は異なる。例えばペットショップに来る前に劣悪な環境下（狭い，汚い，乱繁殖が行われているなど），つまり母猫にストレス負荷がある状況で飼育されていた場合や，過酷な状況で暮らしていた野良猫や複数頭飼育で崩壊した家庭から子猫を引き取った場合は，母猫のストレスによる悪い影響を胎子が受けている懸念があるため特に注意が必要である。
> ・上記のような経緯をもつ子猫は，特にストレス反応性の高い性質が生涯にわたって続く可能性があることを念頭におきながら，子猫と飼い主へのアプローチを実施しよう。

Chapter 1 子犬・子猫を迎えたら

新生子期：誕生〜約10日

　この時期の子猫はただミルクを飲んで寝るだけである。母猫に生存のすべてを依存し，自身で排泄することもできず体温調整もうまくできない。子猫の感覚機能としては，触覚・体温感覚・嗅覚が備わっているが，視覚も聴覚も未発達である。母猫の乳首を吸うために頭を胸に反射的に埋めるような動作や，両前肢を動かし（フミフミして）乳房を揉むような動作をする。母猫が離れると子猫は鳴いて母猫との接触を保とうとする。母猫が子猫を移動させる時は首根っこをくわえて運ぶ。この時，子猫は反射的にじっと固まる。

　この時期にペットショップで販売されることや，野良猫で不慮の事態が起こり母猫から見捨てられたなどの理由により早くに母猫と離れてしまった場合は，子犬と同様，成長後の不安に関連した行動，恐怖に関連した行動，ストレス内分泌反応に大きく影響する。この対応として，この時期に母猫が許すなら人が優しくハンドリングを開始しても良い。しかし母猫がナーバスになり，人に対して威嚇したり子猫を連れてどこか別の場所に移動したりするなどの行動が見られるなら介入は控えた方が無難だろう。

☞ **不安** p10

■ **威嚇行動**
threat behavior／agonistic behavior
攻撃行動を実行するのではなく，攻撃行動に似た姿や様子を見せることで，相手が寄りつかないように脅かしたり，追い払ったり警告したりするための行動。多くの場合は自分の身を守るために自らの力を誇示する行為であるが，攻撃の糸口として使われることもある。唸る，歯をむき出す，飛びかかる，空咬みするなどの行為が見られる。

> 📣 **この時期のアドバイスポイント**
> ・子猫が母猫との接触をできるだけ多く経験できるように環境を設定する。
> ・母猫が許すのであれば人の手を介した優しいハンドリングを開始することが望まれる。

移行期：生後約10日〜3週まで

　子犬に比べて子猫はこの時期が短い。そしてこの時期に入ってすぐに感覚器や運動器が発達し始める。目が開き，耳道が開いて音に反応できるようになる。この時期の終わりには母乳ではなく母猫が食べているものに興味を示し始め，この時期に食べたものの味覚は記憶され，猫の生涯においての味の嗜好に大きく影響を与える。

　離乳が始まると，母猫は頻繁な授乳をやめて子猫から離れて過ごすようになる。母猫から授乳を拒否された子猫ははじめて欲求不満や葛藤などのストレスを感じる。離乳は子猫の生涯に多大な影響を与える非常に重要な過程であり，これを乗り越えることで，子猫が自立心やストレスへの耐性をつける結果となる。つまり母乳がもらえない子猫は食欲を満たしストレスを軽減するために，自ら捕食行動（自分で獲物を探し出し捕まえて食べる）を行い，食べ物を口にするようになる。逆に人工乳などで育てられた子猫は，人が子猫に望むままにミルクを与えてしまう

■ **葛藤行動**
conflict behavior
その個体の内面に，2つあるいはそれ以上の共存できない欲求（動機）が同時に存在していて，そのどちらかを選択するか困惑している状態（心的葛藤，対立感情共存など）や，個人間，集団間の見解の対立（社会的葛藤）によって現れる行動。転位行動もその1つである。

81

めストレス耐性が弱くなり，それが後に猫の食欲異常（拒食または過食）や欲求不満，葛藤による問題行動を引き起こしやすくなるといった事態になってしまう[6,7]。したがって，人工乳で育てる場合も子猫に適度なストレスを与えることは必要である。離乳は子猫が7週齢になる頃に完了する。離乳は完了しても，フード（特に硬いドライフード）を食べられるようになるには時間がかかる子猫もいる。離乳食から通常のフードへの移行はゆっくりすすめると良い。離乳を開始する3~4週齢頃からお湯やミルクで粥状に柔らかくしたフードを与える。徐々に水分量を減らし，固形のフードの量を増やしていき，最終的にはフードのみで食べられるようになると良いだろう。

　移行期の行動パターンとしては，子猫は立ち上がり体を動かし始めるようになると，母猫ともしくは子猫同士で積極的に社会的な遊びを行うようになる。また離乳が始まると，子猫は捕食行動を真似た遊びを物に対して始めるようにもなる。移行期は，後の社会化期とオーバーラップしており，すでに社会化の過程も始まっていると考えて良い。したがって母猫が子猫から離れている時間などを利用して，人や環境に少しずつ慣らすことも必要である。

📢 この時期のアドバイスポイント

・子猫が立ち上がるようになる時期で，社会的な遊びが始まる。
・この時期の後半から始まる離乳の過程は，子猫の食欲やストレス耐性に重要な影響を与える。
・物を対象として捕食行動を真似た遊びを始める。
・すでに社会化の過程も始まっているため，人や環境に慣らすことも開始する。

社会化期：広義＝生後約2~16週まで，狭義＝生後約2~9週まで（図1）

　社会に対して高い感受性をもっていて，適切な社会行動を学習する時期となる。つまりこの時期は，「これから経験するであろうすべての刺激や環境に対して良いイメージで慣らしていく」ことが望まれる。

　社会化期の始まりや終わりは厳密ではなく，それを定義することは困難である。個体差や猫種差が存在し，社会化期に獲得した行動パターンを後から修正することも可能なことが知られている。社会化期を過ぎてからの学習継続は重要になるだろう。

　子猫の場合，社会化期（社会化に最適な感受性）は2~9週齢と考えられている[11]。文献によってはこの時期を「社会化期前期」，そして続

く9〜16週齢を「社会化期後期」と呼んでいる場合もある[10]。つまり、教科書的な狭義の社会化期（2〜9週齢）を過ぎてもなお社会化は起こっているため、あえてその後の期間も社会化期後期として定義しているといえる。

広義で捉えた場合の社会化期後期では、まだ社会的関係を学ぶことや、刺激に慣れることが可能であり、友好的または受容的になる。しかし、接する相手やその接し方、刺激の種類や程度などによっては、恐怖や葛藤を生じやすくなる時期でもあるため、本当に最適な狭義の社会化期（感受期）は終了していると考えて良い。

社会化期の間に子猫の身体能力は急速に発達し、バランスをとって行動したり、高い場所の上り下りもジャンプしてできるようになってくる。視覚や聴覚もしっかりと発達し、距離感や物の動きに対する反応も正確になってくる。また、離乳も7週齢までに完了する。

4〜14週齢の子猫は社会的な遊びを積極的に行う。母猫ともしくは子猫同士での社会的遊びを通して、ボディランゲージや行動による社会的シグナルを学び、猫同士での適切なコミュニケーションをとれるようになる。

同じ遊びでも、7週齢の頃からは物を対象にした遊びも始まる。獲物やおもちゃなどに対して母猫と同様の行動を真似したりしながら、子猫は捕食行動のスキルを身につける。この遊びは18週齢頃まで続くが、それ以降になると猫は遊びというよりも、本気で捕食行動をする感覚で物および猫、または人などの他の動物にじゃれつくようになる。

また人や人と暮らすための環境に慣らすことも、この社会化期前期（2〜9週齢）にしっかりと行う必要がある（具体的な方法などは後述のとおり）。猫を入手するには様々な経路があるが、ペットショップから購入した場合や野良猫を保護した場合などは、この社会化期前期（2〜9週齢）にどのような過ごし方をしていたかがわからないことも多く、社会化が不十分かつ不適切である可能性も考慮し、後で述べるようにそれを踏まえた接し方をする必要がある。

⇨ ボディランゲージ　p8

⇨ 社会的シグナル　p11

📢 この時期のアドバイスポイント

・社会化期前期（2〜9週齢）
社会化に必要なことを集中して行わなくてはいけない時期であり、しっかりと実践する。感受期のピークは6〜7週齢である。
・社会化期後期（9〜16週齢）
この時期はすでに警戒心が強くなり、不安や恐怖も示し始めるので、猫のボディランゲージや行動を観察しながら適切な慣らしをする。むやみ

子猫編 01 子猫を迎えた飼い主に伝える行動学

👉 恐怖学習　p12

👉 拮抗条件づけ　p71

📕 馴化または慣化
habituation
刺激に繰り返しさらされることで，動物がその刺激に慣れてきて，かつて引き起こされていた反応がだんだん小さくなること。刺激が小さいほど馴化は早くすすむ。

👉 系統的脱感作　p71

🧑‍⚕️ 獣医師＋α
ワクチンプログラムで来院した子猫においしいオヤツなどを与えて，「病院＝嬉しい，良い場所」と関連づけさせるようにする。また病気や予防以外の目的でも来院してもらう機会をつくると良いだろう。ただし犬などを怖がる子猫もいるので，病院という刺激への馴化や拮抗条件づけのために，他の動物がいないできれば昼休みなどの時間に来院してもらうと良いだろう。

👉 性成熟　p13

に社会化を行うと，逆にそれらの刺激に対して「恐怖学習」をさせてしまうので注意が必要である。場合によっては食べ物や遊びなど猫が喜ぶことや楽しめることを利用して，刺激を嬉しい（楽しい）ことと関連づけるようにして学習させる必要がある（拮抗条件づけ）。

・飼い主との関係をつくる
　子猫が社会的な遊びを行う時期に人との交流も積極的に行うと，人のボディランゲージや行動シグナルをある程度読みとれるようになる。しかし人が猫同士の正常なコミュニケーション方法を理解しないまま関係づくりをしてしまうと，猫は誤った学習をしてしまい飼い主との関係が悪化する危険性があるので注意する。7週齢頃からは人を獲物だと思って遊び始める可能性もあるため，これ以降は人を対象とした遊びはやめて，おもちゃを使った遊びに移行する方が良い。

・色々な刺激に社会化させる
　人の家庭で過ごすことを前提とした環境内の刺激や，動物病院などの外出先やその移動での刺激に対する社会化や馴化も行う。ただしこの際にも「恐怖学習」をさせないよう十分注意する。また必要な場合は刺激に対する系統的脱感作と拮抗条件づけを行う。

若年期：8週～12カ月まで（性成熟まで）

　子猫が離乳してから性成熟に至るまでの期間であり，社会化期とも重なり猫種差や個体差が大きい。ここでは社会化期を過ぎた後に注意すべき点を紹介する。

　この時期は子犬と同じく後戻り現象なども起こるため，社会化期を過ぎてからも継続して刺激と良いことを関連づけるといったプログラムを実践する必要がある。さらにこの時期には「猫にとって快適な環境づくりのためのガイドライン」（表2）[8,9]を十分満たせるように努力する。

性成熟期～社会的成熟期

　猫の性成熟の時期はオスで9～12カ月齢の間，メスで7～12カ月齢の間と考えられている。また猫が社会的に成熟する時期は2～4歳齢といわれており[4]，複数頭飼育では性成熟を迎えた後もしばらくは同腹の兄弟猫同士や信頼しあっている猫同士が一緒に過ごす時間が多い。しかし猫が社会的な成熟を迎えた後には，たとえ同腹の兄弟であっても自立して互いに距離を保った関係となる。この時期に今まで仲良しだった猫たちがよそよそしくなったとか，必要物資を争ってケンカを始めるようになったと飼い主から相談を受けることもあるが，猫の正常な成長である可能性もある。この時期までに複数頭の飼育にふさわしい環境や飼育方法をきちんと整え，実践すべきことを毎日継続するべきである。複数頭飼育に関する詳細は，Chapter 3 成猫編 05 を参照のこと。

84

Chapter 1 子犬・子猫を迎えたら

表2 猫にとって快適な環境づくりのためのガイドライン
文献8, 9より引用・改変

1	安全で安心できる場所を用意すること
	☐ 段ボール箱やキャリーバッグ（あるいはキャリーケース）など身を隠せる場所を用意する
	☐ 見晴らし台や棚など周囲を監視でき，かつ邪魔されない場所を用意する
	☐ 日常的にキャリーバッグ（ケース）に入ることに慣らす（フードやオヤツを中で与えると良い）
	☐ 複数頭飼育では，その場所にたどりつける経路を複数用意する（強い猫が経路をふさぐことのないようにする）
2	猫にとって重要な必要物資※を複数用意し，環境内に複数箇所，それぞれ離して設置すること ※必要物資…トイレ，フード，水，爪とぎ，おもちゃ，休息／寝床など
	☐ 複数頭飼育の場合は必要物資を猫の頭数プラス1ずつ用意し，互いを離して設置する
	☐ 適切な形，大きさの猫用トイレやトイレの砂を用意し，まめに掃除して清潔を保つ
3	遊びや捕食行動の機会を与えること
	☐ フードやおもちゃを使い，捕食行動を真似た遊びをさせる
	☐ フードが出てくるおもちゃを与えてひとり遊びをさせる
	☐ フードをばらまいて追いかけさせる，フードを隠して探させるなどする
4	好意的かつ一貫性のある，予測可能な人と猫の社会的関係を構築すること
	☐ 無理にではなく，あくまでも猫のペース・好みのスタイルで交流する 　（声かけのみの交流や遊びを通じた交流は好むが，それ以上の交流を嫌う猫も多い）
	☐ 猫自身が状況をコントロールしていると思わせる
	☐ 嫌がる猫を無理に触ったり抱っこしたりしない。触る場合は場所や触り方に気をつける
	☐ 過干渉をやめる
	☐ 嫌悪刺激を使わない 　（猫を体罰や大声で強く叱る，大きな音で驚かすことはしない。いずれも猫の恐怖や攻撃性を増幅させる危険がある）
5	猫の嗅覚の重要性を尊重した環境を用意すること
	☐ 猫のいる環境内のニオイに注意し，ニオイの強いものや刺激臭のあるものは使わない
	☐ 外のニオイを持ち込む場合は注意する
	☐ 猫のフェイシャルフェロモンF3類縁化合物（フェリウェイ）を利用する
	☐ マーキング用に爪とぎを用意する
	☐ 猫がよくこすりつける場所を清掃しない（ニオイを残しておく）
	☐ 動物病院から連れて帰ったり，退院してきた場合は，自宅に持ち帰るニオイに注意する

キャットストレス.COM（http://www.cat-stress.com/）も併せて参照してみよう

高齢期：社会的成熟期～高齢期

社会的成熟期を迎えてから高齢期，そして死に至るまでの期間である。Chapter 3 成猫編やChapter 4を参照のこと。

☞ 嫌悪刺激　p11
（表2）

子猫が動物病院にやってきたら

子猫が動物病院にはじめてやってくるのは，多くは1回目もしくは2回目のワクチン接種や健康診断であろう（なかには家に来てすぐに具合が悪くなり来院するケースもあるかもしれない）。動物看護師は，子猫の初回来院時には行動学的なことも含めて次のような項目を飼い主に聴取すると良い。

COLUMN 数回に分けて子猫の飼い主に提案する機会を

　子猫の飼い主に提案するべき項目は実にたくさんある。まずは押さえておくべき心得で紹介したような猫の行動学に則って，推奨されている表2[8,9]を満たす飼養管理を提案すると良いだろう。一度に5つの項目すべてを詳細に話すのは，時間的にも飼い主が理解するのにも無理があるので，動物病院の診察時間とは別に昼休みや休診日などを利用して「子猫の飼い主のための個別カウンセリング」や「子猫クラス」[10]などを実施すると，飼い主にじっくりと説明する機会がつくれるのでおすすめである。

　流れとしては子猫がワクチン接種に来院した際に表2に挙げた内容を飼い主に聞き，子猫カウンセリングや子猫クラスの案内とともに，ガイドラインに挙げられている5つの項目の見出しだけを書いたプリントを渡して次回の来院を促すと良い。忙しくて次回いつ来院できるか予定がたたない飼い主には，待ち時間や会計後に各項目について簡単に説明したうえで，詳細をメールやSNSを使って指導するという方法も良いだろう。飼い主にとっては一般論を提案するよりも，個々の猫の環境や一緒に生活する人や動物，飼い主の生活スタイルに合わせた提案の方がありがたいものである。子猫の成長過程を見守りながら，飼い主との交流を通して良い信頼関係を築いていければ，動物病院にとってもメリットが大きいだろう。

☑ 飼い主に聴取すべき項目

〈A〉
- ☐ 子猫の名前，生年月日（不明な場合は獣医師に判断してもらう），性別
- ☐ 入手した日にち，入手先（ペットショップ，ブリーダー，保護団体など）と入手先での様子
- ☐ ペットショップで入手した場合⇒ブリーダーからショップに渡ってきた経路，世話の方法，様子など
- ☐ 保護団体で入手した場合⇒保護団体で保護された経緯，保護団体での世話の方法や様子など
- ☐ 飼い主が拾った子猫の場合⇒当時の子猫の状態や様子の詳細とその後の世話の方法など
- ☐ 子猫の両親のこと（気質や性質，出産や育仔など）

〈B〉
- ☐ 現在の世話の方法（食事，トイレ，環境，遊び方，接し方，お手入れ方法など）
- ☐ 一緒に生活している家族および同居動物について（詳細や子猫との関わり方など）
- ☐ 飼い主の生活スタイルについて

〈C〉
- ☐ 現在気になっていることについて（身体的なことおよび行動など）

これらの情報から，その子猫にとって新しい生活がどのようなものかを判断し，必要に応じて飼い主に適切なアドバイスをする。

飼い主からの情報をもとにその子猫を知っていこう

飼い主に聴取すべき項目のうち，Aの情報からはその猫の気質や経緯などがわかる。前述したとおり，子猫の両親の気質，母猫の出産前後のストレス状態，人工哺乳や早期離乳などの育仔状況，飼い主が入手するまでの子猫の生活環境や世話の仕方などは，子猫の行動だけでなくその猫の一生に大きく影響する。また，不十分あるいは不適切な社会化は，前述したような問題発生につながってしまう。これらを考慮して今後のアドバイスを考えなくてはいけない。

Bの情報を聴取することで，飼い主の飼養管理が適切かどうかを知ることができる。飼い主が飼養管理方法を知らない，または現在の飼養管理が不適切な場合は指導が必要である。

Cで聴取できたことに対しては，獣医師も交えてアドバイスすると良いだろう。場合によっては詳しい検査や治療，行動診療などが必要になることもある。

ペットショップから子猫を入手した場合

現在，日本のペットショップで入手できる子猫はその大半が社会化期前期（9週齢）を過ぎた社会化期後期以降であるため，新しい家庭に迎えてからはそれを踏まえて子猫への接し方を考える必要がある。別の言い方をすれば，このような子猫の社会化で重要な役割を担っているのは飼い主ではなく家に来る前に子猫の世話をしている人たちで，具体的には母猫を管理し繁殖しているブリーダーやペットショップの店員である。子犬もそうだが子猫の場合も，生まれてすぐに母猫から分離されてしまい，人工乳で育てられたり早期離乳をしていたりするかもしれない。母猫や同腹の兄弟猫から学ぶべき社会的スキルをはじめとした重要なことを全く学ばずに，不十分または不適切な社会化期を過ごしてきた子猫もいるだろう。したがって，飼い主は入手時に十分な社会化がなされてきたかの経緯を，これらの人たちから確認しておく必要がある。

子猫がワクチン接種や健康診断ではじめて動物病院を訪れた際はこの点にも触れ，必要な情報を入手先に確認してもらうよう促すと良い。本当のことを話したがらないペットショップも多いかもしれないので，その場合，飼い主は家に迎えた子猫の行動をよく観察する必要がある。例えば見慣れない人や音などの特定の刺激やある状況などを怖がる，逃げる，隠れて出てこなくなる，攻撃的になる，過度に興奮する，執拗に1つの行動（舐める，鳴くなど）に執着する，体調を崩しやすいなど，ス

トレスに関連した反応や行動が多ければ社会化が不足している可能性が高い（Chapter 3 成猫編 04 の表 2 を参照）。こういった場合は無条件に何でも受け入れられる社会化期前期（2〜9 週齢）と同じ方法で社会化をしようと思ってもうまくいかない。すでに特定の刺激や状況などを怖がる可能性があるということを考慮し、各家庭においてどうしても慣らしておかないと家庭内での生活に不自由したり、健康に影響を与えたりしてしまう刺激や状況（例：家族、同居動物、お手入れ、病院への通院関連など）と、慣らすのではなく回避することで猫のストレスを軽減する方が良い刺激や状況（例：掃除機など大きな音がするものなど）に区別する。慣らしておいた方が良い刺激や状況に対しては、この時期から慎重にゆっくりと慣らしていく。

慎重にゆっくりと慣らしていく際には、系統的脱感作と拮抗条件づけという行動修正法を用いる。具体的には、大好きなオヤツや遊びなど子猫が喜ぶものを利用しながら、低いレベル（子猫が上記のようなストレスに関連した反応や行動、Chapter 3 成猫編 04 の表 2 にあるような反応や行動を示さない）の刺激や状況から段階的に子猫をさらしていき、良いものだと関連づけて学習させる。ただしこのような手順を踏んでも慣れない場合も多いため、動物看護師は子猫カウンセリングや子猫クラスなどを通じて、子猫の行動の変化や慣らし方の進行具合を確認し、適宜指導する。猫の行動などに詳しい獣医師や専門家の指導のもとで行えればなお良いだろう。Chapter 1 子猫編 02〜07 に解説していることも参考にしていただきたい。

野良の子猫を保護した場合

野良の子猫を保護した場合は、その経緯や社会化歴などを飼い主にしっかりと聴取することが大切である。特に野良猫の場合は正確な週齢がわからない、母猫に見放されて目が開かないうちに保護したなど経緯が様々であり、飼い主自身も離乳方法や社会化など保護後の世話の仕方を間違えていることがある。また、野良猫は外の環境で生きていけるほどの気質を持ち合わせていることを考えると、遺伝的に警戒心が強く、人や環境に慣れにくく、新奇のものを受けつけない傾向が強い可能性が高い。この場合どんなに適切に社会化を行っても、その後のちょっとしたネガティブな経験だけで、怖がる、攻撃的になるなどの問題につながりやすいとも考えられる。

自宅で子猫が生まれた場合

以前より飼育している猫が自宅で出産した場合は、親猫も飼い主や家庭環境に慣れているので、生まれてきた子猫を比較的人や家庭内の環境

Chapter 1 子犬・子猫を迎えたら

に社会化しやすい。生まれてから離乳までの主な世話はできるだけ母猫に任せる方が良い。干渉しすぎると，かえって母猫のストレスとなってしまうことが多く良くない。同腹の兄弟猫とも十分に遊ばせることが大切である。そういうスタンスで見守りながら，人や家庭内の刺激への社会化も行い自然に慣らしていくのが理想的である。

　2～9週齢の間に1日合計40～60分ほど（1回の時間は10分程度），最低でも4人の違うタイプの人に毎日触られると，人に対してフレンドリーな猫になりやすいといわれている[12-15]。母猫の世話を邪魔しないように気をつけながらも，この時期は1日に何回か子猫を母猫から離して，様々なタイプの人（男性，女性，子ども，高齢者など）に体のあちこちを触られること（ハンドリング）や，様々な刺激（音，動き，ニオイ，見た目，感触など）に慣らすと良いだろう。

　ここまでをまとめると子猫の社会化期は短く，日本の現状において，ほとんどの子猫は社会化が不十分または不適切になってしまう可能性がある。したがって，それを踏まえて子猫の指導をすることはもちろんだが，その後成猫に至ってもそのことを念頭におきアドバイスすることを心がける。あくまでも筆者の経験上ではあるが，早期離乳や不十分または不適切な社会化の経緯がある子猫は，家に来た時から甘咬みや遊び，捕食行動が激しい，ハンドリングしにくい，食が細い（または食に貪欲である），病気がちであるなど，すでに色々な問題が生じていることが多い。そのような子猫の場合は，飼い主指導に時間をかけ，十分な注意を払うようにしている。

　以降，Chapter 1 子猫編 02～07 に挙げる項目においても，このことを常に考えて飼い主にも理解してもらいながら指導すると良いだろう。

まとめ

<u>猫の基本を押さえて，短い社会化期だからこそ個々に合わせた適切な指導が必要</u>
- ▶ 猫がどのような動物かを知る⇒数回に分けて飼い主に知ってもらう機会を設ける（個別カウンセリングや子猫クラスなど）
- ▶ 飼養管理方法を確認する⇒一般論より個々の飼育環境や飼い主の生活スタイルに合わせて提案
- ▶ 社会化期の確認をする⇒入手先へ確認したり，現在の子猫の行動から社会化の程度を推測して，成長後のことも念頭におきながら子猫と飼い主の指導を行う
- ▶ 社会化が十分でなく，迎え入れた子猫がすでに恐怖やストレスに関連した反応や行動が見られる場合は，慎重にそれらを呈する刺激や状況に慣らしていく

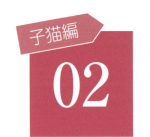

じゃれつきや甘咬みを させないために

● 押さえておきたい心得 ●

猫にとっては正常な行動〜捕食行動を理解しよう

　Chapter 1 子猫編 01 で紹介したとおり，猫にとって遊びとは捕食行動の一環で，獲物を捕獲する練習である。子猫も同様で，人に甘咬みをしたりじゃれたりする行動は人を獲物だと思っている，ということになる。

　この正常な行動を無理に抑えることは子猫の成長を阻害することとなり，成猫になってから問題が生じることもある。捕食行動を理解し，飼い主を含めた子猫に関わる人が適切な対応方法を身につけておけば問題につながることはないだろう。まずは飼い主に捕食行動を理解してもらい，問題化する前に飼い主にアドバイスしておくことが大事である。

● 飼い主に提案 ●

子猫の捕食本能を満たしてあげよう

☞ 行動ニーズ　p17

☞ 葛藤行動　p81

　甘咬みやじゃれつきは猫にとって正常な行動であり，必要な行動である（行動ニーズ）。つまりそれらの行動をしなくなる，または行動をさせないことは，子猫の行動ニーズを満たせず，子猫の福祉や生活の質（QOL）の低下にもつながってしまう。遊びたいのに遊べないという欲求不満や葛藤は，様々な問題行動が発現する原因にもなってしまう。そこで飼い主には「遊びや捕食の対象が人になって問題化する前に，フードやオヤツ，おもちゃを使って猫と遊んでみませんか？」などと提案してみよう。そうすれば子猫の行動ニーズを満たすと同時に，行動の問題化も防ぐことができる。

人が介入することなく捕食本能を満たしてあげる

☞ 社会化期　p11

　捕食行動を真似るようになる 7 週齢頃は，社会化期（感受期）のピークも終わりを迎え，飼い主と社会的交流をとるというよりは捕食のための時間なので，人が介入しない遊びであってもかまわない。この場合

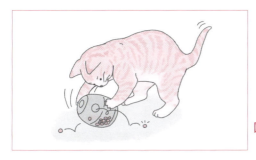

図　ひとり遊びできるようなおもちゃを与えると，子猫は夢中になって遊ぶだろう

は，猫がひとり遊びできるようなおもちゃを用意して遊ばせる（詳細はChapter 1 子猫編06を参照のこと）。例えば中にフードを入れて転がすと出てくるようなタイプなどのおもちゃを与えると，子猫は喜んで遊んでくれるだろう（図）。

　猫に長時間留守番をさせる場合や，猫をかまう時間が十分にとれない場合はもちろんのこと，常にかまいすぎるあまり飼い主がかまってくれない場面で欲求不満になりやすくなるといった現象を予防するためにも，ひとり遊びをさせることは大切である。

人が遊びの対象（獲物）になってはいけない

　適切な対象物を使って子猫の捕食本能を満たすことは大切だが，子猫のうちは体が小さく可愛いので，飼い主はどうしても自分の手を使って猫とじゃれあったり，走って逃げて猫に追いかけさせたりすることが多い。しかし，こういった行動は子猫に「人を獲物に見立てて捕食本能を満たしても良い」と教えていることになり，学習して飼い主に本気で咬みついたり飛びついたりするようになってしまう。そうなっていざ本気で強く咬まれると，飼い主は猫を叱ってしまいがちである。叱られると猫はおびえてその人を避けるようになったり，逆に恐怖性／防御性攻撃行動が生じたりしてしまう。どんなに小さい子猫であっても，本気で獲物を殺す練習をしているということを飼い主によく理解してもらい，決して人が獲物にならないようにしてもらうことが重要である。

■ 恐怖性／防御性攻撃行動
fear / defensive aggression
恐怖や不安を感じた動物が，自身を守るために相手を攻撃する行動。攻撃対象は恐怖刺激（人，動物，無生物）であり，初回は受動的な攻撃であるが，攻撃することで対象の恐怖刺激を回避できた経験により負の強化がはたらき，その攻撃は急速に激しくなる。不安傾向が高い気質や社会化不足の個体に起こりやすい。

📝 まとめ

<u>行動が問題化しないうちに飼い主に提案する</u>
▶ 子猫の捕食行動を理解する⇒フードやオヤツ，おもちゃを利用して捕食本能を満たしてあげる
▶ 行動ニーズを理解して人が介入しない遊びをさせる⇒子猫の行動ニーズを満たし，ひとり遊びができる環境を整える
▶ 人が獲物にならない（遊びの対象にならない）ようにする

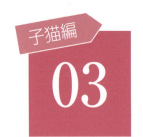

03 臆病にならず人になつく猫にするために

● 押さえておきたい心得 ●

猫が人によくなつくようになる理由

猫が人によくなつくようになるには，大きく3つの要因が関連すると考えられている[16]。

1つめはその猫自身の気質，および父猫や母猫からの引き継いだ遺伝的な要因である。生まれつき臆病，怖がり，新奇のものに慣れにくいという気質をもった猫は，人に対しても馴れにくい部分がある。

2つめは猫の社会化期（感受期）に，どれくらい人に馴らしてきたかということである。この時期に人に対する社会化の機会を逸してしまうと，その後人に馴らすのは難しくなってしまう。

3つめは社会化期を過ぎ，飼い主のもとへ来てからの経験である。たとえ社会化が適切に行われて人馴れしたとしても，人が子猫に怖い経験や嫌な経験をさせてしまうと，その子猫は人を信頼しなくなってしまう[12]。

社会化期の経験によっては人に馴らすことができないことも

子猫の気質や社会化期前期（2～9週齢）の経験は，飼い主の努力だけではどうにもできない場合もある。したがって重要な点は，「飼い主になる家族全員が子猫とともに生活するにあたり，怖い経験や嫌な経験をさせないこと」である。まずは Chapter 1 子猫編で紹介したことを実践したり，次に挙げる項目を細かく聴取し，社会化期に十分に人に馴らすことができなかった場合を前提に話をすすめていくと良いだろう。

☞ 社会化期 p11
☞ 社会化 p9

> ☑ **飼い主へ確認！**
> ☐ 家族1人ひとりに対する子猫の行動
>   家族1人ひとりが子猫と同じ部屋にいる時に，子猫はどんな姿勢や表情をしているか？ 子猫自身から近づいていく，または離れていくことがあるか？ あるとすればどんな場面か？ 例えば旦那さんが帰宅すると，子猫は耳や尾を下げ体勢を低くして別の部屋に去ってしまうなど

Chapter 1 子犬・子猫を迎えたら

☐ 家族1人ひとりが近づいた時の子猫の表情やボディランゲージ，行動
　例えば奥さんが子猫を抱っこしようと近づくと，子猫は耳や尾を下げて逃げてしまう，子どもが大きな声を出すと子猫がいなくなってしまうなど
☐ 子猫が何か行動した時の家族1人ひとりの対応
　例えば，子猫が鳴くと抱っこしたりフードをあげる，あるいは子猫が威嚇したら叱責するなど
☐ 家族1人ひとりの子猫に対する期待について
　例えば近くにいるだけで良い，抱っこしたい，撫でたい，頬ずり（スリスリ）されたいまたは子猫にスリスリしたい，いつも話しかけていたい，逃げないでほしいなど子猫に対して各自が求めていることを確認する
☐ 可能であれば，家族1人ひとりと子猫が一緒にいる様子などを動画で撮影し，見せてもらう

☞ ボディランゲージ　p8

☞ 威嚇行動　p81

　上記の質問からわかることは，子猫が家族1人ひとりのことをどう思っているか？ ということである。もしすでに子猫から敬遠されていたり，怖がられている人がいる場合は，過度な期待をやめて次に挙げる現実的な接し方をするように指導する。

● 飼い主に提案 ●

飼い主の期待は猫にとってプレッシャー

　猫に対する飼い主の過度な期待（自分のことを大好きになってもらいたいなど）は，猫にとっては大きなプレッシャーとなることが多い。その期待を抱きながら猫と無理に接すると，猫にストレスを与えるだけでなく猫は飼い主のことを嫌いになってしまう可能性が高い。まずは飼い主の過度な期待を取り去ることが，この目的を達成するために重要である。

過干渉や無理強い（強要），過度な愛情をもって接することをやめてもらう

　基本的に猫は，飼い主のペースで過度にかまわれることや無理に抱っこされることを嫌う傾向にある。可愛がろうとすればするほど猫は逃げてしまうことが多い。つまり，猫はあまり愛情が強い人を好まないのである（図）。寝ている猫にちょっかいを出したりすることもしてはいけない。本当に信頼している相手には，親愛の証として頬ずりしたり舐めたり，そばで寝たりすることがある（これは猫同士の関係であっても同様）。すでにそういった行動が見られている相手であればなついてくれる望みはあるが，それでも過干渉や無理強いをすればその時点で「この人は嫌な人」と学習して近づいてこなくなることがあるので注意する。

子猫編03　臆病にならず人になつく猫にするために

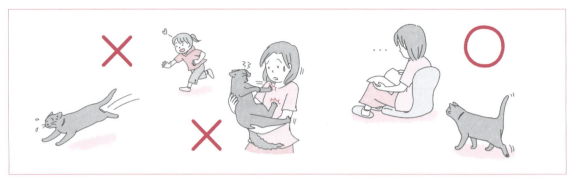

図　猫が嫌がる人と好む人の違い

　もし，家族のうち特定のひとり（特に男性や子どもの場合が多い）がいると，子猫がどこかに隠れて出てこなくなってしまう時は，無理にそこから引っ張り出して馴らそうとしてはいけない。このような行為は逆効果であり，子猫にとって引っ張り出した人を含め家族の誰もが信頼できない人になってしまう。猫が隠れてしまった時は，追いかけずにそっとしておくことが重要である。

猫を無視して猫の方から寄ってくるのを待ってもらう

　逆に猫嫌いな人がなるべく猫の方を見ずにそっぽを向いていると，猫から近づいてずっとそばにいることがある（図）。また，無口で動きの少ない人も猫に好まれる傾向にある。したがって，猫に寄ってきてもらいたい時はできるだけ猫の方を見ずに背中を向け，黙って猫を無視すると良い。すると，猫は自分からその人に近づきたいと思うようになるだろう。

　また，視線が猫より上だと，猫はそれだけで近寄るのをためらう場合もある。猫と視線を合わせるために床の上に寝転んで，そっぽを向いていると寄ってくることがある。ただし，立ったり座ったり慌ただしく動いている人を警戒する猫もいる。そのため猫の前では動きを最小限にとどめ，動く時は非常にゆっくりと音を立てないようにすると良い。

　いずれにしても，あくまでも猫のペースに合わせるというのが大切であり，猫の意思に任せるのがうまくいくコツである。

フードやオヤツ，遊びなど子猫が喜ぶものを利用する

　子猫のうちはフードやオヤツ，遊び（捕食行動）への欲求が強く，そういったものを手に入れることに大きな喜びを感じる。前述のような子猫が無条件に喜ぶものをうまく利用すると，子猫に良い印象を与えることができる。子猫が近くにいる時にフードやオヤツを投げる，再び子猫が寄ってきたら手のひらの上にフードやオヤツをのせて子猫が食べるまでそっぽを向いて待ってみると良い。もちろん食事を与える係になれ

Chapter 1 子犬・子猫を迎えたら

ば，子猫は喜んで寄ってきてくれるだろう。

子猫にとって遊びは思う以上に大きな喜びとなる。毎日一緒に遊んであげることで「この人は毎日楽しみを与えてくれる人」と認識するだろう。したがって，子猫に寄ってきてもらうためには大いに遊びを利用すると良い。ただし，猫を怖がらせるような遊び方や人にじゃれつかせるような遊び方は避けるようにする。

やってはいけない対応～嫌悪刺激を中止する

☞ 嫌悪刺激　p11

猫も犬のようにしつけができると思っている人は多い。たしかにそれは半ば真実であるが，猫は猫であり犬ではないので，犬と同じようにしつけることはできない。犬であっても嫌悪刺激（叱責や体罰）は信頼関係をなくす原因になるが，猫であればなおさら嫌悪刺激を与えた人には二度と近寄らなくなる。子猫の時期は様々ないたずらもするだろうが，くれぐれも嫌悪刺激を使わずに対応することが肝心である。

来客に馴れてもらうには

社会化期に子猫を様々な人に馴らしてきているのであれば別だが，残念ながら14週齢を過ぎた子猫の場合は来客を無条件に好きになることは難しいだろう。来客はたとえ飼い主の仲の良い友人であっても，子猫にとってはいつも顔を合わせる人ではなく，突然縄張りに入ってくる知らないニオイをまとった人である。しかも，子猫にとっては「カワイイ～」と大きな声を出して近づいたり急に抱こうとしたりする怖い人という印象になりがちだ。

そこで来客に馴らすには，ここまで述べてきた「飼い主に提案」の内容を家族以上に厳重に守ってもらう必要がある。猫が怖がらず，嫌がらず，ただ喜ぶことを猫のペースに合わせてしてくれる人であれば，来客であってもある程度は許容できるようになるかもしれない。もちろん飼い主は猫が隠れてしまったら，絶対に無理に引っ張り出してはいけない。

まとめ

<u>社会化期を過ぎたら子猫のペースに合わせることを優先し，嫌な経験をさせない</u>
▶ 子猫の経歴を知り，家でもよく観察する⇒個々の子猫のタイプを理解する
▶ 家族や見知らぬ人に早く馴れることを期待して，子猫に無理強いや過干渉をしない⇒飼い主に現実的な接し方を指導する
▶ フードやオヤツ，遊びを利用する⇒猫に喜ばれることをしながら，子猫のペースで人に馴らしていく

子猫編

04 ブラッシングと爪切りに
慣れさせるには

● 押さえておきたい心得 ●

猫にとって道具を使ったお手入れは不自然！

　子猫は出生後，すぐに母猫から体を舐められて丁寧な世話を受ける。母猫から離れて遊んだ後も，母猫のもとに戻るとその体を丁寧に舐めてもらう。また一緒に生まれた同腹の兄弟猫と相互グルーミングをし合い，くっつき合って眠る。こういった経験は，子猫にとって非常に安心してリラックスできることである。早期離乳などがなければ，子猫は母猫や同腹の兄弟猫と寄り添い，小さな舌で体を優しく舐めてもらうことには慣れているはずである。

　しかし，人に触られる，抱っこされる，ぎゅっと体や四肢を押さえられる，ましてや道具を使ってブラッシングや爪切りをされるといった行為は，子猫にとっては非常に不自然で本来であれば受け入れがたいものであり，恐怖を感じるものでもある。よってこのような行為は，社会化の感受期に，猫が恐怖を感じることなく受け入れることができるように慣らしておく必要がある（Chapter 1 子猫編 01 を参照のこと）。もしそれが馴化できている子猫であれば，人が座ると膝の上に自らのってきたり，人に撫でてもらうとゴロゴロと喉を鳴らしたりして喜ぶだろう。社会化期にそれらに慣らす機会を与えられなかった猫は，まずは人が近づくことに馴らす段階から始めなくてはいけないこともある。

　どのような状況の猫であっても，ブラッシングや爪切りなどの道具に慣らす際は慎重に行う必要がある。なぜならこれらの道具は猫社会では未知のものだからである。道具に慣らしていくために個々のレベルを設定する時は，社会化期に人に馴らすことができていてもいなくても，まずはその猫の人に対する馴れ具合を評価する。そして系統的脱感作と拮抗条件づけ，または正の強化のテクニック（トレーニング）を駆使しながら，人に対して，さらにはこれらの行為に対して，恐怖ではなくむしろ喜ばしいことであるという関連づけを行っていく。無理にすすめてしまうと，これらの行為を全く受け入れないどころか，人そのものが恐怖の対象となってしまい，姿を見れば隠れてしまったり，逆に攻撃的になったりするので注意しなくてはいけない。

■ **相互グルーミング**
allo-grooming
毛づくろい（グルーミング）の1つで，自分ひとりで行うセルフグルーミングとは異なり，互いにグルーミングし合うことをいう。サルなどでは群れのなかの絆を強めるなど，愛情表現の1つとして行われる。アログルーミングともいわれる。

☞ **社会化** p9

☞ **馴化** p84

☞ **社会化期** p11

☞ **系統的脱感作** p71

☞ **拮抗条件づけ** p71

☞ **正の強化** p28

Chapter 1 子犬・子猫を迎えたら

● 飼い主に提案 ●

お手入れに慣れてもらうために

　これらを実現させるには，まずは Chapter 1 子猫編 03 の内容をクリアしなくてはいけない。家族に馴れていない猫や臆病な猫に対して，ブラッシングや爪切りを実践するのは不可能だからである。子猫編 03 の内容がクリアできたら，その延長で次のお手入れの行程に慣れさせてみよう。いずれの行程も猫が喜んで食べるものをごほうび（強化子）として使う（Chapter 1 子犬編 08 の COLUMN も参照のこと）。

☞ 強化子　p57

　なお，クリッカートレーニングでこの行程を教える方法もある。猫のクリッカートレーニングについては成書[17]を参考にすると良いだろう（Chapter 1 子猫編 06 の COLUMN も参照のこと）。

トレーニングの前に〜用意するものとポイント

　ごほうびとして食べ物を使う。いなばペットフード(株)から販売されている「CIAO ちゅ〜る」というペースト状のオヤツは，どの子猫にも評判が良く好んで食べてくれるので使いやすい。他社からも類似のペースト状のオヤツや缶詰などがあるので，猫の好むものを少量ずつ出して舐めさせると良い。ドライタイプのオヤツでも喜ぶ猫もいるが，その際にはオヤツを細かくちぎって与える。いずれのトレーニングも，子猫がある程度空腹な時間帯を選び，十分に遊んで体力や元気を発散して疲れさせた後に行う（空腹すぎると食べたいあまりに返って興奮させてしまうこともあるので注意が必要）。トレーニングは同じ時間帯に行うよりも，様々な時間帯に行う方が良い。猫は集中力やオヤツに対するモチベーションが長時間保てないからである。1 回のトレーニング時間は長くても 10 分ほどを目安に行う。

　猫に対し触る，抱く，道具を当てる際などの強さは，母猫が子猫の体を舌で舐める程度の力（猫がペースト状のオヤツを舐める強さ）をイメージして行い，猫に触れる手は必要以上に力を込めないよう注意する。これは飼い主自身の手を借りて力の加減などを直接指導すると良いだろう。

　なお，褒め言葉を口にするよう飼い主に伝えると，犬に対してするように非常に派手に褒めてしまうことがよくあり，その褒め言葉が猫にとっては嫌悪刺激になってしまうことが多い。撫でて褒める行為も嫌悪感を抱かせるおそれがあり，そういう点で犬とは異なることをしっかり伝える。猫に対しては黙って静かにごほうびを与えるか，クリッカーの音を怖がらない場合はクリッカーの音を褒め言葉の代わりに使うように

☞ 嫌悪刺激　p11

子猫編04　ブラッシングと爪切りに慣れさせるには

☞ **ボディランゲージ　p8**

すると良い。褒め言葉をかけたがる飼い主もいるだろうが，その場合は「小さな優しい声でそっとささやくように」とアドバイスする。また，褒め言葉を用いる場合は，褒めた時の猫の反応（表情やボディランゲージ，行動）がどうだったかを飼い主に聴取するか動画を撮影してもらい，猫が嫌悪感を示していないかを確認した方が良いだろう。

☑ **用意するもの**

□ オヤツ（ペースト状でもドライタイプでも大好きなものを用意する）
□ ブラシ（最初は歯ブラシから始めてみよう。大きさや感触，ブラッシングした時の強さなどが猫の舌でグルーミングした時と同じ程度になるのでおすすめである）
□ 爪切り　など

トレーニング①　人に触られることに慣らす（図1）

Step 1　座っている飼い主のそばに猫自ら寄ってくるようにする。オヤツが入っている袋を開けて猫の関心を引いたり，ニオイを嗅がせたりしても良い。声をかけると怖がって飼い主のそばに寄ってこない猫もいるので，黙ってオヤツだけを見せる方が良いだろう。そばに寄ってきたらオヤツを少し与える。

Step 2　座っている飼い主の膝の上に猫が自分からのるようにする。オヤツを膝の上に置いて食べさせたり，鼻先につけて少しずつ食べさせたりしながら膝の上にのるように誘導すると良い。喜んで膝の上にのる猫なら，膝の上にのった時点でオヤツを少し与える。どうしても猫がのってこない時は無理せず，そばにいられるようにオヤツを与え続ける。

Step 3　膝の上，または寄ってきた猫にその場で指や手の甲を差し出して猫から顔や体をすりつけてくるのを待つ。すりつけてきたらオヤツを与える。猫からすりつけてこなければオヤツで誘導しても良いだろう（オヤツを片方の手に持ち，それを猫が食べている最中にもう一方の手の指や甲で猫の体を優しく撫でる）。

Step 4　四肢をそっと触ってオヤツを与える。足先から始めずに上の方から軽く触る（撫でる）ようにすると良い。嫌がらなければ四肢を少しずつ強く触りオヤツを与える。その後は少しずつ四肢の下の方を触るようにして，最終的には足先をそっと握ってオヤツを与える，爪をそっと押し出してオヤツを与えるなど，段階（レベル）を上げていく。

Chapter 1 子犬・子猫を迎えたら

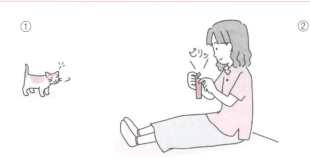
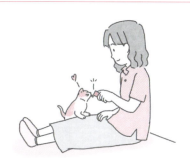
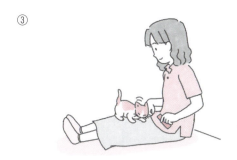
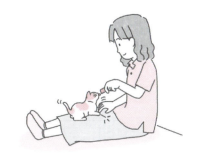

① オヤツが入っている袋を開けて猫の関心を引く。飼い主は足を伸ばして座って行うと良い

② オヤツ（特にペースト状のものが効果的）を鼻先につけて舐めさせながら膝の上にのるように「誘導する」と良い

③ 膝の上，または寄ってきた猫にその場で指や手の甲を差し出す。猫が顔や体をすりつけてきたらオヤツをあげる

④ 四肢をそっと触ってオヤツをあげる

図1　人に触られることに慣らす（トレーニング①）

トレーニング②　道具に慣らす（図2）

Step 1　歯ブラシ／ブラシ／爪切りなどの道具を床に置き，その横にオヤツを置いて猫自ら寄ってくるのを待つ。寄ってきたらそのままオヤツを与える。

Step 2　トレーニング① Step 3と同様，道具を手に持ち猫が顔や体をすりつけてくるのを待つ。道具は猫の目線の高さに持っていると，猫が顔をすりつけやすい。すりつけてきたらオヤツを与える。自分から顔をすりつけてこない場合は，ペースト状のオヤツを塗った道具を手に持つか，オヤツを指に挟んだ方の手で道具を持って，猫に道具を舐めさせるようにすると良い。いずれの場合も道具を持った手は絶対に動かさず，じっとさせておくことが大事である。

Step 3　猫が道具を見たら喜んで（オヤツを期待して）寄ってくるようになり，道具を見せても猫が逃げずに顔や体をすりつける

99

子猫編 04　ブラッシングと爪切りに慣れさせるには

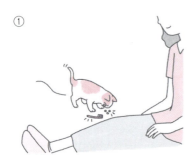

① 歯ブラシ／ブラシ／爪切りなどの道具を床に置き，その横にオヤツを置いて猫が寄ってくるのを待つ

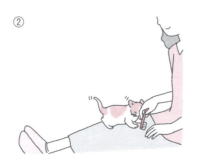

② 道具を手に持ち，猫から顔や体をすりつけてくるのを待つ。すりつけてきたらオヤツを与える

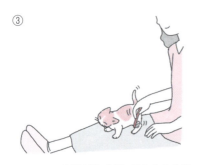

③ 道具を見せても猫が逃げずに顔や体をすりつけるようになったら，すりつけている間に道具を少しずつ動かす

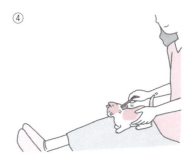

④ 歯ブラシを手に持ち，ゆっくりと猫の体を撫でる

図2　道具に慣らす（トレーニング②）

ようになったら，すりつけている間に道具を少しずつ動かしてみる。徐々に意識的に道具を動かして猫の体に当てたり，道具で体を撫でたりする。

Step 4　歯ブラシを手に持つ。Step 2の方法で慣らすことができた後に，歯ブラシでゆっくりと撫でる（詳細はトレーニング③も参照）。撫でる強さは，猫が手についたペーストのオヤツを舌で舐める時の強さをイメージすると良い。つまり，決して強すぎてはいけない。

Step 5　爪切りであれば最終的には足先（爪）に当てたいので，猫が前肢で爪切りを触ったらオヤツをあげるなどの練習をすると良いだろう。また，爪切りを四肢に当てても逃げなかったらオヤツをあげたり，オヤツを食べさせながら徐々に四肢の先に爪切りを当てたりするのも良いだろう。

Chapter 1　子犬・子猫を迎えたら

①	②	③
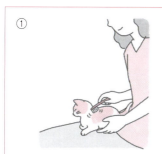	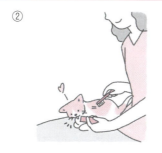	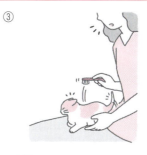
歯ブラシを用いて体の一部分だけをブラッシングする	歯ブラシを体に滑らせるたびにオヤツを与える	耳を横や後ろに向ける，尾をパタパタと振るなどし始めたら，ブラッシングを嫌になり始めたサインである

図3　ブラッシングに慣らす（トレーニング③）

トレーニング③　ブラッシングに慣らす（図3）

Step 1　トレーニング①，②と順調にすすみ，猫が人も道具も喜んで受け入れるようになったら，実際に体のブラッシングを始める。まずは歯ブラシを使うと良い。歯ブラシは猫の舌と同じくらいの面積で，また猫が体を舌で舐める強さと同程度の強さで猫の体をブラッシングでき，猫に受け入れられやすい。猫が慣れてきたら猫用ブラシを使い始めても良いが，いきなり強い力でブラッシングしない。ブラッシングする強さは歯ブラシと同じ程度から始める。

Step 2　1回のトレーニングにつき，体の一部分だけをブラッシングする。顔だけ，前肢だけ，背中だけというように，一部分だけのブラッシングに限ると良い。ブラシを体に滑らせるたびにオヤツをあげるか，ペースト状のオヤツを常に少しずつ食べさせながらブラシを動かすと良いだろう。

Step 3　トレーニングを実施する際には，猫の耳や尾の様子をよく観察して行うようにする。もし耳を横や後ろに向ける，尾をパタパタと振るなどし始めたら，それはブラッシングを嫌になり始めたサインである。また，オヤツを食べなくなるのも嫌になり始めたサインである。これらに気づいたらトレーニングはそこでやめる。
　ただし，このようなそぶりを見せた時に猫をすぐに解放して自由にすると「嫌がれば自由になれる」と学習してしまう。自由にする前にオヤツをあげながら1回だけ猫の両脇に手をそえて深呼吸してみる。そのまま猫がじっとおとなしくしていれば手を離して猫を自由にし，その回のトレーニングを終了する。

子猫編 04　ブラッシングと爪切りに慣れさせるには

表1　ブラシの主な種類と特徴

種類	特徴
ピンブラシ	先端が球形になっている。金属の針（ピン）が弾力性のあるゴムに植えられており硬いブラシに見えるが，体になじむので気持ち良くブラッシングできる。主に，長毛種の毛が絡まっているのをほぐす目的で使う。力を入れすぎて引っ張ったり，切れ毛を起こさないように注意して使用すること
コーム	網目が細かいものと粗いものがある。長毛種の毛のもつれをほぐすのに使いやすい。先端が丸くなっていて皮膚を傷つけにくいものを選ぶ。長毛種の毛は顔，背中，お腹，四肢といったように猫の体の部分ごとに分けて少しずつ丁寧にとかしていく
スリッカーブラシ	長毛種に使用する。先端が針のようになっていて，毛玉を取るのにも使える。ただし，毛が切れやすいのでピンブラシよりも気をつけて使用する必要がある。毛をほぐすようにして使うが，先端が皮膚に当たると傷つき猫に痛い思いをさせてしまう。これでブラッシングを嫌いになることもあるので，使用の際は要注意である
ラバーブラシ	短毛種に使用。全身を一度にとかすのではなく，顔，背中，お腹，手足といったように体の部分ごとに分けてとかす。抜け毛を吸着してくれ，軽くブラッシングするだけでもたくさんの量の毛が取れる。面積が広く，マッサージ効果も期待できるブラシである

Chapter 1 子犬編 06 の図 2 を併せて参照のこと

▶▶ブラシの種類と選択

　ブラシの誤った使用方法は猫の被毛を傷めることにつながる。猫がブラッシングを嫌がる要因にもなりかねない。各種ブラシの適切な使用方法も併せて飼い主に指導すると良いだろう（表1）。

トレーニング④　爪切りに慣らす（図4）

Step 1　トレーニング① Step 4 で爪をそっと出せるようになったら，その状態を維持しながらオヤツを与える。

Step 2　猫の足を持った状態で爪切りを肢端に当てる。猫がじっとしていたらオヤツを与えるか，またはペースト状のオヤツを常に少しずつ食べさせながら爪切りを当てると良い。

Step 3　爪をそっと押し出して，その爪に爪切りを当てながら Step 2 と同様のことをする。さらに爪を出した状態で爪切りを動かし，（ただし実際に切ることはなく）「爪を切るふり」をする。猫がじっとしていれば，オヤツを与える。

Step 4　実際に爪を少しだけ切ってオヤツを与える。またはオヤツを与えながら爪を切る。1 回のトレーニングにつき，切る爪は 1 本だけにすると良い。

Step 5　猫の耳や尾の様子をよく観察して行う。もし耳を横や後ろに向ける，尾をパタパタと振るなどし始めたら，それは爪切りを嫌になり始めたサインである。また，オヤツを食べなくなるのも嫌になり始めたサインである。これらに気づいたらトレーニングはそこでやめる。

Chapter 1 子犬・子猫を迎えたら

①
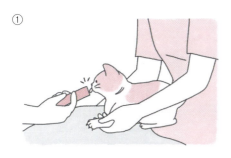
トレーニング① Step 4で爪をそっと出せるようになったら，その状態を維持しながらオヤツをあげる

②
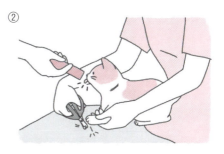
猫の足を持った状態で爪切りを肢端に当てる．猫がじっとしていたらオヤツをあげるか，またはペースト状のオヤツを常に少しずつ食べさせながら爪切りを当てる

③
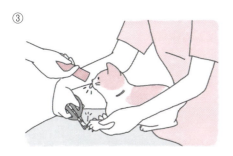
爪をそっと出して爪切りを当てる．そのまま爪切りを動かし，猫がじっとしていればオヤツをあげる

④
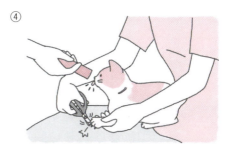
実際に爪を少しだけ切ってオヤツをあげる．またはオヤツをあげながら爪を切る

⑤
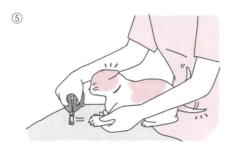
耳を横や後ろに向ける，尾をパタパタと振るなどし始めたら，爪切りを嫌になり始めたサインである

図4 爪切りに慣らす（トレーニング④）

ただしトレーニング③ Step 3と同様で，すぐに猫を解放して自由にすると「嫌がれば自由になれる」と学習してしまう．自由にする前にオヤツをあげながら1回だけ猫の両脇に手をそえて深呼吸してみる．そのまま猫がじっとおとなしくして

103

子猫編 04　ブラッシングと爪切りに慣れさせるには

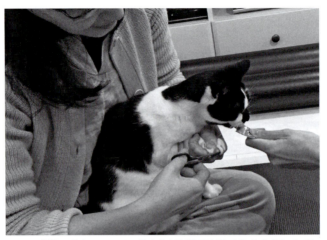

図5　成猫でもトレーニングすれば爪切りができるようになる

いれば手を離して猫を自由にし，その回のトレーニングを終了する。

> 📢 **トレーニングのポイント**
>
> ・すべての行程に共通している注意点は，次のとおりである。
>   少し行うたびにオヤツを与えること。
>   猫の体を強い力で無理に押さえないこと。
>   猫が自分の意思でおとなしくしていたいと思えるようにすること（そのためにはフードやオヤツをまめに与えることが重要）。
>   トレーニングを急ぎすぎないこと。
>   大きな声を出さないこと。
>   猫を叱らないこと。
>   耳やしっぽの動きに注目して左右に少しパタパタと振るようになったらトレーニングをやめること。
>   欲張りすぎないこと。
> ・猫はお手入れをいったん嫌いになったら，次からはブラシや爪切りを見ただけで逃げていってしまうほど徹底して拒否するようになってしまう。したがって，子猫の時からのお手入れの練習は，猫に嫌悪感を抱かせないことを目標に行ってもらう。

ちなみにこれらは成猫に対しても実施可能なトレーニングである（図5）。成猫の方が警戒心は強いが，オヤツを上手に使って時間をかけて少しずつトレーニングすれば，お手入れに慣れてくれるようになる。ぜひ，試してみると良いだろう。

Chapter 1 子犬・子猫を迎えたら

表2 爪切りの主な種類と特徴

種類	特徴
ハサミタイプ	紙を切るハサミと同じ構造なので，はじめての人も抵抗なく使うことができる．爪を切る時に，刃に力が均等に伝わらないので，爪が割れてしまう可能性がある．特に成猫，年老いた猫では割れる可能性が高くなるので，子猫や若い猫向きの爪切りである
ギロチンタイプ	丸い穴状の刃に猫の爪を入れて，グリップを握って切るタイプ．刃に力が均一に伝わるので，スパッときれいに切れ，爪が割れることもない．基本的にはほとんどの猫に使える爪切りだが，大きめの猫の爪や巻き爪になってしまった場合はギロチンタイプは使いにくいので注意する
ニッパータイプ	工具のニッパーと同じ構造なので使いやすい．力をあまり入れる必要もなく，太い爪や巻き爪もきれいに切ることができる
ヤスリ	爪切りの後にヤスリをかけてあげることで，爪の先端が滑らかになり爪が割れにくくなる

Chapter 1 子犬編 06 の図 6 を併せて参照のこと

▶▶爪切りの種類と選択

　爪切りにも種類があり，年齢や爪の状態からその猫に合わせて選択する必要がある（表2）．子猫であれば爪が柔らかいので，爪切りはハサミタイプや，質の良いものであれば人用の爪切りが使いやすい．爪切りに慣れていない飼い主でも上手に使うことができるのでおすすめである．動物看護師から飼い主に使いやすいものを提案してみると良いだろう．

まとめ

<u>お手入れは大好きなフードやオヤツを利用しながら少しずつ慣らす</u>
- ▶ 道具を使ったお手入れは，猫にとっては不自然な行為である
- ▶ 猫が喜んで食べるオヤツを使って，良いことと関連づけながら慣らす
- ▶ 人に近寄ること，人に触られること，道具の存在，実際のお手入れの行為と，順を追って慣らす．これらの行程をさらに細分化して少しずつすすめることが望ましい

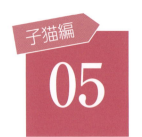

食欲不振にさせない，肥満を予防するには

● 押さえておきたい心得 ●

猫は完全肉食動物である

　猫は数ある肉食動物のなかでも完全肉食動物（絶対的に肉を食べなければ生きていけない動物）である[3]。これは家畜化された現在でも，野生のネコ科動物とほとんど変わらない[3]。肉に含まれる栄養素のほとんどはタンパク質と脂肪で占められ，炭水化物はごくわずかである。したがって猫の食事を考える時は，まずこれを念頭におかなくてはいけない。良質なタンパク質を多く含み，良質な脂肪を適度に含み，炭水化物が少なく，タウリンなどの必須栄養素を含むものを選ぶと良い。

猫の食事は味だけでなくニオイも大事

　猫の食べ物の好みは，味だけでなくニオイによっても決まると考えられている[3]。ただし，母猫と一緒にいた時に食べていたものや，離乳期に人から与えられた食べ物，そして猫自身の気質（新奇のものを受け入れやすいか否か）などの影響から，個々の猫によって好みは異なる。どの月齢の猫を迎え入れるかによるが，日本ではたいていの場合，社会化期のピーク（感受期）を過ぎた頃（9週齢以降）や離乳した状態の，すでに食べ物の好みがある程度決まった段階で家に迎えられることが多いと考えられる。そのため，それまで食べていた味やニオイなどを重視し，迎え入れてから食事の内容を急に変えないことが重要である。いったん好みが確立されると新奇の食べ物を受けつけにくい場合もあるので，その猫の好みの食べ物を選ぶべきである。これは味やニオイにとどまらず，形状（ドライまたはウェットか），固さ，食感や喉ごしなども嗜好性を決める要因になる。

☞ 社会化期　p11

捕食行動と摂食行動〜猫に操られないように注意！

　食べ物に関連した猫の行動には2つのプロセスがあり，「①食べ物を捕まえるための行動（捕食行動）」と「②それを実際に食べて消化する

ための行動（摂食行動）」に分けられる。

　それぞれの行動は別々の動機づけ（欲求）によって起こる。①は食べ物を見つけ出して捕獲したいという欲求，②は食べ物を食べて空腹を満たしたいという欲求になる。猫の食事に関しては，②の欲求を満たす必要性は飼い主も簡単に理解でき，毎日忘れずに食事を与えるだろう。しかし，①の欲求を満たす必要性は飼い主に忘れられがちだ。猫に捕食行動をさせる機会を与えないと，甘咬みやじゃれつきにつながるだけでなく（Chapter 1 子猫編02を参照），食欲不振や逆に過食につながる危険もある。子猫のうちから遊びを通じて捕食行動を行う機会を頻繁につくることで，こうした問題は予防できるのである。

　家庭で飼育されている猫のほとんどは，「鳴く」ことで食べ物を捕獲することを学習する。飼い主は猫が鳴くと「お腹がすいているのかな」と勘違いして，つい食事を与えてしまうからである。こうして猫は飼い主の心を「捕まえて」，食べ物を「獲得する」ことができるわけである。しかし，実際に猫が「鳴く」ことは「食べ物を捕まえたい」という欲求の表れでもあることを飼い主に理解してもらう必要がある。「鳴く→食事を与える」という一連の流れは，猫の欲求を半分しか満たしておらず，さらには過剰に食事を与えることで肥満にしてしまうので中止するべきである（図1）。猫が食べ物に関連して「鳴く」時は，食事を与える前に捕食行動を満たすような遊び（Chapter 1 子猫編06を参照）の機会を与える必要がある[18]。

☞ 動機づけ　p10

一度に多くの食事を猫に与えてはいけない

　猫は少量かつ頻回に食事をする動物なので，たとえドライフードが置き餌となっていても自分で1回に食べる量を調節し，一気に食べてしまうことは少ない。しかし，これが当てはまらない猫もいる。個々の猫の

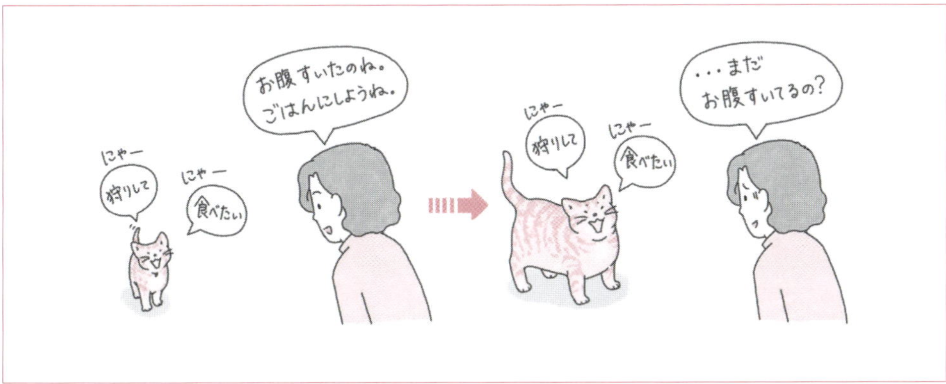

図1　「猫が鳴く→飼い主が食事を与える」という流れは猫の欲求を半分しか満たしていない

食べ方をよく観察し，それに合わせて工夫した方が良い。

いずれにしても一度に大量の食事を与えることは絶対に避けなくてはいけない。猫の消化器は大量の食べ物をいっぺんに消化するのに適しておらず，こういった食べ方を続けると胃腸障害をはじめとした病気につながりかねない。また食べ過ぎてしまうことで肥満になりやすく，それに関連した病気が発生するおそれもある。さらに，このような食事の与え方の弊害は病気だけにとどまらず，本来なら捕食行動を何度も行う動物である猫にとっては精神的にも満たされず，退屈や不満を感じる結果にもなると考えられる。したがって，一気に食べてしまいかねない食事の与え方や，1回を1日の半分の食事量として1日2回に分けた食事の与え方は避けるように，飼い主に指導する必要がある。

● 飼い主に提案 ●

理想的な食事の与え方

食べ物に関連した猫特有の習性を踏まえた，猫への理想的な食事の与え方のガイドラインが発表されている（表）[19]。このガイドラインを参考に飼い主に指導するのがおすすめである。とはいえ，実現可能かどうかは飼い主にもよるため，ガイドラインはあくまで参考にしてそれぞれの猫と飼い主の生活スタイルや経済状況に合わせた提案を行っていく。

猫の食欲は様々な要因に左右される

猫にとってはフードの種類や与え方も重要だが，食事用の容器選びや

表　理想的な食事の与え方のガイドライン
文献19より引用・改変

1	猫の食事は1日の量を5回に分けて与えること。フードは猫に必要な栄養素がバランス良く含まれていて安全性の高いものを選ぶ。夜間にも食べられるように，寝る前にフードやオヤツを詰められるおもちゃを置いておくか，自動給餌器をセットする。これで猫は24時間食事が自由にできる
2	5回のうち数回はフードやオヤツを詰められるおもちゃを使用して食事を与えること。複数頭飼育の家庭ではこのようなフードやオヤツを詰められるおもちゃは猫の頭数だけ用意し，それぞれが別々の場所で遊べるようにすること
3	毎回の食事を家のあちこちに少しずつ置き，ときどき場所も変えること。出かける際は，あちこちに置いた食事をいっぺんに食べてしまう懸念がある猫には，複数の自動給餌器を用意し，時間をずらしてセットし，それを家の中のあちこちに置くと良い
4	新鮮な水を食事の場所から少し離して置くこと。噴水式などの水が流れるタイプの給水器を使うと，喜んで飲む猫もいる
5	猫の体重や行動の管理を行うこと。肥満や削痩，問題行動などは動物病院で治療する

Chapter 1　子犬・子猫を迎えたら

与える場所，飼い主や同居動物の行動も食欲に影響を与える．適切な食事環境を設定することが大切である．

食事用の容器の種類

> ☑ **チェックポイント**
> ☐ 材質（プラスチック，陶器，金属など）
> ☐ 形状
> ☐ 深さ
> ☐ 大きさ　など

　猫の場合，容器の材質に対する好みも社会化期に決まることが多いため，7週齢以降の猫の場合はそれまで使っていたものを使う方が良い．金属音や首につけた鈴などが容器に当たる音を嫌うこともある．そのため材質選びには複数の種類の容器を用意し，それぞれにフードを少量ずつ入れ，どの容器で一番よく食べるかを比べてから判断すると良い（猫に選択肢を与える）．
　また，食事中に容器にヒゲが触れることは猫にとってストレスになり（図2），食欲に影響することがある[20, 21]．もし猫を観察していて，容器の中央部分からしかフードを食べない（端にあるフードを残す），前肢や口を使ってフードを容器の外に出してから食べる，フードで遊んでしまう，お腹がすいているはずなのに容器の周囲をウロウロしたり鳴いたりしてなかなか食べ始めない，食事中にそばにいる人や猫に攻撃的になる，といった行動がある場合は，ヒゲが触れているストレスも疑ってみて，やはり複数の形状の容器を試すよう飼い主に提案してみると良い．ちなみに，多くの猫は浅めのできるだけ平たい形（お皿のような形）の

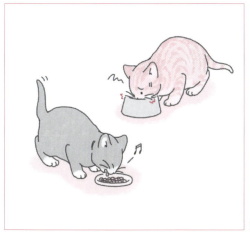

図2　**適切な食事用の容器の選択**

109

容器を好むようである。

食事を置く場所

☑ チェックポイント

☐ 騒がしい，または人通りが多い場所に食事が置かれていたりしないか
☐ 猫用トイレのそばに食事が置かれていないか
☐ 水飲み場のそばに食事が置かれていないか

　容器の種類だけでなく，食事を置く場所も猫の食欲や食べ方に影響を与える。家電製品などの音が出るもののそば，猫用トイレのそば（人のトイレのそばも），水飲み場のそば（食事と並列することは推奨されない），人の声や人通りが多いような騒がしい場所などは，多くの猫が嫌って食事をしなくなる場所である。人通りが多い廊下や玄関，トイレなどの水回りや家電製品（冷蔵庫，洗濯機，テレビなど）のそばを食事場所にすることは避ける。静かで人通りの少なく，家電製品から離れた場所にするべきである。具体的には家族がゆっくりくつろぐような居間，リビングの端なども良いだろうが，子どもや犬が同居する家庭では居間よりも特定の部屋に食事場所を設ける方が良いこともある。

飼い主の態度

☑ チェックポイント

☐ 猫に嫌悪，恐怖，不満を与えるような行動を飼い主がしているか

　食べない猫に無理に食べさせようとする，散らかして食べる猫を叱る，食べ物の好みに過度な期待をもつ（せっかく新しいペットフードを買ったのだから食べてほしいなど），食べている最中にずっと声をかける，用意した食事をなかなか与えないでじらす（「マテ」をさせる），というような，猫に嫌悪，恐怖，不満を与える行動は絶対にしてはいけない。

同居動物との関係

☑ チェックポイント

☐ 同居猫や同居動物と１カ所に集まって一斉に食事をさせていないか

　同居猫や同居動物がいる場合に，１カ所に集合させて食事をさせるこ

Chapter 1 子犬・子猫を迎えたら

とは絶対にしてはいけない。そのような与え方をすると，同居猫や同居動物に食事を奪われる，見張られる，邪魔をされる，取り合いになるなどの嫌悪や恐怖を猫が感じて食事をしなくなってしまう，あるいは嫌々食べることでストレス性の嘔吐などを招いてしまうことがある。それだけでなく，食事の時間になると同居猫や同居動物への攻撃が生じるなど問題行動の原因にもなる。すべての猫や同居動物が各自別々の場所で食事することが推奨される。Chapter 3 成猫編 05 も参考のこと。

☞ **攻撃行動** p16

✎ まとめ

<u>猫の食事環境には十分な配慮を</u>
▶ 猫の習性や本能を理解する⇒理想的な食事の与え方を参考に今の食事を見直す
▶ 食事の与え方，食事用容器，食事を置く場所などを工夫する
▶ 飼い主だけでなく，同居猫や同居動物との関係も影響するので注意する

子猫編

06 遊びの工夫

● 押さえておきたい心得 ●

猫の個性に合わせた遊びを
〜おもちゃを目で追うのも遊びの１つ！

　Chapter 1 子猫編 01 と子猫編 02 で解説したとおり，猫にとって遊びとは捕食行動の一環で，猫にとっては行わなくてはいけない必要な行動である。飼い主には「遊びや捕食の対象が人になって問題化する前に，フードやオヤツ，おもちゃを使って猫と遊んでみませんか」などと提案すると良いが，具体的な方法を提示しなければなかなか実践することができないだろう。ここでは具体的な遊び方を紹介する。

　猫の捕食行動には一定のパターンがあり（Chapter 1 子猫編 01 の表１を参照のこと），その１つひとつが満たせるような遊び方をするのがベストである。またこれらのパターンをすべて網羅して遊ぶ猫もいれば，その一部だけ（例えばおもちゃを目で追うだけ）で満足する猫もいる。つまり，もし猫がおもちゃを目で追うだけで一向に追いかけたり飛びついたりしなくても，猫は十分に遊びたい気持ちを満たしている場合もあるということである。飼い主のなかには猫がおもちゃを全く追いかけないので，「うちの猫は遊びが好きではない」と勘違いして，それ以降猫と遊ばなくなる人もいるが，これは間違いである。この点をしっかりと説明し，その猫の個性に合った遊びを提案すると良いだろう。

● 飼い主に提案 ●

どの遊びにも共通するポイント

　子猫が１回の捕食行動に費やす時間はそれほど長くはない。例えば，５分間集中しておもちゃで遊んだら，いったんそこで５分間休憩（クールダウン）させる。この休憩は，子猫にとっては興奮を抑え，落ち着くための重要な時間となるので必ず設けた方が良い。そして再び５分間遊ぶ。これを繰り返して 15〜30 分の遊び時間を１セットとし，それが終わったら子猫に少量のオヤツなどを与えて一定の捕食行動パターンを完

112

Chapter 1 子犬・子猫を迎えたら

了させる。食べた後はたいていの子猫はグルーミングをして寝てしまうだろう。そうしたら静かに寝かせておく。何時間か経過して，子猫が再び捕食モードになったら同じ遊びを繰り返す。これを1日に最低でも3セット，子猫のやる気の度合いによってはより頻繁に繰り返し行うことで，行動ニーズは十分に満たされるだろう。

☞ 行動ニーズ　p17

子猫と一緒に遊ぶ方法は3つ

猫の行動ニーズの1つである捕食行動を行いたい欲求（捕食欲求）を満たしてあげるための遊び方は3つある。それぞれの猫に合わせて遊ぶ方法を飼い主に提案してあげよう。

おもちゃを使って遊ぶ方法

猫はおもちゃを獲物に見立てて，捕食欲求を満たしながら遊ぶ。猫が喜んで遊ぶおもちゃには好みがあるため，数種類のおもちゃを用意して遊んでみると良い（図1）。

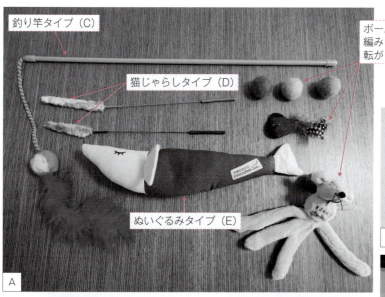
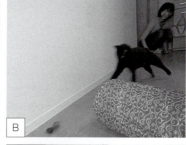
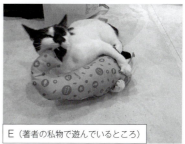
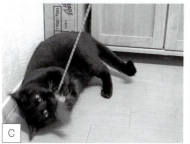
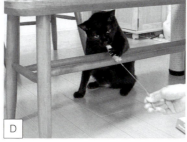

図1　猫のおもちゃの種類（A）とおもちゃで遊ぶ様子（B～E）

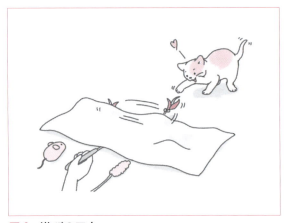 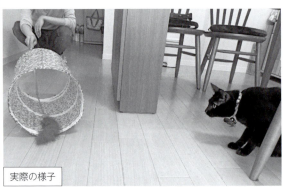

実際の様子

図2　遊びの工夫
布の下やトンネルの中におもちゃを隠しながら動かし，猫の興味を引き出す

　前述のとおり捕食行動パターンを再現できるように，おもちゃを動かしながら猫の反応を観察する。おもちゃをじっと狙っているだけで飛びついたりしない場合は，獲物（おもちゃ）の動きが激しすぎて飛びついても安全かどうかがわからず，猫が怖がっている可能性もある。また猫の顔に近すぎる場所でおもちゃを動かすと，猫はそれを目でしっかりと捉えることができない。少し距離をおいて動かすことも重要である。ときどき，おもちゃの動きを一度止めてじっと待ってみよう。そうすると，こちらが忘れた頃に猫がおもちゃに飛びついてくることがある。あるいはそのおもちゃをクッションや布，敷物や絨毯，新聞紙などの下に隠して，見えない場所でゴソゴソと動かすと俄然興味を示して飛びつく猫もいる（図2）。活発な猫ならジャンプさせたり走らせたりして，十分に遊ばせると良い。ただし興奮しすぎてしまうと間違って人を咬んだり，おもちゃではない家具やカーテンに登り出したりして，興奮がおさまらなくなってしまうことがある。そのため先に述べたとおり，一緒に遊ぶ時には必ず休憩（クールダウン）する時間を設ける。また，猫によっては犬のように「持ってこい（投げたものをくわえて戻ってくる）」という遊びができるものもいる。持ってきたらまた投げてあげるという遊び方も良い。

📣 おもちゃ遊びの注意点

　どのおもちゃ遊びにも共通するが，猫がそのおもちゃを破壊して飲み込んでしまわないように飼い主には十分に注意してもらう。もしその心配があるのなら，次に紹介する「フードやオヤツを使った遊び方」に変更すれば食べてしまっても問題がないので安心である。

Chapter 1　子犬・子猫を迎えたら

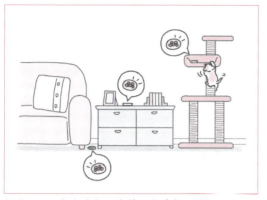

図3　フードやオヤツを使った宝探しゲーム
部屋中に隠したフードやオヤツを猫に探させる方法である

表　猫がフードやオヤツを詰めたおもちゃを使って遊ぶことで得られる効果
文献22より引用・改変

・ストレスに関連したサインを減少させる
・体重減少に貢献する
・人や猫に対する攻撃行動を減少させる
・不安や恐怖，関心を求める行動，不適切な排泄などの問題行動を減少させる

フードやオヤツを使って遊ぶ方法

　おもちゃではなくフードやオヤツを使って遊べば，万が一食べてしまっても安心できる。具体的には，猫の目の前でフードあるいはオヤツを少し遠くに投げて食べに行かせる方法がある。この遊びに慣れてくると猫はフードあるいはオヤツを走って追いかけるようになる。他にもフードやオヤツを使って宝探しゲームをするのも良いだろう（図3）。小さなお皿を何枚か用意し，各々の中に少量のフードやオヤツを少しずつ入れて，家のあちこちに置く。後は猫が勝手にそれらを探してフードやオヤツを食べるだけである。猫は高いところも登るので，キャットタワーの上などに置いても良いだろう。

　ちなみに，犬ほどではないが猫にもフードやオヤツを使ったトレーニングで，「オテ」や「ハイタッチ」などの芸を教えることができる。クリッカーという道具を使ったトレーニング方法では，猫にも色々なことを教えることができる。猫のクリッカートレーニングについては成書[17]もあるので，飼い主にこれをすすめてみるのも良いだろう。

☞ **攻撃行動**　p16
（表）

☞ **不安**　p10
（表）

猫にひとり遊びをさせる方法

　猫がフードやオヤツを努力して獲得するようなおもちゃ（パズルフィーダーまたは知育玩具とも呼ばれる）を与えて遊ばせると良い。このようなフードやオヤツを詰められるおもちゃの利点は，猫に努力する作業をさせることで捕食欲求を満たせるだけでなく，飼い主が遊びに付き合わなくても猫だけで楽しめて，退屈させずに済むという点もある。また簡単にフードを食べることができないために，猫が一気に食べてしまうことがなく肥満の予防にもなる。さらに努力して獲得したフードを食べさせることは，目の前のフードをただ食べさせるよりも猫に達成感を与えられることも利点である。その他の利点を表に示す[22]。飼い主から見

115

COLUMN　クリッカートレーニングとは

クリッカー（図）は押すと「カチッ」という音が出る道具である。この音そのものは猫にとっては何の意味もないものだが，この音を鳴らすたびにフードやオヤツを1つ与えると，「クリッカーの音＝フードやオヤツがもらえる合図」と猫が関連づけるようになる。

また猫にさせたい行動（芸）を考えて，その行動を覚えさせる過程で使うこともできる。例えば猫に「飼い主のそばに来ること」を教えるには下記の順序で行う。

Step 1　指先を猫の鼻のすぐ近くに差し出す。
Step 2　猫が指先のニオイを嗅いだりして，鼻先を指につけた瞬間にクリッカーを鳴らす。
Step 3　鳴らしたらすぐにフードやオヤツを1つあげる。フードやオヤツは手から与えても床に落としても良い。
Step 4　Step 1～3を繰り返すうちに，指を見せると猫が鼻をつけるようになる。
Step 5　猫から少し離れて指先を見せ，猫が近づいてきて鼻をつけたらクリッカーを鳴らしフードやオヤツをあげる。
Step 6　Step 5を繰り返し行うと，指を見ただけで猫が飼い主のそばに来るようになる。

猫はフードやオヤツがもらえるという楽しい経験をしながら，飼い主が望む行動をするようになるため，飼い主にとっても猫にとってもストレスのない方法で教えることができる。

ただし下記のようなことに注意する。
・猫の集中力は長くは続かないので1回のトレーニングは1～2分，3～4回繰り返す程度で終了する
・クリッカーは猫の目の前に出さない（隠して持つ），そして鳴らさない
・クリッカーを鳴らしたら必ずフードやオヤツをあげる

なお，クリッカーがなければ犬と同じように褒め言葉を合図にすることも可能である。ただし，大きな声で褒めることは猫を驚かしてしまうので逆効果である。褒め言葉を使う場合は小さな優しい声でささやくように「いいこ」と1回言ってフードやオヤツを与えると良い。

クリッカーや褒め言葉を使ったトレーニングを試してみたい飼い主がいたら，この注意点も伝えながら提案をしてみる。

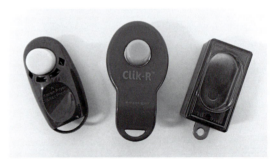

図　クリッカー

Chapter 1　子犬・子猫を迎えたら

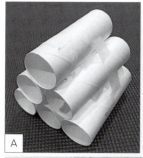
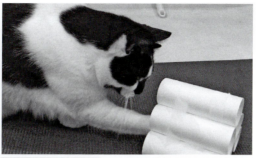
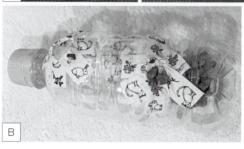
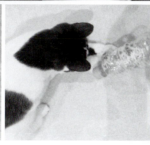

図4　フードやオヤツを努力して獲得するようなおもちゃの種類

A：動かないタイプ。トイレットペーパーをピラミッド型に組み立てて，中にフードやオヤツを入れる。猫は前肢を使ってフードやオヤツを取り出して食べる

B：動くタイプ。ペットボトルに穴を開けて中にフードやオヤツを入れる。猫は口や鼻，前肢でそれを転がしながらフードやオヤツを出して食べる

て猫がすんなりフードを得ることができない様子は，意地悪でかわいそうに思えるかもしれないが，猫からしたら精神的にも満足できる遊びになりうる。

　フードやオヤツを詰められるおもちゃには，それ自体は動かないタイプと，転がして動かせるタイプがある（図4）。市販のものでも飼い主が手作りしても良い。いずれも怪我や誤食を招かず安全に使用できるかを確認してから，ひとり遊びをさせる。

　猫は前肢，口，鼻を使ってこのようなおもちゃからフードやオヤツを取り出そうと努力する。最初からフードやオヤツの取り出しを難しくしすぎると簡単にあきらめてしまうので，はじめはフードやオヤツが簡単に取り出せるようにしてあげると良い。猫の空腹の時間を狙い，またこの遊びに慣れるまではニオイや味が魅力的なオヤツを中に入れると，遊び方をより容易に覚えてくれる。猫が集中して遊べるようになったら，フードやオヤツの取り出し方の難度を上げたり，中身を普段のフードとオヤツのミックスにしたりするのも良いだろう。

📝 まとめ

<u>問題化する前に猫の個性に合わせて一緒に遊ぶ</u>
▶ 猫の遊びは捕食行動の一環である
▶ 猫と一緒に遊ぶ時はフードやオヤツ，おもちゃを使って一定の捕食行動パターンが再現できるようにする
▶ 猫はフードやオヤツを使った遊びも喜ぶ。フードやオヤツを使いトレーニングすることも良い
▶ フードやオヤツを詰められるおもちゃを使い，猫にひとり遊びをさせる機会をつくる

117

子猫編

07 子猫に診察室を 好きになってもらうために

● 押さえておきたい心得 ●

☞ 社会化期　p11

社会化期を終了してしまってから来院する 子猫が多い

猫は全く社会性のない動物というわけではなく，それなりに社会性を
もっているが，Chapter 1 子猫編 01 で紹介したように社会化が不十分
だと，その後様々なものに恐怖を示すようになってしまう。社会化期の
間に動物病院へ来院することに十分慣らすことができれば良いが，ワク
チン接種のために動物病院に来院する頃にはすでに社会化に最も適切な
時期（社会化期前期：2～9 週齢）を終了している場合が多い。通常，
ワクチン接種の時期に来院した子猫は，すでに問題なく慣らせる時期で
はないということを頭に入れて，動物病院スタッフは対応する必要があ
る。

☞ 社会化　p9

● 飼い主に提案 ●

では，どのような手段を用いて対応をすれば子猫にあまり負担をかけ
ずに診察や治療ができるだろうか？ 飼い主から来院の予約希望や問い
合わせがあった場合，まずは次のようなことを確認し，提案してみよ
う[26-28]。これらは子猫に限らず，猫の来院時に気をつけておくべき重要
なことなので，動物病院のホームページに，来院の際の注意点やアドバ
イスとして紹介しておくのも良いだろう。

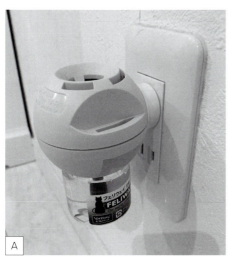 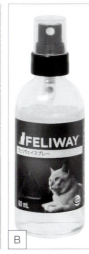

図1 フェリウェイ
A：拡散タイプ　B：スプレータイプ
B 画像提供：(株) ビルバックジャパン

> ## ☑ 動物病院に連れてくるために用意してもらうもの
>
> ☐ 猫を入れるキャリーバッグ（あるいはキャリーケース）
> 　猫を家から病院に連れていく際には，適切なキャリーバッグ（ケース）に入れてくることが大切である。抱っこして病院に連れていくことはたとえ子猫であっても禁止するべきである。すばしっこいうえに一度逃げてしまったら人の手が届かない場所に隠れてしまうことがほとんどであり，来院途中で行方不明になり事故に遭う危険もある。また病院内で他の動物に驚いて逃げてしまう，行方不明になってしまうこともあるだろう。その猫の大きさに合った適切なキャリーバッグを用意して，その中は猫の居心地が良いようにペットシーツやタオルなどを敷くよう伝えておこう
>
> ☐ キャリーバッグ（ケース）をすっぽり覆うことができる布
> 　バスタオル，風呂敷など大きな布を使って，キャリーバッグ全体をすっぽり覆って視界を遮ると，子猫が周囲から隠れている気分になるので安心させることができる
>
> ☐ 猫が喜んで食べるオヤツ
> 　ドライタイプよりも食べやすいウェットタイプが使いやすい。特に「CIAO ちゅ～る」のようなペースト状のオヤツは，持ち運びも簡単で嗜好性も高いためおすすめである
>
> ☐ フェリウェイ（図1）
> 　フェリウェイは猫が安心できる合成フェロモン（猫のフェイシャルフェロモン F3 類縁化合物）である[23,24]。猫をキャリーバッグ（ケース）に入れる 30 分～1 時間前にその中の四隅（顔と同じ高さあたりが良いだろう）にスプレーしておき，十分乾かしてから子猫を中に入れるようにする

動物病院へ行く前の準備

まずは猫を動物病院に連れてくるまでの過程が大切である。なぜなら散歩をする犬と違い，猫は外出に慣れていない場合が多いからである。いざ病院に連れていこうと思ったら猫が家のどこかに隠れてしまい捕まらないということはよくある。そして病院に来る前からストレス状態にある猫を診察するのは，そうでない猫の診察よりもはるかに困難になる。そのため来院前，診察前に，余計なストレスを猫に与えないようにするための飼い主の対応はとても大切なものになる。子猫の時期であれば，キャリーバッグ（ケース）に慣らす練習（トレーニング）は比較的行いやすいので，飼い主がワクチン接種などで子猫を連れてきたその日に指導すると良いだろう。

また，来院前にあらかじめ飼い主から猫の来院理由や性質などの情報を聴取できていると，必要な検査や処置の準備をしておくことができ，猫が診察室にいる時間を短縮できるため，猫に対するストレス軽減にもつながる。もし，来院前に予約や問い合わせなどの電話があれば，その時点で飼い主に来院前の準備や注意点，アドバイスを伝え，さらに来院の目的をあらかじめ聞いておくと良いだろう。

キャリーバッグ（ケース）に慣らす

猫を動物病院に連れていく際にキャリーバッグ（ケース）が必要になるが，普段は棚などにしまっておいて，病院に連れていく時だけそれを出すようなことは避けたい。猫はあまり見たことのないものに驚いたり，キャリーバッグ（ケース）と病院を関連づけてその場から逃げたりしてしまうだろう。猫にとってキャリーバッグ（ケース）を身近なもの

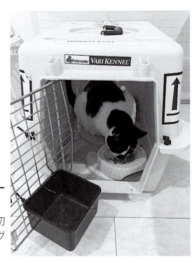

図2 オヤツやフードを使ってキャリーバッグ（ケース）に慣らす
上下が分かれるプラスチック製のものが適切である。食事する場所をキャリーバッグ（ケース）内と決めておくのも良い

Chapter 1　子犬・子猫を迎えたら

にし，あらかじめ慣らしておくようにすると良い．

　キャリーバッグ（ケース）は猫の出し入れ（後述）を考えると，プラスチック製で上下が分かれる形状のものが適切である．それを猫がよく過ごす場所（リビングなど）に，常に扉を開けた状態（突然扉が閉まることに驚く猫もいるので，はじめは扉を取り外しておくと良いだろう）で置いておき，毎日キャリーバッグ（ケース）内でフードや大好きなオヤツを食べさせるようにする（図2）．こうすると猫は自分から喜んでキャリーバッグ（ケース）に入るようになるため，動物病院に行く当日も苦労せずに済む．キャリーバッグ（ケース）の選択や慣らすためのポイントについては，Chapter 2-01 も参照のこと．

移動中の注意

　無事に猫がキャリーバッグ（ケース）へ入っても，それを持ち上げたり，移動させたりすることで猫を興奮させてしまうことがある．移動手段には猫にあまり刺激を与えない方法を選ぶようにする．バイクや自転車は不向きなだけでなく危険である．周囲の音や揺れに反応し興奮することも多いため，可能であれば電車やバスなどの公共交通機関よりも徒歩や車，タクシーを利用する方が良いだろう．キャリーバッグ（ケース）には大きめのバスタオルや毛布をかぶせて猫の視界を遮るようにすると，猫は隠れている気分になり落ち着いてくれることが多い．車を使用する場合は，移動中の揺れを最小限にするためキャリーバッグ（ケース）をシートベルトで固定するか，運転者以外が膝の上でキャリーバッグ（ケース）をしっかりと保持するようにする．猫が不安そうに鳴いてもキャリーバッグ（ケース）を叩いて叱ったり，声をかけてなだめたりするべきではない．このような対応は猫の恐怖や不安をより増幅させてしまう原因になるからである．

👉 **不安**　p10

来院直後の対応

　猫が動物病院を怖がらないようにするには，できるだけ犬と同じ空間にいないように待ち時間を工夫することが大切である．病院や待合室の広さなどによっても違うが，猫と犬の待合スペースを分けるのが理想的である．それが難しい場合は，猫が来たらすぐに診察室に呼び入れるか，予約制の猫専用診察時間を設けるなど検討すると良いだろう．

　飼い主が診察を待つ間，猫はキャリーバッグ（ケース）から出さずに，そのまま床ではなくできるだけ椅子や台の上，または飼い主の膝の上など高い場所に置くように伝える．これは，猫は高い場所にいる方が安心できるからである．キャリーバッグ（ケース）にはカバーをかけた

121

ままにしておき，むやみに中を覗き込んだり猫に声をかけたりしないよう飼い主や周囲の人にお願いする。もちろん動物病院スタッフもこの点に十分注意することは言うまでもない。子犬と違い，子猫はキャリーバッグ（ケース）内を覗かれると，喜ぶよりも怖がる場合の方が多いからである。待合室や診察室には猫がリラックスできるよう合成フェロモン（フェリウェイ拡散タイプ，図1A）を拡散させて，猫のストレスを少しでも軽減させてあげると良いだろう。

診察中の対応

子猫に限らず猫は，診察中に怖い（または嫌な経験）をすれば，次から病院に来るのが怖く（または嫌に）なってしまうだろう。したがって，診察中の経験をなるべくポジティブな（楽しい）ものにすることが大切である。Chapter 2-01 も踏まえて次のようなことを心がけていただきたい。

待ち時間を利用して飼い主から必要事項を聞いておこう

前述のように，来院前に飼い主から猫の来院理由や性質などの情報を聴取できていれば，事前に準備をして猫が診察室にいる時間を短くすることができるため，猫のストレスや負担を軽減できる。そうでない場合は，猫をキャリーバッグ（ケース）に入れたままの状態で，待ち時間を利用して飼い主から情報を聴取しよう。あらかじめ動物看護師が飼い主から必要な情報を聴取し，それを診察する獣医師に伝えるようにすれば，総合的に病院に猫が滞在する時間が短縮でき，その分のストレスを軽減できる。

聴取の際は大きな声ではなく，静かな声でゆっくり穏やかに話すことも大切である。大きな声は猫に恐怖感を与え，それにより興奮させてしまうことがあるからである。飼い主が大きな声で話す場合があるが，そのような時にも動物看護師が穏やかにゆっくりと受け答えするようにすると，飼い主もそれにつられて穏やかな口調になることが多い。それでもダメな場合は猫が興奮するからと説明し，声量を下げるよう飼い主にお願いすると良いだろう。

上記は問診時にも注意したいことである。Chapter 2-01 も併せて参照いただきたい。

診察中は猫を毛布やタオルでくるんであげる

猫を診察する前には必要と思われる検査や処置の道具を獣医師に確認し，すべて用意しておくようにする。診察は，上下分かれるタイプの

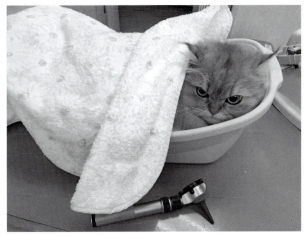

図3 猫にタオルや毛布をそっとかけてあげることで，落ち着かせることができる

キャリーバッグ（ケース）であれば，上半分を外し，猫が下半分にいる状態で行う（顔や口腔内の視診，聴診，触診，体温測定など）。上部が開くキャリーバッグ（ケース）の場合は，上部の蓋を開けた状態で診察を行っても良いだろう。この時キャリーバッグ（ケース）をくるんでいたバスタオルや毛布を猫の上にそっとかぶせると，猫はまだ隠れている気持ちになり落ち着いていられる（図3）。ポイントはできるだけ猫をそのまま台の上にさらさず，隠れた状態のまま診察することである。

上下分かれるタイプのキャリーバッグ（ケース）ではない場合は，無理にキャリーバッグ（ケース）から猫を引っ張り出したりキャリーバッグ（ケース）をひっくり返したりせず，ゆっくりと猫を外に出しバスタオルでくるむ。Chapter 2-01 も併せて参照いただきたい。

診察中の猫への対応

猫に関わる動物病院スタッフ全員がリラックスして猫に対応することが大切である。保定中にときどき深呼吸をして肩の力を抜くよう心がけよう。猫の顔を凝視する，顔を近づける，大きな声でなだめる，頭や体を撫でるなどはいずれも猫を怖がらせるだけである。猫がこちらを見てきたらできるだけゆっくりと瞬きをし，診察は目を細め視線を柔らかくして行う。なるべく猫の体に触る機会を最小限にして，ゆっくり優しく触るなど色々と工夫すべき点はたくさんある。猫が診察室で大好きなオヤツなどを食べてくれるようであれば，それを与えながら診察すると良い。飼い主にその猫の大好きなオヤツをあらかじめ持ってきてもらうように頼むか，または病院に用意しておくと良いだろう。

子猫編 07　子猫に診察室を好きになってもらうために

模擬診察のススメ

　病院に慣らすには，実際に診察が必要ない時に飼い主に子猫を連れて来院してもらい，待合室や診察室で子猫に大好きなオヤツを与えるようにする。すると，子猫は「病院は嫌なことをされる場所ではなく，大好きなオヤツがもらえる場所」と学習してくれる。飼い主が協力的でかつ子猫の気質も臆病でなければ，実際の診察でない時に来院してもらい，模擬診察と称して診察台の上でオヤツを与えながらタオルの下にいる子猫を触ったりするのも良いだろう。ただし，子猫の行動やボディランゲージをよく観察し，恐怖に関連したサインが出ていたり，明らかに嫌がったり大好きなはずのオヤツを食べないといったことがあれば，そのようなサインが出ず，オヤツを食べることができるレベルに刺激を抑えなければいけない。

☞ ボディランゲージ　p8

■ 入院中の対応

　やむを得ない理由で猫を入院させる場合は，可能ならば犬とは別の入院室にする方が猫は落ち着くことができる。不可能な場合はせめて吠え声が大きい，興奮している犬を隔離する（猫から遠ざける）などの工夫をする。犬の吠え声だけでなく，動物病院スタッフの大きな話し声やケージの開閉音，洗浄時に食器がぶつかる音，掃除機などの大きな音も猫は苦手であることを忘れてはいけない。

　それ以外で入院中に工夫できることには，次のようなものがある。

・できるだけケージの上段を利用する（猫は高い場所を好む）
・トイレと食事（および水）は離して置く
・猫が身を隠せるようケージ内に段ボール箱やキャリーバッグ（ケース）を置く（図4）
・他の動物と対面しないようケージの置き方を考える（またはタオルでケージの前面を覆う）
・猫が普段家で使っているトイレの砂を使用し，飼い主のニオイがついたタオルなどを入れる
・排泄物で汚れたトイレはすぐに交換する
・入院室には合成フェロモンであるフェリウェイ拡散タイプを常時拡散させておく
・入院している猫を担当する獣医師やスタッフを各猫で固定し，決まった時間に診察や世話をする

Chapter 1　子犬・子猫を迎えたら

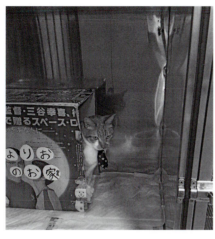

図4　入院中の工夫
段ボール箱を利用して隠れる場所を設けている

　猫は環境の変化や予期せぬ出来事に大きなストレスを感じる動物だということを理解し，猫の視点と気持ちになって考え，自宅にいる状態とあまり変わらない環境にすることで，できるだけ快適な入院生活を送れるように工夫してあげよう．詳しくは，Chapter 2-01を参照のこと．

まとめ

　動物病院スタッフと飼い主が協力して，子猫に病院を好きになってもらう努力をする
- 子猫が来院する際は，注意点などをあらかじめ飼い主に伝え，動物病院も十分な準備をしておく
- 子猫をキャリーバッグ（ケース）に慣らしてもらい，移動手段に注意してもらう
- 来院中は子猫をなるべく怖がらせないよう対応を心がける
- オヤツなどを使って，来院＝嬉しい経験と関連づける
- 入院の際も，子猫に怖い経験をなるべくさせないよう工夫する

子猫編　参考文献

1) Turner, C. & Bateson, P. (Eds). The Domestic Cat The Biology of its Behaviour. Second Edition. Cambridge University Press. 2000.
2) Turner, C. & Bateson, P. (Eds). The Domestic Cat The Biology of its Behaviour. Third Edition. Cambridge University Press. 2014.
3) Bradshaw, J. W. S. Csey, R. A., Beown, S. L. The Behaviour of the Domestic Cat. 2nd Edition. CABI Publishing. 2012.
4) Beaver, B. V. Feline Behavior -A Guide for Veterinarians. Second Edition. Saunders. 2003.
5) 内田佳子，菊水健史. 犬と猫の行動学 基礎から臨床へ. 学窓社. 2008.
6) Bowen, J. and Heath, S. Behaviour Problems in Small Animals: Practical Advice for the Veterinary Team. Elsevier Saunders. 2005.
7) Farrell, V. and Neville, P. BSAVA Manual of Feline Behaviour. BSAVA. 1994.
8) AAFP and ISFM. Feline Environmental Needs Guidelines. *J Feline Med Surg*. 15(3): 219-230, 2013.
9) AAFP and ISFM. 猫にとって快適な環境づくりのためのガイドライン. *Felis*. 05：103-114, 2013（8の翻訳版）.
10) AAFP Feline Behavior Guidelines. (https://www.catvets.com/guidelines/practice-guidelines/behavior-guidelines) 2018 年 11 月現在.
11) 森裕司，武内ゆかり，南佳子. 獣医学教育モデル・コア・カリキュラム準拠　臨床行動学. インターズー. 2013.
12) Turner, D. C. 10. The Human-Cat Relationship. In: Turner, C. & Bateson, P. (Eds) The Domestic Cat The Biology of its Behaviour. Second Edition. Cambridge University Press. pp193-206, 2000.
13) Kotrschal, K. Day, J. McCune, S. Wedl, M. 9. Human and cat personalities: building the bond from both sides. In: Turner, C. & Bateson, P. (Eds) The Domestic Cat The Biology of its Behaviour. Third Edition. Cambridge University Press. pp113-127, 2014.
14) Trevorrow, N. Kitten Socialisarion, The Cat. Cats Protection. pp46-48. 2012. (http://www.cats.org.uk/uploads/documents/The_Cat_Mag_extracts/Kitten_socialisation.pdf) 2018 年 11 月現在.
15) Heath, S. Cat and Kitten Behaviour, An Owners Guide. Harper Collins. 2001.
16) Ellis, S. Bradshaw, J. The Trainable Cat: A Practical Guide to Making Life Happier for You and Your Cat. Basic Books. 2016.
17) 坂崎清歌，青木愛弓. 猫との暮らしが変わる遊びのレシピ：楽しく仲良く役に立つ！科学的トレーニング. 誠文堂新光社. 2017.
18) Heath, S. 'Hunting and predation behaviour and effects on behavioural problems' Proceedings of the 2003 APBC Feline Symposium. APBC. 2003.
19) Ellis, S. and Rowe, L. Five-a-Day Felix, A report into improving the health and welfare of the UK's domestic cats. 2017. (https://icatcare.org/sites/default/files/PDF/five-a-day_felix_report_final.pdf) 2018 年 11 月現在.
20) McCarthy, C. Whisker Fatigue in Cats: What it is and How to Help. 2017. (https://www.petmd.com/care/whisker-fatigue-cats-what-it-and-how-help) 2018 年 11 月現在.
21) KINGSON, J. A. Feline Food Issues? 'Whisker Fatigue' May Be to Blame. 2017. (https://www.nytimes.com/2017/06/05/well/family/feline-food-issues-whisker-fatigue-may-be-to-blame.html?_r=0) 2018 年 11 月現在.
22) Dantas, L. M. S., Delgado, M. M., Johnson, I., Buffington, C. A. T. Food puzzles for cats: feeding for physical and emotional wellbeing. *J Feline Med Surg*. 18(9): 723-732, 2016.
23) Mills, D. S. 'Soothing smells and calmer cats' Selected Proceedings of the 1996/97 Waltham APBC Feline Symposium. APBC. pp51-53, 1997.
24) Mills, D., Bream, M. Zulch. H. Stress and Pheromonatherapy in Small Animal Clinical Behaviour. Wiley-Blackwell. 2013.
25) AAFP and ISFM. Feline-Friendly Handling Guidelines. *J Feline Med Surg*. 13: 364-375, 2011.
26) AAFP and ISFM. 猫に優しいハンドリング・ガイドライン. *Felis*. 02：45-56, 2012（25の翻訳版）.
27) Ellis, S. ENVIRONMENTAL ENRICHMENT. Practical strategies for improving feline welfare. *J Feline Med Surg*. 11(11): 901-912, 2009.
28) Neville, P. and Bessant, C. The Perfect Kitten — how to raise a problem-free cat. Hamlyn. 2005.

Chapter
2

動物病院に慣れてもらうために

01 動物病院スタッフができる行動学的工夫

● 押さえておきたい心得 ●

動物病院側の工夫次第で病院好きな子は増える！

　飼い主が動物病院に対して求めているものは，適切な治療と適切な対応だけでなく，自分が愛する動物が嫌がらずに，そして怖がらずに安心して治療を受けられることである。

　しかし多くの動物は動物病院に行くことが苦手であり，診察台にのせたり保定しようとすると，暴れたり攻撃的になることも多い。このような動物の存在は動物病院スタッフにとっても体力的に疲弊させられるばかりか，十分な検査や診察をすることもできないため精神的にも大きなストレスになる。それだけでなく，このような光景を毎回目撃する飼い主や暴れている動物自身にも，大きなストレスを与えてしまう。

　さらにこのような飼い主は「愛する動物が嫌がって暴れるのを見たくない」「動物が暴れることでスタッフに迷惑をかけたくない」という理由で，動物病院に動物をだんだん連れてこなくなり，その動物はきちんとした獣医療や予防を受ける機会を失ってしまうかもしれない。つまり，動物が動物病院を嫌いになることは，その動物にとっても飼い主にとっても，そして動物病院側にとっても不幸な結果をもたらしてしまう。動物が動物病院を嫌いになるのは当たり前と思わず，そうならないような工夫を考えてみよう。

関連づけでその意味は変わる

　動物病院にはじめてやってきた子犬や子猫のほとんどは，最初から攻撃的だったり，診察室に入るのを嫌がったりしない。つまり子犬や子猫ははじめから動物病院が嫌いなわけではなく，来院するたびに嫌な経験が繰り返されて，診察室さらには動物病院にさえ入ることをだんだんと嫌がるようになっていく。

　子犬や子猫ははじめ，動物病院がどういうところであるかは知らない。つまり動物病院には何の意味づけもされていない状態にある。それが来院するたびに嫌な経験（注射，採血，保定など）をすることで，そ

の嫌な経験とその場所（動物病院）やそこで出会う人（獣医師や動物看護師）を結びつけ（＝関連づけ），動物病院は自分にとって悪い場所という意味づけが徐々になされてしまう（古典的条件づけ）。また，はじめは直接的に嫌なことをされる診察室に入る，あるいは保定されることだけを嫌がっていたのが，だんだんと待合室，動物病院の駐車場，動物病院に向かうこと（例：動物病院に向かう道で歩かなくなる）さえも，嫌なことが起こる前触れと感じとって嫌がるようになっていく（般化）。同様の例として，子犬ははじめ「散歩に行くよ」と言われてもその言葉の意味は知らない（その言葉に対して反応しない）。ところが，その犬にとって散歩が楽しいことであれば，だんだん「散歩に行く？」と言っただけで尾をぶんぶん振って喜ぶようになる。リードや散歩道具を用意するだけで喜ぶ犬も多い。これも経験によって「散歩」という言葉と，それに伴う楽しい経験を関連づけした結果である。

つまり動物病院を犬や猫にとって良いことと関連づけできれば，動物病院は嫌なものではなく楽しい場所と関連づけすることが可能である。それには，できるだけ「動物病院＝嫌い」にはならないような工夫や心がけ，そして「動物病院＝楽しい」という経験をたくさんつくることが大切になってくる。

☞ **古典的条件づけ** p62

■ **般化**
　generalization
ある刺激に条件づけられた反応が，異なる条件刺激によっても同じく起こるようになること。新しい刺激（異なる刺激）が，すでに条件づけられた刺激と類似しているほど起こりやすい。

動物病院は動物にとって非日常的な環境

動物病院で動物が見るもの，聞く音，嗅ぐニオイは日常生活でほとんど出合うことはない。日常的に出合うもの，例えば水道の蛇口から水が出る音，テレビの音，飼い主の声，同居している動物などに対しては，はじめは少し怖がっていても生活のなかで少しずつ自然に慣れていくということはよくある。しかし動物病院での経験はすべてが非日常的で，自然に慣れることはまずない。そのため動物病院に慣れるには，私たち動物病院スタッフの工夫や計画的なアプローチが必要になる。またその工夫には私たちの想像力が大いに必要になる。想像力をはたらかせながら，まずは動物病院を見渡すことから始めよう。

● やってみよう ●

動物病院の入口～受付

動物にとっては動物病院の入口から異空間が始まる。そこには見知らぬ人や動物，聞いたことがない他の動物の声や人の話し声，消毒薬などの自宅とは違ったニオイなどが存在するかもしれず，それを動物は動

病院の入口から五感で感じて緊張が始まっていることを念頭におくことが大切である。

動物への挨拶は姿勢に気をつける

　飼い主は待合室に入ると，まず受付に向かい，受付スタッフに来院したことを伝えるだろう。この時，小〜中型犬やキャリーバッグに入った猫からは，受付の人は見えないことがほとんどである（図1）。この時に受付スタッフは動物の名前を呼んで挨拶することも多いが，カウンター越しから動物を覗くと，上から動物に覆いかぶさる体勢となってしまう。また，カウンターから出て挨拶する場合も，犬や猫からは見えていなかったところから人が急に現れたように感じるかもしれない。犬や猫は正面や上からのアプローチを威嚇と捉えやすい（図1）。挨拶する時は，動物に覆いかぶさらないように姿勢を低くし，正面ではなく横あるいは斜めからアプローチすると良い。

☞ **威嚇行動**　p81

📢 **受付では動物目線を心がけて**

・正面や上からの挨拶および声かけは，犬や猫にとっては威嚇をされていると感じる。
・来院した動物に挨拶する時は，姿勢を低くして動物の横あるいは斜めからアプローチする。

▎待合室

　受付を終え，待合室で診察を待つ動物からは何が見え，何が聞こえるだろうか（図2）。見知らぬ人や動物，吠えている犬，鳴いている猫，診察室からは犬と猫の鳴き声や叫び声が聞こえるかもしれない。そのような場面で，動物はキャリーバッグ内かリードがついた状態でいるため，その場から逃げたり隠れたりすることができない。この状況下では動物のストレスはますます蓄積していくかもしれない。

動物同士の視界を遮る工夫や環境づくり

　犬と猫が家庭でも仲良し，つまり一緒に飼育されていて，かつとても仲が良いという場合を除いて，犬は猫，猫は犬のことがあまり好きでないことが多い。まずは犬から猫が見えないように，猫から犬が見えないようにする工夫をしよう。例えば，犬と猫の待合室を分けることができなくても，飼い主同士の距離や椅子の配置を工夫することで互いに見えないようにしたり，キャリーバッグにタオルをかぶせたりすることで動

Chapter 2 動物病院に慣れてもらうために

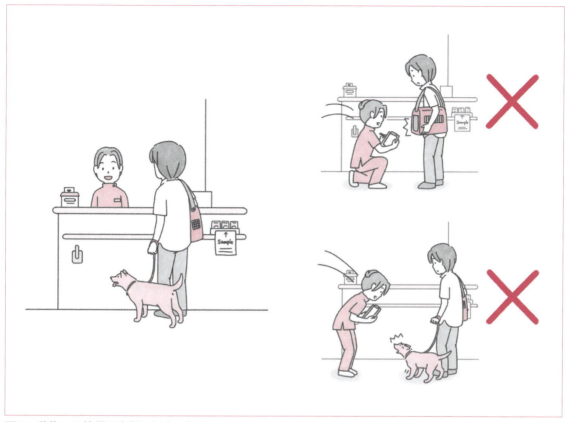

図1 動物への挨拶は姿勢に気をつける
犬や猫の目線で周りを見てみると,気づくことはたくさんある.動物に挨拶する時はくれぐれも正面や上からアプローチしない

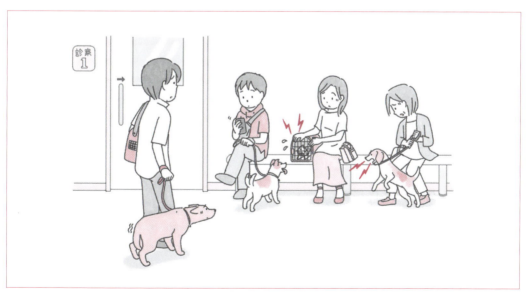

図2 待合室
このような環境下にいると,犬も猫もストレスがより蓄積していくだろう

物の視界を遮ることができる。また犬が嫌いな犬，猫が嫌いな猫もいるので，犬同士，猫同士の目線にも気をつけたい。想像力をはたらかせて動物ができるだけ落ち着く環境を考えてみよう。

待合室＋診察室＝嫌なこと（ストレス）の連想を断ち切る！

診察を目的に来院した場合，待合室の次は必ず診察室に呼ばれる。「待合室から診察室へ向かう」という経験を繰り返すと，待合室（動物病院）にいるだけで診察室で起こる嫌なことを予測し，動物のストレスはより高まることになる。そこで，この連想を断ち切るための工夫を考えよう。

例えば，待合室に水飲み場を用意したり，自由に測定できるように体重計を置いたり，受付カウンターに犬用クッキーなどのオヤツ（フードの試供品でも可）を入れたバスケットを用意して，散歩の途中に動物病院に寄ってもらうようにする，ワクチン接種などで来院する犬にはおいしいオヤツを飼い主に持ってきてもらい待合室にいる時から与えることを許可する，などが挙げられる。猫でも子猫のうちから来院の機会を増やし，院内で遊ばせたり，おいしいオヤツを食べて帰るなどといったこともできるかもしれない（Chapter 1 子猫編 07 も参照）。また，飼い主の緊張は動物に伝わりストレスとなるので，動物だけではなく飼い主がリラックスできるように静かな音楽や映像を流すなどの環境づくりや工夫も大切である。

▶▶待合室をコミュニケーションの場にする

待合室を動物病院スタッフと飼い主や動物とのコミュニケーションの場所にすることも，飼い主や動物の緊張をほぐすことに役立つ。例えば，待合室を良い場所だと関連づけるため，血液検査や消化器疾患などで来院している場合（食べ物を与えてはいけない状態の犬）を除いて，待合室にいる間に受付カウンターに置いたオヤツ（または持参したオヤツ）を犬に与えてもらうのも 1 つの方法である。さらに動物病院スタッフから犬にオヤツを与えたり飼い主と雑談したりすることは，飼い主の緊張をほぐし犬を落ち着かせるだけでなく，飼い主と動物病院の垣根を取り払うことにつながる。飼い主には受付カウンターのオヤツを決して持ち帰らないようにしてもらい，これらのオヤツは待合室や駐車場など動物病院の敷地内で与えるようにしてもらう。また可能であれば受付スタッフや動物看護師の手からオヤツを与えるようにすると良い。これは，犬にとって動物病院はオヤツをもらえる良い場所，そして動物病院スタッフ（看護衣や白衣を着た人）は嫌なことをする人ではなく，「オヤツをくれる良い人」という印象づけにもなる。前述したように，散歩

Chapter 2 動物病院に慣れてもらうために

の途中にも動物病院へ立ち寄ってもらえば，動物病院は嫌なことばかりされる場所ではなく，「オヤツをもらうことができる場所」，つまり「そんなに嫌な場所ではないかも…」と思ってくれるようになるだろう．

猫の場合はすでに動物病院やスタッフに慣れている猫を除き，逸走を防止するため待合室ではフードやオヤツを与えないようにする．与える場合は，自宅からハーネスとリードを装着して来院してもらうなど逸走を防止する措置をあらかじめ講じておく必要がある．

> 📣 **待合室では飼い主と動物が落ち着ける環境づくりと工夫を**
>
> ・動物の視界を遮ることで刺激を与えないようにする
>   キャリーバッグをバスタオルで覆う，飼い主同士の座る位置を工夫する．
> ・飼い主もリラックスできるような場にする
>   動物病院スタッフと飼い主のコミュニケーションは飼い主の緊張をほぐし動物を落ち着かせることにつながる．飼い主がリラックスできるように静かな音楽や映像を流す．
> ・待合室を「良い場所」と印象づける
>   待合室（や動物病院の敷地内）で飼い主や動物病院スタッフが動物にオヤツを与え，「悪い場所，悪い人ではない」と印象づける．犬の場合は散歩の途中に動物病院へ立ち寄ってもらい，オヤツを与えるなどにより楽しい経験をして帰ってもらう．

診察室

診察室での挨拶も忘れずに

人同士でも始まりはまず挨拶から．いきなり処置や保定をするのではなく，飼い主と動物の両方に挨拶をしてから診察を開始する．ただし受付と同様に，正面そして覆いかぶさるような格好での挨拶は動物に対して威嚇のサインになる（図1）．動物に挨拶をする場合は横あるいは斜めから目をじっと見つめないようにする．特に小型犬に対しては，姿勢を低くするなどして覆いかぶさらないように注意しよう．

呼び名を聞いておく

カルテに書かれている名前以外にニックネーム（呼び名）をもつ犬や猫は多い．例えば，筆者の愛犬であるシンディとタバサは，普段，家族からは「シンちゃん」や「たーち」と呼ばれている．動物病院スタッフは診察時や入院時に動物の名前を呼ぶことがあるが，その時はたいていカルテに書かれた名前（本名）を呼ぶことが多いだろう．しかし，その名前は本名なのかもしれないが，実際の生活にはほとんど使われていな

133

いことも多く，叱る時だけその本名を使う飼い主も多い。動物にとっても普段呼ばれているニックネーム（呼び名）の方が親しみを感じるに違いないだろう。「普段はどう呼んでいますか？」と，問診時の質問に加えて確認しておき，院内でも普段どおりの呼び名を使うようにした方が動物も飼い主もリラックスできるだろう。

力で押さえるだけが保定ではない

　皆さんは動物の保定をする時，何を心がけているだろうか。保定では動物が動かないように体や関節をしっかりと押さえるだけでなく，保定者自身がリラックスし，そして普段のリズムで呼吸をしていることも大切である。人は踏ん張ったり，緊張したり，1つのことに意識を集中させると呼吸を忘れてしまうことが往々にしてあり，呼吸を止めると体がこわばる。このこわばりや緊張が保定をされている動物に伝わり，ますます動物が暴れてしまうことがよくある。逆に普段どおりに呼吸をしていれば，動物にいらぬ緊張が伝わることはない。これは保定だけでなく採血や注射をする時なども同様である。また飼い主も緊張のために息をつめて診察を見守っていることが多い。会話をしている時は自然と呼吸ができるので，獣医師や動物看護師が飼い主と会話をしながら診察や処置を行うことは，動物や飼い主の緊張をほぐすことにも役立つ。

　また動物が暴れないようにしっかり押さえこもうという意識で，力を入れてガチガチに保定する人もいるが，延々と押さえこむことは，逆に動物を暴れさせてしまう原因になる。動物が力を抜き落ち着いていたら少し保定を緩めるようにする。そしてまた動いたら優しくキュッと抱きしめるように保定する。これを繰り返すうちに，動物は"力を抜いて落ち着いていれば「嫌なこと（ギュッと押さえられること）」がなくなる（嫌なことがなくなるのは良いこと＝負の強化）"ということに気づき，どうしたら保定が緩まるのかを動物自ら学習し，動物と保定者の両者が楽になっていく。これは押さえこもうと必死になるのではなく，「行動の結果，良いことがあればその行動は増える法則（オペラント条件づけ）」を利用している。

　上記は犬でも猫でも（子犬でも子猫でも）同様である。猫の場合は加えて「隠れることができると安心する／不安になると隠れる」といった習性を利用して，大きなタオル（成猫の場合は厚手のバスタオルがすすめられる）をすっぽりとかぶせた状態で保定を行うと，より落ち着いて診察をすすめることができるだろう。可能であれば，その猫のニオイがついたタオルを使うと良い（自宅からタオルを持参してもらうようにする）。

☞ **負の強化**　p28

☞ **オペラント条件づけ**　p57

☞ **不安**　p10

Chapter 2 動物病院に慣れてもらうために

刺激を小さくする工夫を

　もちろん嫌な刺激が小さければその反応は小さくなる。注射や採血に使用する針はできるだけ細くより切れが良い方が痛みは少なく済む。また，動物の視界に入らない部位〔橈側皮静脈ではなく犬の場合は後肢にある外側伏在（サフェナ）静脈，猫の場合は大腿静脈を使うなど〕から採血した方が気づかれにくく，嫌がりにくいだろう。また，フード（嗜好性が高く，固形よりも食べるのに時間がかかる缶詰タイプがおすすめ）を食べさせて気をそらしている間に注射や採血をすることも，刺激を少なくする方法である。

嫌なことで終わらないようにしよう

　診察室での出来事が嫌なことで終わってしまうと，そこは確実に嫌な場所になってしまう。診察や処置が終わった後は，飼い主と一緒にオヤツを与えたり，少し遊んだり，撫でてあげたりして，動物の気分を戻してから診察室を出てもらうようにする。このような工夫も診察室と嫌なことが結びつきにくく（関連づけされにくく）なる1つの方法である。

計画的に診察室の関連づけを行う

　可能であれば，実際の診察を目的としない別の日を利用して，診察室は嫌な場所ではないという関連づけを計画的に行うようにする。特にはじめて動物病院に来院した動物に少しでもおびえている様子が見られたなら，飼い主には散歩の途中など診察目的ではなく都合の良い時に何度か来院してもらうようお願いし，診察室で喜んでオヤツが食べられるようになるまで診察室でオヤツを与えるだけということを繰り返す。コツとしては，はじめは飼い主からオヤツを与え，飼い主からのオヤツを喜んで食べるようになったら動物病院スタッフも与えるようにする。もしすでに診察室に入ること自体を嫌いになっている成犬の場合は，待合室や駐車場などもう少し手前のところから関連づけを変えていくようにする必要があるかもしれない（例：散歩の途中に動物病院の駐車場でオヤツを与えてから帰るなど）。

📣 **診察室は嫌な場所と思わせない！**
- 診察室でも待合室と同様の挨拶を心がける。
- 保定の際は，自身の呼吸にも意識を向ける。
- フードやオヤツを利用するなどして動物の気をそらし，受ける刺激を小さくする。
- 診察室を嫌なことだけで終わる場所にしない。
- 診察室への関連づけは計画的に行っていく。

動物種別　診察室での心がまえ

犬の場合

▶▶「オスワリ」の合図は？

　耳掃除など座位での保定時に，いきなり「オスワリ！」と犬に向かって合図を出すことはやめよう。そもそもその犬の飼い主は「オスワリ」ではなく，「Sit」という合図を使っているかもしれない。また，見知らぬ人にいきなり合図を出されたらどう感じるのかを自分の身に置き換えて考えてみよう。あまり良い気はしないはずだ。どうしても必要であれば，飼い主に合図を出してもらい，それに従ったら優しく褒めてあげることを忘れないようにしよう。

▶▶口輪，エリザベスカラー

　診察時に口輪やエリザベスカラーの装着が必要な犬もいるだろう。しかし装着しようとすると，暴れてしまう犬も多い。このように暴れてしまう犬の多くは，はじめから装着に抵抗していたわけではなく，だんだんと嫌がるようになってしまったことがほとんどである。つまり「口輪（エリザベスカラー）を装着する」→「検査や採血などをされる（嫌なことが起こる）」ことが繰り返されたことで，「口輪（エリザベスカラー）＝嫌なこと」という関連づけができあがったからにすぎない。

　口輪やエリザベスカラーを装着することで，動物に対して安全に処置を行うことができ，さらに動物に無理な負担をかけることもない。犬が装着を嫌がるのは，単に嫌なこと（これらを装着されると嫌なことをされる）との関連づけによるものである。これらの装着を嫌がらないようにするには，「嫌なこととの関連づけ」がされないようにすれば良い。

　具体的には，今後口輪やエリザベスカラーの装着が必要になるかもしれない犬，あるいはどんな犬でも口輪やエリザベスカラーを飼い主に購入してもらうか動物病院で貸し出し，自宅で1日1回装着し，装着した状態でオヤツを与えたり少し遊んだりしてもらう。装着時間は，はじめはオヤツを食べ終わるまでなど短時間で切り上げるようにする。犬が口輪やエリザベスカラーの装着を全く気にすることがなくなっても5分程度で外すようにし，長い時間装着する必要はない。大事なことは，装着している間はオヤツを与えるだけでなく，褒め言葉を用いて「装着していることは良いこと」と教えることである。外す時には特に何もする必要はなく，外した後に「おりこうだったね」とオヤツを与えることも必要ない。あくまでも「装着していると楽しい（装着している時に良いことが起こる）」という関連づけを行うことが大切である。また来院する際には口輪あるいはエリザベスカラーを必ず持参してもらい，検査など

Chapter 2 動物病院に慣れてもらうために

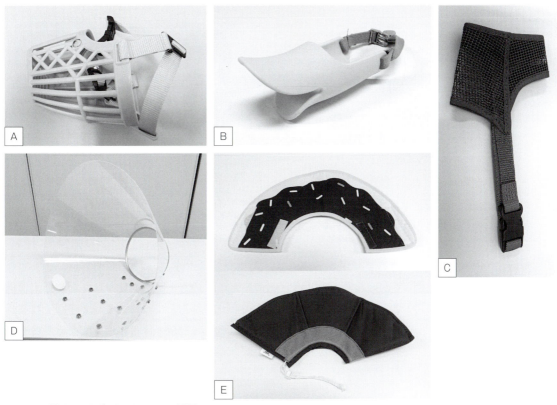

図3 口輪やエリザベスカラーの種類
A：バスケットマズル　B：クワック　C：布製（メッシュ）の口輪
D：エリザベスカラー（プラスチック製）　E：布製の柔らかい素材でできたエリザベスカラー

で必要がない場合も待合室や診察室で装着してオヤツを与える機会をつくるようにする。

○口輪，エリザベスカラーの適切な選択

　口輪を使用する場合は，オヤツを与えやすいように口輪の先を切って開けたバスケットマズル（図3A）か，先端がもともと開いているクワック（図3B）が装着の練習もしやすく，使いやすい。布製の口輪（図3C）はマズルをしっかりと押さえてしまい，あえぐことや水を飲むことができない。そのため，短時間での使用にとどめる必要がある。最近は見た目が可愛い口輪（図3B）やエリザベスカラー（図3E）もあり，このようなものを使用すると飼い主の抵抗は少ないかもしれない。ただし，布製で柔らかいエリザベスカラーは，目を布にこすりつけてしまうことがあるので角膜潰瘍などの眼疾患をもつ動物には不向きであることが多い。

　口輪やエリザベスカラーの装着に対して抵抗をもつ飼い主は多い。これは，これらを装着していると周囲に「危険性のある犬／咬む犬」と思われてしまうのでは，と飼い主が考えているからである。しかしこれら

137

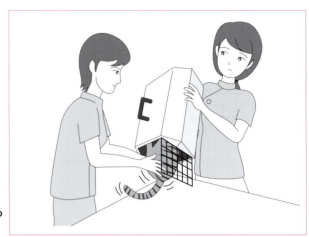

図 4 無理にキャリーバッグから猫を出さないようにする

道具を使用する目的は，動物病院スタッフが咬まれずに済むだけでなく，咬まれないようにと犬を無理に押さえこむ必要がなくなり，犬は押さえつけられることがなくなる（押さえこまれるストレスがなくなる）ためでもある。これらは犬にとっても安全で優しい道具になることを飼い主に理解してもらう必要があるだろう。これらの装着に対して飼い主が「かわいそう」と思う気持ちそのものが，犬が装着を嫌がる原因の1つになっていることもある。口輪の装着については，Chapter 3 成犬編 06 の COLUMN も併せて参照いただきたい。

猫の場合

▶▶猫は不安になると隠れる／隠れることができると安心する

猫は来客があるとどこかへ行ってしまうように，不安になると隠れるという習性がある。また箱や袋があるとすぐに入るように，隠れると安心するという習性をもつ。診察室には隠れる場所は，入ってきたキャリーバッグ以外にどこにもないことがほとんどである。キャリーバッグから猫を出す時に，なかなか出てこなかったり抵抗したりする猫が多いのはそのせいである（図 4）。

▶▶キャリーバッグの選択

なかなかキャリーバッグから出てこない猫を無理やり出そうとするよりも，猫を出しやすい形状のキャリーバッグの利用を飼い主に提案してみよう。キャリーバッグには横から出入りするタイプ（図 5A）と上から出入りするタイプ（図 5B），そして両方から出入りできるタイプ（図 5C）や，上下を取り外しできるタイプ（図 5D）がある。さらに布製などの柔らかい素材で扉がファスナータイプ（図 5E）もあるが，ファスナータイプの扉は猫を入れて全部閉める前にわずかな隙間から猫が飛び

Chapter 2　動物病院に慣れてもらうために

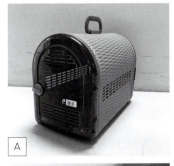
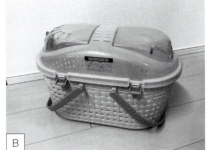
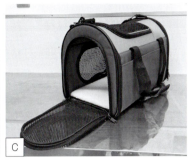
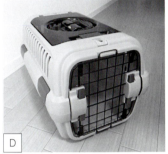
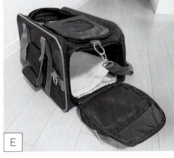

図5　キャリーバッグ
A：横から出入りするタイプ
B：上から出入りするタイプ
C：横と上から出入りできるタイプ
D：横と上から出入りでき，上部と下部を取り外しできるタイプ
E：布製で扉がファスナータイプ

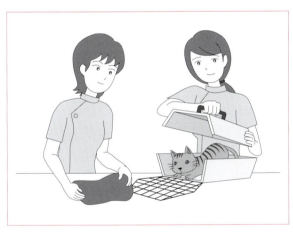

図6　キャリーバッグから猫を出す適切な方法
上下取り外し可能なタイプのキャリーバッグが理想である

出ようとしたり，急いで閉めようとしてファスナーに猫の毛を挟んだりするおそれがある。また布製タイプは扉を開けた時にキャリーバッグの形が崩れるものがあり，思うように猫を入れづらいといったこともある。

　診察室で猫をキャリーバッグから出す時に，横が開くタイプのキャリーバッグの場合，扉を開けると猫は奥の方に逃げてしまうことが多い。上から出入りできるタイプのキャリーバッグの場合，上の部分を開けてもたいていの猫はキョトンとしている。これは上が開いても周囲が壁のように囲まれ，猫は比較的落ち着いていられるためと考えられる。これは段ボール箱に入っている猫と同じ状況である。キャリーバッグの上部を外して猫をすくい上げるように抱っこする（図6），あるいはバスタオルを上からすっぽりかぶせた状態ですくい上げるように出してあ

げれば，飼い主も動物病院スタッフも，そして猫もよりストレスを感じずに済むだろう。

　以上が，キャリーバッグの奥に引っ込んで出てこない猫の対処法であるが，なかにはキャリーバッグから出そうとする時に，隙間から逃げ出そうとする猫もいる。そのような場合は，猫を洗濯ネットに入れてからキャリーバッグに入れれば動きが制限され，猫を落ち着かせるとともに脱走防止に役立つ。洗濯ネットは，中の様子が見えるような網目が少し粗く，猫が窮屈にならないように猫より少し大きめのサイズを選ぶようにする。

▶▶診察時の注意点

　猫の全身をくまなくチェックするにはキャリーバッグから出す必要があるが，問診などで飼い主から話を聞く間は，可能であれば猫をキャリーバッグに入れたままにすると良い。これは，猫が隠れることができない診察台の上に長くいればいるほど，どんどんストレスを増幅させていくからである。まず猫がキャリーバッグに入ったままの状態で飼い主の話を聞き（問診），その後，上の部分を開けることができるキャリーバッグの場合は，上部を開けて猫が入ったままでできることはそこで行い（顔や口腔内，聴診などはその状態でも可能な場合が多い），その後にキャリーバッグから出す，という手順を踏めば，猫をストレス環境下に長い時間さらすことなく診察をすすめることができる。また問診をする際には，キャリーバッグの扉は獣医師には向けず，飼い主の顔が見える方に向けるようにすると猫は安心する。なかには「先生にご挨拶」とばかりに，猫の顔を獣医師に向ける飼い主もいるが，そのようなことは猫にとって大きなストレスになることを伝えると良いだろう。

　猫を診察台の上に出した後は，厚手のバスタオルなどで猫の体全体をすっぽりと覆うことで隠れた状態を保つようにし，診察や検査に必要な部分（例：頭や採血時には後肢など）だけをタオルから出すようにすれば，落ち着いていることが多い。診察台の上にその猫のニオイがついたタオルを敷くだけで落ち着く猫も多い。そのため，診察台で使用するタオルは可能であれば自宅から持ってきてもらうと，飼い主や猫自身のニオイがついているため，より安心する材料になるだろう。診察時のタオルの使い方やタオルを使った保定の方法については Chapter 1 子猫編 07 を，より詳細な方法については「Low Stress Handling Restraint and Behavior Modification of Dogs & Cats: Techniques for Developing Patients Who Love Their Visits」（Sophia Yin. CattleDog Publishing. 2009）を参考にすると良い。

　診察や処置中に猫に対して「○○ちゃん，頑張れ！」や「ダメ！」

Chapter 2 動物病院に慣れてもらうために

「おとなしくしなさい」などと言っても，まず猫は言うことを聞かないし，ただでさえ大きな音が苦手なので，声に驚いて余計興奮してしまうだけということにも注意したい。声をかけるのであれば穏やかな声で名前を呼ぶようにしたり，猫の額周辺を軽くタップするように撫でてあげたりすると良いだろう。

> 📢 犬と猫に対する診察室での心がまえ
>
> 〈犬〉
> ・座位での保定時はむやみに「オスワリ」などの合図を出さず，必要であれば飼い主に合図を出してもらい，従ったら褒めることを忘れない。
> ・口輪やエリザベスカラーの使用目的を飼い主に正しく伝え，それらの必要性，選択法，正しい装着とそのトレーニングなどを適切に指導する。
>
> 〈猫〉
> ・猫を落ち着かせるためには，隠れることができる場所が必要である。
> ・理想のキャリーバッグは上下が取り外し可能なタイプである。診察時はキャリーバッグの上部を取り外して猫をタオルでくるむようにして出す。
> ・猫のストレスを考慮し，可能な検査は猫がキャリーバッグに入ったままで上部を開けて行うようにする。
> ・診察中は，たとえそれが猫に対する応援だとしても大声を出さない。

入院管理

ストレスが長く続くと，食欲が落ちたり（水も飲まなくなる場合もある），グルーミングをしなくなったり，無気力になったり，攻撃的になることがある。このため入院や預かり時のストレス管理はとても大切なものとなる。ストレスを軽減するには，①安心して休息できる環境づくり，②ある程度動き回れるスペース（猫では上下運動ができる），③ベッド（寝床）とトイレ（排泄場所）と食器（食事場所）の配置，④（元気な場合は）ケージ内でひとり遊びができる工夫，⑤新鮮な水／適切な食事の提供などが必要になる。

安心して休息できる環境づくり

可能であれば，犬と猫は互いの鳴き声が聞こえないように入院室を分ける方が好ましい。入院室を分けることができない場合は，互いの姿が視界に入らないように，また互いの声や音が聞こえないようにケージの場所をできるだけ離すようにしたい。また人や動物の出入りにも配慮する必要がある。入院室の入口付近は人や動物の出入りがよく見える。見

141

COLUMN　キャリーバッグを嫌いにならないための工夫

　ほとんどの猫はキャリーバッグに入れられて動物病院にやってくる。小型犬もキャリーバッグで来院することはあるが，犬の場合はキャリーバッグに入れられるのは動物病院に行く場合ばかりでなく，楽しいお出かけの場合もある。しかし猫の場合はお出かけといえば動物病院であることがほとんどであるため，キャリーバッグと動物病院を関連づけてしまうことが犬より多い。そのため動物病院に連れていこうとしてキャリーバッグを用意すると，猫は動物病院に連れていかれることを予測して，その場から逃げたり隠れてしまい，飼い主が捕まえられないということが起こりやすい。

　そうならないようにするには，キャリーバッグをしまわずに猫がいつもいる部屋（例：居間）の隅に，扉は開けっぱなしあるいは扉を外して置いておくようにする（動物病院に行く時にだけキャリーバッグが登場するという状況をなくす）。また普段から，①キャリーバッグの中にフワフワのクッションやブランケットなどを置いて居心地を良くする，②キャリーバッグの中でフードやオヤツを与えるなどして，キャリーバッグの中を良い場所と関連づけておく。「隠れることができると安心する」動物なので，キャリーバッグはいつも身近に置いてある隠れ場所の1つになっていくだろう。

　上記の方法はすでにキャリーバッグが嫌いで，避けるようになった成猫に対しても有効である。ただし，今使っているキャリーバッグはすでに動物病院との関連づけがしっかりされているため，新しいキャリーバッグを使用する方が楽に教えることができるだろう。来院時に洗濯ネットを使用している場合は，「洗濯ネット＝動物病院」といった関連づけもされているため，洗濯ネットも部屋に置いておき，隠れて遊ぶものの1つにしておくのも良い。洗濯ネットを部屋に置いておくことができない場合は，猫のニオイをつける（洗濯ネットで猫の体を拭く，寝床に敷いておくなど）と良い。

　キャリーバッグを嫌いになると動物病院への通院ができなくなるだけでなく，災害時などの同行避難にも影響が出る。そのためにはキャリーバッグを嫌いにならないための工夫が大切である。

　知らぬ人や動物が頻繁に出入りするのを見続けることになるので，臆病な犬や猫はこのような場所に居続けること自体が苦痛になる。猫の場合は，前述したように「不安になると隠れる／隠れることができると安心する」という習性があるので，隠れていると猫が思える場所を提供する。他のところが見えない，他から見えないケージ場所を選ぶ，身を隠すことができるようにケージ内に段ボール箱を入れる，扉に布をかける，扉の下3分の1を目隠しする，床敷きとは別にもう1枚大きなタオルを与える，などの工夫が考えられる（図7）。

　入院室での環境音は鳴き声や足音だけではない。家庭での生活ではあまり金属音を聞くことはないが，動物病院内では多くの場合，ケージも食器もステンレス製であり，ステンレス同士がぶつかる金属音がよく聞こえる。音に敏感な動物はこれらもストレスの要因になることがあるので，食器を洗う時やケージの扉の開閉時などの音にも配慮が必要である。

　猫ではもう1つ「ニオイ」への配慮も必要だろう。見知らぬ場所に入

Chapter 2 動物病院に慣れてもらうために

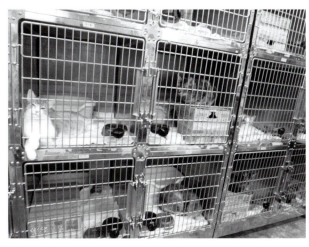

図7 安心して休息できるように，ケージ内に段ボール箱を入れてあげる

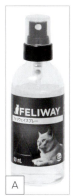
A

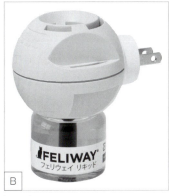
B

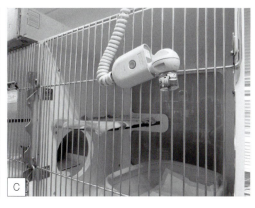
C

図8 フェリウェイ
Aはスプレータイプ，Bは拡散タイプ。警戒心の強い猫にはケージ部分に拡散タイプのフェリウェイをつけるなど工夫する（C）。この時フェリウェイ拡散タイプが必ず縦に固定されるよう延長コードとともにしっかりと留める
A，B画像提供：(株)ビルバックジャパン

れられた猫はまずその場所のニオイを隅から隅まで嗅ぐ。そしてその後自分の体をこすりつけることで自分のニオイをつけ，ようやく安心する。ところが毎日の掃除やそれに伴う移動などによって，このせっかくこすりつけたニオイは失われてしまう。そのため猫はこの一連の作業を毎日行わないと落ち着けなくなる。特に臆病な猫では顕著であるため，感染症などによる入院ではなく，かつケージ内で食事もなかなかとれないほど怖がっている場合は，ケージの場所を毎日移動せずに汚れたところだけを掃除するようにして，その猫のニオイをケージに残してあげるのもストレスの軽減に役立つ。また，フェリウェイ（図8）を入院室全体に拡散させる，あるいはケージ内の四隅（猫の鼻の高さあたり）にフェリウェイスプレーを噴霧して「自分の体をこすりつけてニオイをつける」ことを疑似的に行うことでストレスの軽減と新しい環境への適応を図ることも1つの方法である。

ある程度動き回れるスペース（猫では上下運動ができる）

ケージレストなどの制限がない場合は，犬も猫もある程度の動き回れるスペースが必要である．特に猫では少しでもケージ内に高い場所があると安心する（図9）．最近の猫仕様のケージには，はじめから段差があるものも多いが，現在でもよく使用されているステンレス製の2段あるいは3段型の入院ケージの場合は，猫はできるだけ2段目あるいは3段目に入れてあげるようにする，または段ボール箱などをケージの中に入れることで床より少しでも高いところに猫がいられるような状況をつくると良いだろう．

ベッド（寝床）とトイレ（排泄場所）と食器（食事場所）の配置

猫の場合はトイレをケージ内に設置する．猫は本来，トイレが十分に広い方を好むが，トイレと食器の配置場所が近くなると食事をとらなくなることがある．猫はトイレと食器（飲水器も含む），寝床が離れていた方が好むので，できればそれぞれ50 cm離して設置すると良い．そのため，ケージのスペースとトイレの大きさには配慮が必要である．

入院や預かり時の排泄に関わる問題としては，犬では「ケージを汚してしまう」，猫では「なかなか排泄してくれない」ことが多い．この問題を解決するには，犬の場合はあらかじめ入院（預かり）時に，飼い主からその犬の排泄習慣を聞いておくことが大事である．排泄時間は習慣化することが多いので，普段の排泄する時間と場所（土，砂利，草むら，コンクリートなどの素材）を確認し，できればその時間帯にいつも排泄している素材（土，砂利，草むら，コンクリートなど）がある場所

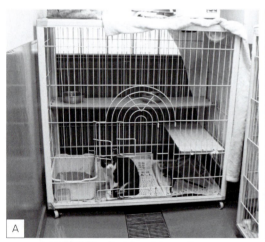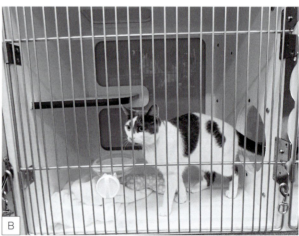

図9　上下運動ができるケージの工夫
A：ケージ内に木の板で段差をつくり，トイレと食器の配置場所を分けている
B：段差がもとからある猫仕様のケージ

Chapter 2　動物病院に慣れてもらうために

に連れ出すようにする。猫がなかなか排泄してくれないのは、「トイレの砂が好みのものではない」「ケージの場所が落ち着かない」「トイレが小さい」などいくつかの原因が考えられる。この場合も入院（預かり）時に、いつも使っているトイレの砂のタイプを飼い主に確認しておく（あるいは使っている砂を預かる）ことや、猫が落ち着く場所にケージを移動する、トイレを大きくする（ただし食器の配置場所と近くなり食事をとらなくなることがあるので、できればケージスペース自体も広くすると良い）などが挙げられる。

（元気な場合は）ケージ内でひとり遊びができる工夫

　入院（預かり）が長期間にわたり、かつ動物が元気で、特に若い動物の場合、ケージ内でひとり遊びができる工夫を考えてあげたい。転がすとフードが出てくるおもちゃなど、家庭にいる犬や猫と同じような方法を使ってひとり遊びさせることもできるが、考え方を変えなければいけない場合もあるので注意が必要である。

　考え方を変える必要がある点として、①与えるおもちゃが他の動物との感染の橋渡しにならないように、消毒可能なものや使用後すぐに惜しみなく捨てられるものを利用すること、②預かりではなく入院時の場合（特に整形外科での入院は要注意）では、床に転がったおもちゃを間違って踏んで転倒したり、興奮しすぎて暴れたりしないように転がるような動きのあるおもちゃなどは与えるべきでない。ケージ内でも安全にひとり遊びができるものとして、ケージの壁や床におもちゃをくっつけて、中にフードを入れられるおもちゃ（図10）もあるので、そのようなおもちゃを用意しておくと便利かもしれない。

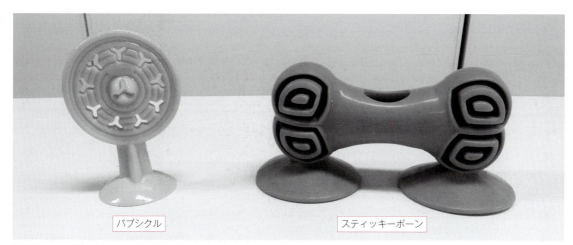

図10　ケージ内でもひとり遊びができるおもちゃ
吸盤がついており扉やケージ内など平たいところならどこでも貼りつけることができる。フードやオヤツを隙間に入れると、夢中になって取り出そうと、ひとりで遊ぶことができる

新鮮な水／適切な食事の提供

　もちろん適切な食事を与えることは大事だが，与え方にも工夫が必要である。健康な動物の場合には食べやすい（飲みやすい）ように食器の高さを少し上げると良い。伏せたまま食べる場合は，食器が動かないように両面テープなどでケージの床面に固定すると食べやすくなるだろう。また，猫ではヒゲが食器に当たることが苦手な場合も多いので，犬用の深い食器ではなく平たい皿タイプの食器を用意してあげると良い。同様に，水を飲む時にも食器の縁にヒゲが当たることを嫌がるので，比較的口が広いものを選ぶと良いだろう。

📢 入院時は環境整備を入念に

- ・音（動物の鳴き声，ステンレスや金属などの音，人や他の動物の移動音）や，ニオイ（特に猫）に配慮し，犬と猫が安心して休息できる場所になるようにする。
- ・元気な子ならば衛生面に配慮しつつ，ひとり遊びができるおもちゃなどを利用して刺激を与える。
- ・特に猫では寝床とトイレ，食器は近すぎず，距離をとって配置する。
- ・特に猫では浅く平たいタイプのお皿を利用し，食べやすいように少し高さを上げる。

✏️ まとめ

- ▶ 動物病院は，動物にとって非日常的な環境である⇒動物に動物病院を楽しい場所だと関連づけるには，動物病院スタッフの想像力をはたらかせた工夫と計画的なアプローチが必要となる
- ▶ 動物に挨拶をする時は，姿勢を低くして動物の横あるいは斜めからアプローチする
- ▶ 待合室は飼い主と動物が落ち着ける環境づくりや工夫をする⇒動物の視界を遮ることで周りからの刺激を与えないようにし，飼い主もリラックスできる場にする。さらに，犬の場合は待合室を良い場所だと印象づけるためにオヤツを与えるといった楽しい経験をしてもらう
- ▶ 診察室は嫌な場所と思わせない⇒診察室は嫌なことだけで終わる場所だと認識させないように，フードやオヤツを用いて動物が受ける刺激を小さくする
- ▶ 入院室の環境整備は入念に行う⇒音やニオイに配慮し，犬と猫が安心して休息できる場所になるようにする。特に猫では寝床とトイレ，食器を配置する距離や食器の種類に配慮する

02 動物病院を好きになってもらうための取り組み

取り組みがもたらすメリット

動物病院の現状として，次の2点が挙げられる。

①動物は獣医療行為の必要性を理解できないため，動物病院は痛いことをされる場所，動物病院スタッフは嫌なことをしてくる人，と認識されてしまっている
②「動物が嫌がるから連れていくことができない」と，言う飼い主がいることで，必要な獣医療行為を受けられない動物がいる

筆者は動物看護師として働いているが，しつけの分野に興味があり学習理論について勉強していくうちに気づいたことがある。動物にとって動物病院やそこで働くスタッフは，はじめは好きでも嫌いでもない存在だが，嫌なことをされた場所や人であるという経験によって嫌悪感を抱く対象となることである。動物が好きでこの職業に就いたからには，動物にも飼い主にもストレスなく動物病院を利用してほしい，必要な獣医療行為を受けることができない動物を減らしたい，そしてできれば楽しく動物病院に来てほしいという思いが芽生え，好きになってもらえる工夫を考えるようになった。実際に様々な工夫を取り入れ始めると，動物や飼い主が楽しく病院に来院するようになり，それは動物と飼い主のストレス軽減につながるだけではなく，転院率の減少，1頭あたりの来院回数の増加にもつながり，結果として動物病院の売り上げの増加も期待できることがわかった。取り組みには協力的な飼い主も想像以上に多く，それを知って当院を選んでくれる飼い主も現れてきている。

☞ **学習理論** p57

受付，待合室，診察室の工夫

筆者の勤める動物病院では動物病院を好きになってもらうために，犬（子犬，成犬問わず）には受付，待合室，診察室などで大好きなフードやオヤツを与えるようにしている（図1）。これにより「動物病院はおいしいものがもらえる良い場所」と認識されるようになり，喜んで動物病院に来院する犬が増えた。猫には診察室でのみフードやオヤツを与え

02 動物病院を好きになってもらうための取り組み

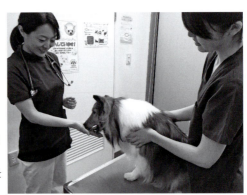

図1　診察室でごほうび（フードやオヤツ）をあげている様子
診察台にのったら，まずスタッフからごほうびをあげるようにしている

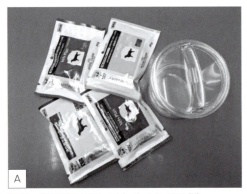
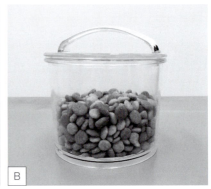

図2　診察室に置いておくオヤツの例
プラスチック容器に試供品のフード（A）をオヤツとして入れている（B）

ている（逃走のリスクを回避するため）。特に診察台の上は，痛いことや嫌なことをされるうえに高くて慣れない場所であるため，苦手な場所として関連づけする動物が多いが，フードやオヤツを用意するだけで「おいしいものがもらえる良い場所」へと認識を変えることができ，とても効果的である。

　冒頭でも述べたが，動物病院スタッフは「嫌なことをしてくる人」と認識されやすく，この関連づけから動物に嫌われることが多い。しかし，動物病院スタッフから動物にフードやオヤツを与えて「おいしいものをくれる人」と認識してもらうことで，動物病院スタッフになつく動物をこれまでに多く見てきた。動物たちが動物病院を好きになってくれると，動物が協力的になってくれ獣医療行為が非常に行いやすくなるだけでなく，飼い主も気軽に来院してくれるという結果につながる。

与える食べ物とそのタイミング

　院内で与える食べ物は，日頃から病院で取り扱っているフードの試供品や販売しているオヤツなどを利用し，これらを受付や待合室，診察室に用意しておく（図2）。

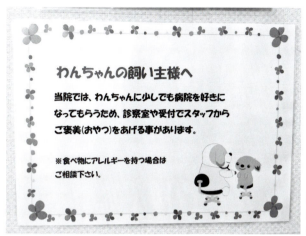

図3　院内の掲示物
飼い主に声をかけてから犬にごほうび（フードやオヤツ）をあげるよう配慮している

　診察室では動物の状態によるが，可能なら診察台にのせてすぐにフードやオヤツを与え，その後に診察を開始するのが理想である．これは，動物は直前の出来事と今の気持ち（情動）を関連づけるからである．つまり，診察台にのること自体が良いこと（おいしいものをもらえて嬉しい）と関連づけされるのである．動物に良いことが起こるより先に「（診察台にのったら）痛いことをされた」と認識されてしまうと，悪い印象（診察台の上にのると嫌なことが起こる）と関連づけされやすいため十分に気をつけたい．特に子犬や子猫の時期は，まだ動物病院が怖い場所であるという関連づけがされる前であることがほとんどである．そのため良い印象と関連づけしやすいことから，動物病院だけでなく動物病院スタッフのことも好きになってもらいやすく，実践することをおすすめする．

　なかには，アレルギーで食事内容が限られている動物，体調不良で来院している動物もいるため，事前にその動物の状態を把握し，臨機応変に対応することも必要である．筆者の病院では待合室や診察室で掲示を行い（図3），フードやオヤツは飼い主に一声かけてから与えるように心がけている．

猫に対する工夫

　猫には診察室でのみフードやオヤツを与えるようにする．それは，受付や待合室で猫をキャリーバッグから出すことは逃走や，他の動物を見ることで恐怖心が増大するリスクが高いからである．ただし，猫は犬に比べてドライフードを食べないことが多いため，より嗜好性の高い缶詰やCIAOちゅ〜るといった猫にとって魅力的なフードやオヤツを使用すると良いだろう．缶詰は試供品が滅多になく，犬のオヤツと比較して

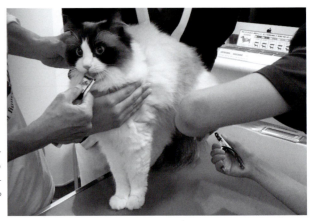

図4　以前は威嚇や攻撃をしていた猫
飼い主にペースト状のオヤツをもらいながら爪切りをしている様子。以前はシャーシャーと鳴いて威嚇しながら攻撃をするため爪切りが難しかった猫であったが、ペースト状のオヤツを与えることで嫌がることなく爪切りや駆虫薬の塗布を受け入れてくれるようになった

☞ 威嚇行動　p81

☞ 攻撃行動　p16

動物病院で用意するには費用もかかり常備することは難しい。そのため、普段から与えている大好きなオヤツを飼い主に持参して来院してもらうようお願いするのも良い。猫にフードやオヤツを食べさせながら診察を行うことで、威嚇をせずに処置を受け入れる猫の姿を見た飼い主は、毎回来院の際にオヤツを快く持参してくれるようになる。

具体例の紹介

一例：威嚇や攻撃をしてくる猫での実践

ラグドール、去勢オス、2歳齢。爪切りと駆虫薬の塗布を目的に毎月来院している。

7カ月齢の頃から通院しており、1歳齢を過ぎた頃から爪切りと駆虫薬の塗布を嫌がるようになった。「シャーシャー」と鳴いて威嚇しながら攻撃（猫パンチ）し、動物病院スタッフに対して友好的ではなかった。

はじめはエリザベスカラーを装着し、タオルで体をくるみ、動物看護師2名で横臥位の保定をし、合わせて3名で爪切りをしていた。そこで飼い主には大好きなペースト状のオヤツを持参してもらうことを提案した。処置する際は飼い主に猫の顔側に立ってもらい、飼い主からペースト状のオヤツを与えてもらうようにした。処置中は、ペースト状のオヤツを切らさないように少しずつ与え続けてもらうようにお願いした。その間に爪切りや駆虫薬の塗布を行ってみると、今まで嫌がっていた足を触る、爪を切る、駆虫薬を塗布するという行為を徐々に受け入れてくれるようになり、次第にペースト状のオヤツを食べている間は威嚇や攻撃をしなくなった。

現在は、エリザベスカラーの装着やタオルの使用も不要になり、保定者1名で立位の姿勢のまま軽く支える程度の保定をするだけで爪切りと駆虫薬の塗布ができるようになった（図4）。

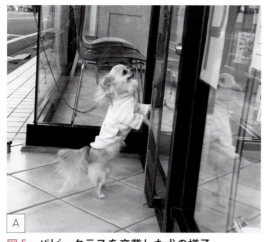
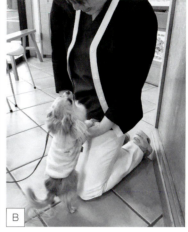

図5 パピークラスを卒業した犬の様子
パピークラスを卒業した犬が動物病院に入りたがり（A），動物病院スタッフに会えて喜んでいる（B）

犬に対する工夫〜パピークラスの開催

　院内でパピークラスを行う最も大きなメリットは「動物病院を大好きになってくれること」といっても過言ではない。最近はマスメディアでも，動物病院やトリミングサロンなどの今後利用する施設に動物を慣らしておく重要性を取り上げるようになってきた。子犬の時から動物病院を大好きになってくれれば，その犬にとっても飼い主にとっても動物病院の敷居は低くなり，何かあればすぐに動物病院へ来院してくれる，そして同じ動物病院を利用し続けてくれるはずである。そのため犬では診察室でフードやオヤツを与える工夫の他に，パピークラスを開催することも動物病院を好きになってもらうための取り組みとして有効となる。

　当院ではパピークラスへの参加時期については，3回目のワクチン接種が終わるのを待つと貴重な社会化期の大半が終わってしまうため，当院では2回目のワクチン接種を済ませてから1週間以上経過した初回参加時点で5カ月齢未満の子犬が参加できるよう設定している。ただし，ワクチンプログラムが終了していない子犬が参加するため，事前に獣医師の診察を受けてもらっている。健康上問題はないと確認できた子犬のみを対象とし，さらに当日も健康状態の確認を必ず行うようにしている。この頃にパピークラスを目的に動物病院に通ってもらうと，「動物病院は楽しい場所」「動物病院スタッフは良い人」と認識され，喜んで来院する動物が増える。パピークラスの卒業生のなかには，散歩の途中で動物病院に寄ろうとする子，閉まっている動物病院の前で待っている子など，動物病院に自らやってくるくらい動物病院が大好きな子もいる（図5）。

☞ 社会化期　p11

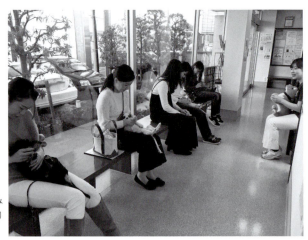

図6　待合室でのパピークラスの様子
パピークラスを待合室で行っている。デモはぬいぐるみを使用したり，パピークラスに参加している子犬を借りて行うこともある

開催時間と人数，開催場所

▶▶開催時間と人数

　パピークラスを開催するにあたり，時間やスタッフの人数確保に悩むことも多いと思う。当院では，外来診療の休憩時間（手術やリハビリテーション，薬浴などを行う時間）にパピークラスを行っている。病院によっては，昼休みや診療時間終了後にクラスを行っているところもある。スタッフは動物看護師が1名いれば開催が可能である。当院の場合，参加頭数の上限を4頭とし，1～2頭の場合はスタッフ1名で，3～4頭の場合はスタッフ2名で行っている。またスタッフは，パピークラスを担当する動物看護師と毎回同じスタッフが入るようにシフトを組んでいる。さらに，診察台やスタッフに慣れてもらう練習をする際には，その時に手伝うことができる動物病院スタッフ全員に協力してもらい，実際の診察に近いシチュエーションをつくったり，できるだけ多くのスタッフに慣れてもらえるよう臨機応変に内容を決め，行っている。

▶▶開催場所

　当院のパピークラス開催場所は，待合室と診察室である（図6）。待合室の広さは約 38 m^2（待合室のため細長いつくりとなっている）で，パピークラスの実施には十分な広さである。開催時には待合室に設置している本棚を移動させて，より見晴らしが良く，広々と使えるよう場所を確保し，床を消毒してから行っている。

　診察室のスペースもクラスの開催中に使用するぬいぐるみや椅子などの道具を置いたり，参加頭数が多い時は練習する場として利用したりと，臨機応変に活用している。しつけ教室専用の部屋がなくても，待合室や診察室のスペースをうまく活用することで，パピークラスを行うスペースは十分に確保できる。

Chapter 2　動物病院に慣れてもらうために

　なお，パピークラスでごほうびとして与える食べ物は，飼い主が食事としていつも与えているドライフードを1日量の中から持参してもらっている。当院のクラスは14〜16時の間に行うことが多いことから，実際は飼い主に夕飯の食事1食分を持参してもらうようお願いしている。特に大好きなオヤツがあり，普段から与えているものがあればそれも持参してもらっている。大好きなオヤツでも，いつもと違う場所にくることで緊張や不安を感じて時には食べられない子犬もいる。そのような場合に備えて，動物病院側でもいくつかおいしいフードやオヤツを用意している。

☞ 不安　p10

プログラム

　パピークラスでは，社会化や日頃のお手入れ方法，飼い主と子犬の関係づくりを指導することが中心となる。当院では，オリエンテーションとして座学を1回，実技を4回以上と設定するのが理想と考えてプログラムを組んでいる。クラスでは学ぶだけでなく，実際に練習してもらうこともたくさんあるが，飼い主と子犬が苦痛に感じないよう，楽しくできることを心がけている。

☞ 社会化　p9

　パピークラスの目標は当院の場合「動物病院を好きになり，今後出合う様々な環境や刺激に慣れること（社会化）」「日頃から飼い主自身が犬のお手入れをできるようになること」「飼い主と子犬の関係づくり」など多岐にわたる。そして飼い主には，各子犬のできることが今よりも増えることを目標にしてもらっている。子犬の時期から人懐こい，怖がり，興奮しやすい，落ち着いているなど，その性質は個々で異なる。そのため，各子犬の上達するスピードがバラバラな時も多い。そのような時は，飼い主に他の子犬と比べる必要はないことと，その子犬に合わせた目標をそれぞれに伝えるようにしている。

▶▶社会化

　当院では社会化の一環として，「診察台に慣れる」「他人に馴れる」「掃除機やドライヤーに慣れる」ことなどを行っている。

○診察台に慣れる

　「診察台に慣れる」では以下のような練習をしている。

①飼い主に子犬を診察台の上にのせてもらい，飼い主がフードやオヤツを与える（図7A）
②診察台にのせたまま，他の飼い主がフードやオヤツを与える
③診察台にのせたまま，動物病院スタッフがフードやオヤツを与える（図7B）

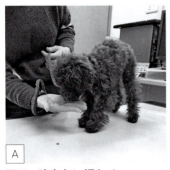 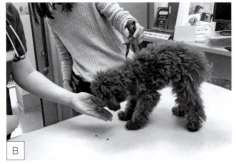 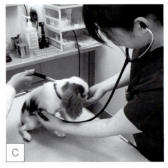

図7　診察台に慣れる
A：診察台の上で飼い主からフードやオヤツをもらう
B：診察台の上で動物病院スタッフからフードやオヤツをもらう
C：診察台の上で聴診器を当てながらフードやオヤツをもらう

④診察台にのせたまま，動物病院スタッフが診察行為（聴診器を当てる，保定をするなど）をしながらフードやオヤツを与える（図7C）
＊1回のクラスですべて行うのではなく，4回以上通ってもらうなかでステップアップしていく

○他人に馴れる

　今後，飼い主以外の人に会った時に吠えたり，怖がったりするなどの反応をできるだけ減らし，知らない人が近くにいても犬が平常心でいられることを目標に練習している。他人はオヤツやフードをくれる良い人であり，近くにいても大丈夫な存在であることを経験してもらう。はじめは他人からのオヤツやフードを食べられない子犬もいるが，犬の様子に合わせて無理なく練習していけば，徐々に食べられるようになっていく。他人からオヤツやフードを問題なく食べられた子犬は，他人に触ってもらったり，抱っこしたりしてもらいながらオヤツやフードをもらう練習へとステップアップしていく。

　実際，知らない人からオヤツやフードをもらえる機会は少ないため，パピークラスに参加している飼い主の皆さんに協力してもらい，交代しながらオヤツやフードを与えてもらう。飼い主も他の可愛い子犬たちと触れ合う機会ができることから喜んで引き受けてくれる。

○掃除機やドライヤーに慣れる

　掃除機やドライヤーは日常生活でよく使用される道具だが，これらを苦手と感じる子犬は意外と多いため，クラスで練習する時間をとっている。日常生活で，掃除機やドライヤーを使用する場面に遭遇しても過剰に怖がったり，興奮したりしないことを目標に練習している。掃除機もドライヤーも音を出しながら動くと怖がる反応が強い子犬がいるため，音と物自体（掃除機やドライヤー）を別々に慣らしていく必要がある。

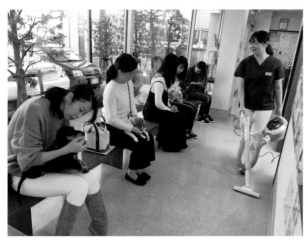

図8 掃除機に慣れる練習をしている様子
スタッフが掃除機をかけている最中にごほうびをあげているところ

物自体に慣らすところからはじめ，怖がる反応が見られなくなったら，物自体を持ち上げたり，ゆっくり動かしたりするなど，本来の使い方に近い動きに徐々に慣らしていく（図8）。

　以上のように，人や物に慣らしていく練習は，犬の状態に合わせてステップアップしていく必要があり，無理にレベルを上げすぎてしまうと，余計に苦手にさせてしまうおそれがある。そのため，あらかじめパピークラスを開催する動物病院スタッフ自身が，十分な知識や経験を積んでおくことも大切である。

▶▶日頃のお手入れ

　日頃のお手入れとして，足拭き，ブラッシング，歯磨き，耳掃除など飼い主に自宅で行ってもらいたい項目を優先して教えている。飼育している犬を飼い主自身がお手入れできるようになると，犬を触る機会が増えて犬とのコミュニケーションも増えるだけでなく，小さな変化に気づきやすくなることで皮膚疾患や腫瘍疾患をはじめとした様々な病気の予防や早期発見につながる。パピークラスにははじめて犬を飼う飼い主も多く参加するため，犬のお手入れの仕方やその頻度，犬が楽しくお手入れに慣れる方法を伝える貴重な機会になる。

　また，成犬になってからお手入れに慣らそうとしたり，お手入れが嫌いになってから慣らそうとしたりすると，慣れるまでに根気と時間がかかることが多い。しかし子犬のうちから楽しく練習すれば，成犬に比べはるかに短い時間で簡単にお手入れに慣れてくれる。日頃のお手入れ項目は，子犬が嫌な印象を受ける前に楽しい習慣にしておくことで，犬は気持ち良く受け入れてくれるようになる。例えば，外耳炎に罹患し，耳が痛い状態ではじめて耳掃除をされた犬は，耳を触られると痛いことが

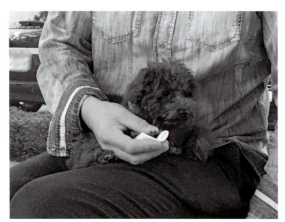

図9 足拭きの練習をしている様子
タオルは手の中におさまるくらいの大きさにたたんで使用する

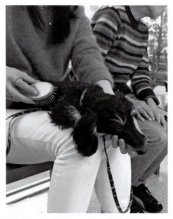

図10 ブラッシングの様子
ブラッシングは慣れてしまえば，犬は気持ち良くなり寝ながら行うことができる

起きると学習し，その後，耳付近を人に触られることを嫌がるようになるかもしれない。また毛玉がたくさんできてしまってからブラッシングされた犬は，ブラッシングをすると毛が引っ張られて痛みを感じ，ブラシは痛い道具であると学習してブラシが出てきただけで物陰に隠れてしまうかもしれない。このような問題が起こる前，そして様々な出来事を受け入れやすい子犬の時期だからこそ，将来必要なお手入れが楽しい習慣になるようパピークラスでお手伝いすることがとても大切である。

○足拭き

　足拭きは，散歩に行き始めたら毎日行うことになるお手入れの1つである。よくある問題として，足を触ろうとしたら咬んでくる，足拭き用のタオルをおもちゃにされてしまうことなどが挙げられる。そのようなことを繰り返していると，犬は「咬んだら足を拭かれなくなる」「散歩から帰ってきたらタオルで遊ぶ時間だ」などと学習して足拭きがどんどん難しくなっていくおそれがある。

　一般的に足先を触られるのが苦手な子犬は多い。そのためパピークラスでは，まずは足先ではなく，足のつけ根から優しく触るようにするところから始める。またタオルは子犬のおもちゃになりやすいため，足を拭くタオルは小さなものを選び手の中におさまるくらいの大きさにたたんで使用する，拭き終えたタオルはすぐに犬の届かないところに置くなど，しっかり管理するよう伝えている。すると，上記のような失敗を未然に防ぐことができ，毎日の足拭きをスムーズに行えるようになる（図9）。

○ブラッシング

　ブラッシングも毎日行うべきお手入れの1つであり，毛玉ができる前

Chapter 2 動物病院に慣れてもらうために

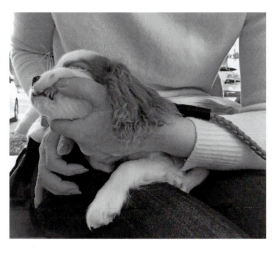

図11 歯磨きをしている様子
口唇をめくり，歯肉を触られる練習をしている様子。犬が疲れてきたタイミングで行う

から全身を触り，ブラッシングの練習を始める必要がある．よくある問題として，落ち着いていられない，体を触られることが苦手，ブラシをおもちゃにされてしまうことなどが挙げられる．元気が有り余った状態だと落ち着くことができない子犬が多いため，遊んで体力を発散させた後にその子犬に合った落ち着きやすい姿勢を探す．子犬が落ち着いたら，触られることに慣らしてからブラシを使用する．ブラシは足拭きのタオルと同様，おもちゃにされないよう管理を徹底する．

また，毛質に合わないブラシを使用している飼い主も少なくないため，当院ではブラッシングを練習する日には家で使用しているブラシを持参してもらい，それが適切であるかどうかのチェックを行うようにしている．正しく行えばブラッシングは犬にとって気持ちの良いことであるため，次第に喜んで受け入れてくれるようになる（図10）．

○歯磨き

歯磨きについては，3歳齢以上の犬の8割以上が歯周病であるといわれていること[1]から，動物病院では特に力を入れたいお手入れ項目だといえる．当院のパピークラスでは，乳歯が生えている間に口周りや歯，歯肉を触ることを習慣にし，歯磨きシートを使用して歯を優しく触ることを第一の目標に掲げている．さらにジュニアクラス（パピークラスの1つ上のクラス）では，永久歯に生えかわったら歯ブラシで歯磨きができることを最終的な目標として練習を行っている．

よくある問題として，落ち着いていられない，口の中を触られることが苦手，デンタルシートや歯ブラシをおもちゃにされてしまうことなどが挙げられる．ブラッシングと同様に遊んで体力を発散させた後，子犬の落ち着きやすい姿勢を探す．落ち着いたら口周りをゆっくり触っていき，子犬が受け入れたら口の中に指を入れ，歯を触っていく（図11）．子犬の様子を見ながら，デンタルシートや歯ブラシの使用を検討してい

157

く。他のお手入れと同様，道具の管理は徹底する。

○耳掃除

耳掃除については，耳のトラブルが起きる前から耳を触られることや耳掃除に慣らす必要がある。

よくある問題として，落ち着いていられない，耳を触られることが苦手，コットンなどの耳を拭く道具をおもちゃにされてしまう，イヤークリーナーが耳に入ることを嫌がるなどが挙げられる。他のお手入れと同様に遊んで体力を発散させた後，子犬の落ち着きやすい姿勢を探す。耳周りを触るところから始め，子犬が受け入れたら耳の中まで触る。その後，コットンやイヤークリーナーの使用を検討していく。はじめからイヤークリーナーを耳道内に入れてしまうと，驚き嫌がる子犬は多く，耳を触られることに対して嫌な印象が残りやすい。そのため，イヤークリーナーを染み込ませたコットンを使って耳を触るところから練習すると良い。耳毛を抜くトリミング犬種（トイ・プードル，ミニチュア・シュナウザーなど）や，外耳炎になりやすい犬種（アメリカン・コッカー・スパニエル，シー・ズーなど）には特に耳掃除に慣らしておく必要性を伝えている。耳掃除は1〜2週間に1回程度行うことをすすめている。

○その他

犬が様々な姿勢を受け入れるようになってくれると，お手入れは格段に行いやすくなるため，パピークラスでは様々な姿勢をとる練習もしている。例えば，人の小脇に抱えられる姿勢（小型犬の場合，図12A），犬が人の横に抱き寄せられる姿勢（大型犬の場合，図12B），人の膝の上で右向き抱っこ（図12C）・左向き抱っこ・前向き抱っこ，人の両足の間に入り同じ方向を向いて座らせる姿勢（図12D），あお向け抱っこ（図12E）などである。このような様々な姿勢に慣らしておくと，自宅で行うお手入れを色々な姿勢で臨機応変に行うことができ，将来的にX線検査や超音波検査などで行う保定も受け入れてもらいやすくなる。

これらすべてのお手入れ項目は，子犬の元気が余っていると暴れてしまいうまくいかないことも多いため，当院ではクラスの後半に練習する時間を設けている。日常生活のなかでは朝起きてすぐに行うのではなく，散歩から帰ってきた後や遊んだ後，夜寝る前などの子犬が落ち着いているタイミングで行うようにアドバイスをすると成功率がアップする。

また，犬はお手入れの必要性を理解できないため，行為を受け入れてくれないことも多い。犬が嫌がったままお手入れを無理やり続けてしまうと，ますます苦手になったり，触らせてくれなくなったり，咬みつくようになるおそれがある。そのため，なぜその犬がお手入れを受け入れ

Chapter 2　動物病院に慣れてもらうために

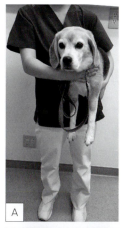
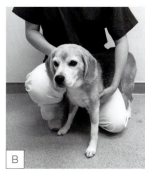
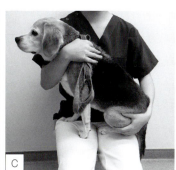
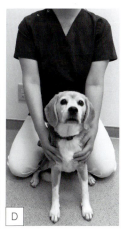
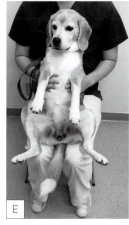

図 12　様々な姿勢をとる練習
A：人の小脇に抱えられる姿勢
B：犬が人の横に抱き寄せられる姿勢
C：人の膝の上で右向き抱っこ
D：人の両足の間に入り同じ方向を向いて座らせる姿勢
E：あお向け抱っこ

ないのかを見極め，犬によって対応を変えていく必要がある。

さらに，飼い主も若いご夫婦，高齢者，子どものいる家庭など様々なので，それぞれの飼い主によって実施しやすい方法を提案することも大切である。そのためには動物病院スタッフは知識を得て技術や経験を積み，提案の引き出しをたくさんもっておく必要がある。

▶▶飼い主と子犬のより良い関係づくり

飼い主と子犬のより良い関係づくりのために，当院では「アテンション」「オイデ」「おもちゃの遊び方」などの練習を行っている。
○アテンション

「アテンション」は，飼い主が子犬の名前を呼んだら子犬が即座に飼い主に対して意識を向ける（飼い主の方を見る）ようにすることである。名前の認識がまだ不十分なこの時期に，自分の名前を理解し，かつその名前を大好きになってもらうことを目標に行う。子犬が飼い主の方を見ていない時に「オスワリ」の合図を出しても（子犬が自分に対して言われていると気づかないために）子犬は「オスワリ」をしないが，名

159

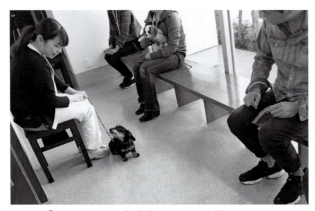

図13 「アテンション」を説明している様子
名前を呼び，犬が人に注意を向けたタイミングで褒め言葉をかけてごほうびをあげる

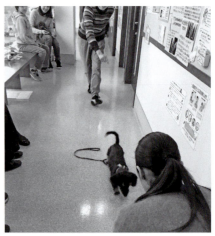

図14 「オイデ」の練習をしている様子
飼い主1名にリードを持ってもらい，別の1名に離れたところから合図を出してもらう。写真は子犬が合図に反応し，駆け寄っている様子

前を呼ばれて飼い主に意識が向いている時に（直接的に犬が飼い主の目を見なくても飼い主の方に注意が向いた時に）「オスワリ」の合図を出すようにすると，その声を聞く（意識する）確率は高くなる。このように「アテンション」は，犬に何かを伝えたい時の最初のコミュニケーションツールとして重要なため，当院ではパピークラスで必ず教えるようにしている（図13）。

○オイデ

　当院では「オイデ」という合図は，単に飼い主の近くに子犬を呼び寄せることではなく，飼い主のもとまで来たら子犬を抱くか，首輪や胴輪を掴む（しっかりと飼い主が子犬をキャッチする）ことをゴールとして伝えている。これは子犬が飼い主の近くまで来てもすぐに逃げたり，それに対して飼い主が子犬を追いかけたりするといった追いかけっこゲームになることが多いからだ。飼い主が子犬をキャッチするまでの「オイデ」ができるようになれば，万が一散歩中にリードが外れてしまっても「オイデ」の合図を出すことで確実に犬を捕まえることができ，危険から命を守ることにつながる。首輪や胴輪を掴まれることやとっさに抱きかかえられることが苦手な犬も多いので，そのような行為にも慣らしていく必要がある。このように「オイデ」という合図は，飼い主と犬の関係づくりにはとても重要なものになるため，パピークラスで習得してもらうようにしている（図14）。

○おもちゃ遊び

　おもちゃには大きく分けて，「ひとり遊び用のおもちゃ」と「人と一緒に遊ぶおもちゃ」がある。前者ではコングやビジーバディ，後者では

Chapter 2 動物病院に慣れてもらうために

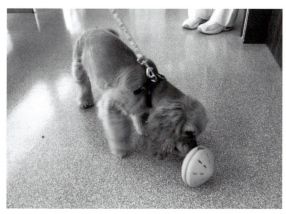

図15 ビジーバディで遊んでいる様子（ひとり遊び）
犬が頭と体を使いながら，おもちゃの中に入れたフードやオヤツを取り出しているところ

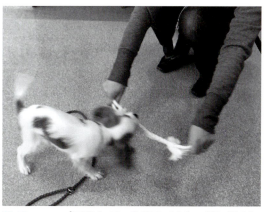

図16 ロープで遊んでいる様子（人と一緒に遊ぶ）
ロープを生き物のように動かし，遊んでいるところ

ロープを紹介し，その使い方や遊び方を教えている。

　ひとり遊びの練習としては，まずは大好きなフードやオヤツを見せながらおもちゃの中に入れ，子犬にそれを取り出すように促す。遊び方（おもちゃからフードやオヤツを自分で工夫して取り出すこと）を覚えるまでは難度をできるだけ低くする（犬がおもちゃに触っただけで中身が出るようにしておく）。前肢や鼻を使っておもちゃを転がす，おもちゃを口にくわえるなどすると，おもちゃの中からフードやオヤツが出る。この結果から，「おもちゃを動かすと中からおいしいものが出てくる」と学習し，どうやったら中身が出るかと頭と体を使いながら遊ぶようになる。さらに，おもちゃに集中している（遊んでいる）時にたくさん褒めてあげることもポイントにすると良い。そうすることで，子犬はおもちゃからフードやオヤツを出そうとすると褒めてもらえる（かまってもらえる）ので，より集中しやすくなる（図15）。

　人と一緒に遊ぶおもちゃ（ロープ状のおもちゃ）では，落ち着いている状態の時に遊びを開始する，ロープをまるで生き物のように動かすことで子犬の興味を引くことができる，ある程度遊んだらおもちゃの動きを止めて子犬が自らおもちゃを口から出すのを待つ，これらをポイントに練習してもらっている（図16）。ただし，一度で遊びを終わりにしてしまう習慣は，子犬におもちゃを口から出すと楽しい遊びが終わってしまうと教えてしまうことになり，その結果，おもちゃを離さなくなる可能性が高くなるため，必ず「遊ぶ→遊びをやめておもちゃを返してもらう→再び遊びを開始する」という流れで5〜10回を1セットとして遊ぶようにする。おもちゃ遊びは動物の欲求（行動ニーズ）を満たすうえでとても大切な習慣であるため，日常生活に取り入れてもらえるようパピークラスで教えている。

👉 行動ニーズ　p17

以上のようなプログラムを当院では実施しており，パピークラスに参加してくれた子犬のほとんどは，その後も喜んで動物病院に来院してくれている。その一方で，残念ながらパピークラスに参加できなかった子犬のなかには「動物病院は嫌なことをされる場所」と学習し来院を嫌がるようになったり，自宅で全くお手入れができないために耳掃除だけのために動物病院に通院しなければならなくなったり，というケースも多く見受けられる。

しかし，パピークラスに参加すれば，その後もずっと動物病院が大好きであるという保証はない。楽しい場所であってもその後に嫌なことが続けば，嫌な場所として学習が上書きされてしまうこともある。参加してくれた飼い主と子犬に対しては，動物病院をずっと好きでいてもらうために，来院時にはフードやオヤツを持参してもらい，待合室や診察室でそれを与えてもらうよう伝えている。また，フードやオヤツを与えながら診察を行うなどその後の動物病院側の対応も大切である。スタッフ全員がそのように心がけながら日々の診察とその補助を行う必要があるだろう。

✍ まとめ

▶ 動物に動物病院を好きになってもらえば，飼い主も動物を動物病院に連れていきやすくなり，動物の健康を守ることにつながる
▶ 動物病院は本来，動物にとって良い場所でも悪い場所でもないが，注射や保定などの行為によって悪い場所と関連づけされていく。診察時にフードやオヤツを与えることで良い場所と関連づけることができる
▶ 与えても良いフードやオヤツなどを受付，待合室，診察室に常備しておき，動物病院スタッフと動物が食べ物を使って気軽に交流できる環境をつくる
▶ スタッフから犬にフードやオヤツを与える際は，飼い主に確認してから行う
▶ パピークラスは，動物病院を好きになってもらう取り組みとして最も有効な方法の1つである
▶ パピークラスでは，社会化や日頃のお手入れ方法，飼い主と子犬の関係づくりについて指導することが中心となる
▶ パピークラスでは飼い主が実践しやすく，かつ飼い主も犬も気持ちよく受け入れることができる方法を伝える。そのためには，動物病院スタッフは技術や経験を積んでおく必要がある

Chapter 2-02　参考文献
1) 藤田桂一　編著. 基礎から学ぶ小動物の歯科診療 Vol.1. インターズー. 2017.

Chapter

3

犬と猫の困った行動

成犬編　p164

成猫編　p224

> 成犬編

01 吠えを減らす工夫

● 押さえておきたい心得 ●

なぜ犬は吠える？

犬にとって吠えること自体は正常な行動であるが，人にとっては不快な音となりやすく，問題行動と捉えられやすい。他のイヌ科動物に比べると，犬は吠えやすく吠え声の種類も多く，吠える理由もその時，あるいはその個体によって様々である。犬の吠えは狩猟の協同作業や家族や家畜の護衛に役立つ行動であり，人とのコミュニケーションにも用いられることから，吠える行動は家畜化の過程で選抜，あるいは二次的に促進された特性と考えられている[1,2]。ダックスフンドやビーグルは吠えやすくバセンジーは吠えにくいなど，犬種差が知られているのもそのためだ。実際，犬を屋外で飼育することが一般的であった頃や地域では，見知らぬ人の侵入に対して吠える犬は，番犬として重宝されたものである。ところが，マンションで同じように吠えてしまうと，近隣トラブルの原因になってしまう。つまり吠える行動は，本来は望まれていた行動だが，残念ながら現在では困る行動になりやすいということだ。

吠えの種類

吠えは以下のように，音声特性や理由（動機づけ）によって分類することができる。

○音声特性による分類

音の高低と音色の有無により分類される。一般的に高音は痛み，甘え，服従，恐怖，不安など弱気な時に用いられ，低音は威嚇，攻撃，主張など強気な時に用いられる。また，要求や葛藤が伴うと音色を含み，威嚇や攻撃では音色の少ない声になることが知られている[1]。

○理由（動機づけ）による分類

吠える理由や動機づけは多岐にわたり，警戒，不安，恐怖，縄張りの主張，警報（仲間に知らせる），他の犬の吠え声につられて吠えるといった社会的促進，刺激への反応，興奮，要求，疼痛などが挙げられ，さらには異常行動（常同障害や認知機能不全）として吠えることもあ

☞ **動機づけ** p10

☞ **不安** p10

☞ **威嚇行動** p81

☞ **攻撃行動** p16

☞ **葛藤行動** p81

■ **異常行動 abnormal behavior**
動物種本来の正常な行動パターンから形態や頻度が逸脱しているものを指す。常同行動や自傷行動などが含まれる。異常行動は，動物種本来の行動を発現できない飼育環境や状況に由来する欲求不満や葛藤による転位行動から発現することが多いが，脳の器質的あるいは機能的障害に起因することも少なくない。

■ **常同障害 compulsive disorder**
常同行動が様々な状況下で持続的に高頻度に繰り返され，制御が困難で，動物自身や飼い主の生活に支障をきたすようになった場合に常同障害と診断される。以前は強迫性障害や強迫症などとも呼ばれていたが，動物が強迫観念をもって行動しているかどうかを明らかにできないことから，獣医療分野では常同障害と呼ばれるようになった。

Chapter 3 犬と猫の困った行動

る[2,4]。私たちが驚いた時に思わず「わっ」と声を出してしまうように，意識せずに吠えることもあるが，人は吠え声のみから犬が吠えている状況を推測できることが報告されており[1]，吠えの多くは他者とのコミュニケーションのために使用されていると考えられる。吠え声の特徴に加え，吠える状況や吠えの直前／最中のボディランゲージも合わせて評価することで，吠えの理由をある程度推測することができ，吠えの対策を考案するのに役立つ。

なお，どのタイプの吠えであっても繰り返すことで学習し，吠えやすくなる可能性が高い。吠えた結果，犬にとって良いことが起こるあるいは嫌なことがなくなれば，吠えるのは良い方法だと学習し，吠える行動は増加する（正の強化／負の強化）。例えば，家族の食事中に吠えていたらお裾分けをもらえた，宅配業者に吠えていたら相手が去っていった（追い払えた），という具合である。また，吠え続けることは激しい運動や常同行動と類似していると考えられるため，脳内麻薬物質とされるエンドルフィンが関与し，吠えること自体が快感となっている可能性も想像される。さらに，いたずらなどと同様，エネルギーが余っていると色々な刺激に反応しやすいため，吠えやすい状態となる。

☞ ボディランゲージ p8

☞ 正の強化 p28

☞ 負の強化 p28

■ 常同行動
compulsive behavior／stereotypy
無目的で反復する行動。例えば，旧来の動物園で大型ネコ科の動物やクマが檻の前を行ったり来たりを繰り返す行動などをいう。一般的にストレスや葛藤時に生じた転位行動に何らかの強化がはたらき，その行動が定着したものである。

☞ 強化 p9

よくある吠えの状況とは？

以下に，よくある吠えの状況とその動機づけについて紹介するが，同じ状況でも全く異なる動機づけに由来していたり，吠えた直後の状況変化により吠えが強化されることに注目してほしい。

よくあるケース1　チャイム音に吠える

古典的条件づけによりチャイムは来客を知らせる音と学習されるが，動機づけは以下の2タイプが考えられる。

☞ 古典的条件づけ p62

▶▶他人を追い払うための吠え（図1A）

他人が苦手あるいは縄張り意識の高い犬では，来客という侵入者に対して敵対的に吠え，吠えている間に相手が用事を済ませていなくなると，吠えることで侵入者を追い払えた，つまり嫌なことがなくなったと学習し，チャイム音をきっかけとした吠えが増える（負の強化）。

▶▶飼い主に知らせる（警報）ための吠え（図1B）

飼い主に知らせる（警報）ために吠えたり，来客という状況変化や飼い主の慌ただしい動きに興奮が高まり吠えたりすることもある。これら

165

成犬編 01 吠えを減らす工夫

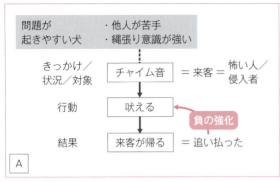 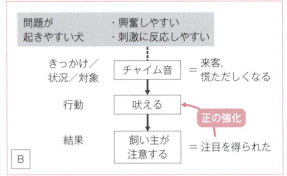

図1　チャイム音に吠える
A：チャイム音は来客の合図として条件づけられているが、来客に対して嫌悪的な印象をもっている場合には、吠える行動をとった結果、来客を追い払えたことで、吠える行動が増えている（負の強化）可能性がある。他人が苦手であったり、縄張り意識の強い犬でこのような学習が起きやすい
B：チャイム音は来客や飼い主が慌ただしく動く合図として条件づけられるが、それをきっかけに吠える行動をとった結果、飼い主の注目を得られたことで、吠える行動が増えている（正の強化）可能性がある。興奮しやすかったり、刺激に反応しやすい犬でこのような学習が起きやすい

の場合、飼い主が吠えを注意する、つまり飼い主が関心を払うことで吠えが増えるケースも少なくない（正の強化）。

よくあるケース2　散歩中に遭遇した犬や人に対して吠える
これも以下の2タイプが挙げられる。

▶▶**他犬や他人を追い払うための吠え**（図2A）

社会化不足やトラウマ経験により他犬や他人が苦手な場合は、散歩中に遭遇した相手を怖がり、警戒や威嚇から吠える。相手はただ通り過ぎるだけであっても、このような犬の場合には、吠えることで相手を追い払えた、つまり嫌なことがなくなったと学習し、吠えが増える（負の強化）。吠える前の様子をよく観察すると、後ずさったり、逃げようとしたり、耳を後ろに引いて尾を下げるといった不安や恐怖のサインが見られるケースも多いだろう（なお、そのような犬でも吠えている最中は尾を上げて振っていたり、相手に近づく様子を見せたりと、強気に吠えかかることもある）。また、ドッグランのようにノーリードの状態では、吠えることなく相手を避けるものの、リードにつながれた散歩中では、逃げられないために相手を追い払う目的で吠えるということもある。

▶▶**興奮からの吠え**（図2B）

他犬や他人に友好的で興奮から吠え、そのまま近づき挨拶ができるということが繰り返されれば、吠えれば良いことがあると学習し、吠えが増える（正の強化）。

☞ 社会化　p9

Chapter 3 犬と猫の困った行動

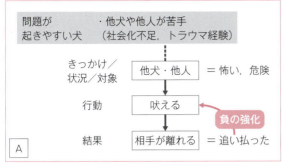
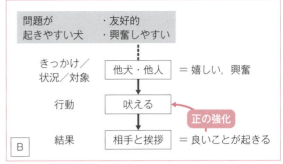

図2 他犬や他人に対して吠える
A：他犬や他人に対して嫌悪的な印象をもっている場合には，吠える行動をとった結果，相手が離れたことで，吠える行動が増えている（負の強化）可能性がある．社会化不足やトラウマ経験により他犬や他人が苦手な犬でこのような学習が起きやすい
B：他犬や他人に出会い，興奮して吠える行動をとった結果，相手と挨拶ができたことで，吠える行動が増えている（正の強化）可能性がある．友好的で興奮しやすい犬でこのような学習が起きやすい

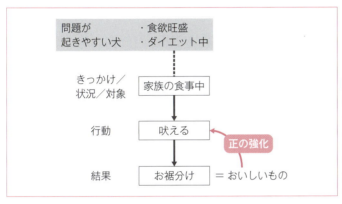

図3 家族の食事中に吠える
家族の食事中に吠える行動をとった結果，食事を分け与えてもらえたこと（お裾分け）で，吠える行動が増えている（正の強化）可能性がある．ときどきお裾分けをしてもらっている（部分強化）と，行動は定着しやすい．食欲旺盛な犬やダイエット中の犬でこのような学習が起きやすい

よくあるケース3　家族の食事中に吠える（図3）

多くの場合，多少の吠えであれば無視し，静かに過ごしていれば放っておくが，しつこく吠えられると「うるさいから仕方がない」と，家族は食事を分け与えてしまう（お裾分け）．これにより吠えればおいしいものをもらえると学習し，吠えが悪化する（正の強化）．特に，お裾分けをしたりしなかったりする場合には，ギャンブルと同様に毎回ではないものの，ときどき良いことがある状態になるため，より学習が定着する（部分強化）．

よくあるケース4　掃除機に対して吠える（図4）

掃除機のなかでも特にキャニスター型だけに反応するケースは少なくない．大きな音を出しながら不規則な動きをするために，子犬の頃から"捕らえにくい獲物"あるいは"手強い敵"と認識されやすいのかもしれない．怖がって吠える犬もいるが，プレイバウをしながら掃除機に吠

☞ 部分強化　p55

▌プレイバウ
　play bow
プレイバウ，遊びのお辞儀ともいわれる．両前肢を折って頭を下げた姿勢で，尾を上げて振っていることがほとんどである．耳はピンと立つかあるいはやや下に向き，視線は相手（対象）に向けられている．犬の遊び行動の1つで「これからすることは遊びですよ（本気ではないですよ）」という意思表示．

167

成犬編 01　吠えを減らす工夫

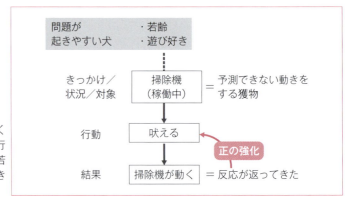

図4　掃除機に対して吠える
掃除機を予測できない動きをする獲物と捉え，吠える行動をとった結果，再度掃除機が動く（何らかの反応が返ってくる）ことで，吠える行動が増えている（正の強化）可能性がある。若齢の犬や遊び好きの犬でこのような学習が起きやすい

えかかったり離れたりと，激しく動く犬も多い。吠えているうちに掃除機が不規則に動くために，吠えたら掃除機が反応したと学習し，吠えが強化されている部分もあると考えられる（正の強化）。

よくあるケース5　留守番中に吠える

以下の2タイプが挙げられる。どちらか見分けるためには，いつ，どのような様子で吠えるかを知る必要があるが，留守番中は当然，飼い主はその場にいないのでモニターによる観察や動画撮影がすすめられる。

▶▶**分離不安による吠え**（図5）

留守番という飼い主との分離に伴い不安になり，吠えを含む様々な行動学的不安徴候（破壊，落ち着きなく動く，排泄やマーキング，グルーミングの増加など），生理学的不安徴候（流涎，パンティング，排尿回数の増加，下痢など）を示す状態を分離不安と呼ぶ。飼い主が外出の準備をした時点で不安が募り始め，後追いしたり，ソワソワしたり，生理学的不安徴候を示したりすることも多い。上記の徴候は通常，留守番開始直後から30分以内に見られる。つまり，分離不安の場合は，留守番＝不安であり，吠えは不安のサインの1つとして現れる。モニターや動画撮影を利用し，留守番中に吠え以外の不安のサインが見られるかを確認することが重要である。

▶▶**分離不安以外の吠え**

物音への反応，退屈，排泄や飲水などの生理的欲求，閉じ込められていることへの不満などから，留守番中に吠えることもある。モニターや動画撮影により留守番中のどのタイミングで吠えるのかを確認するとともに，留守番以外で吠える場面を列挙し，吠えの理由を推測すると良い。

分離不安
separation anxiety

飼い主と離れること（分離）で生じる不安反応。仲間（同居家族，特定の人，同居動物）から取り残されるという状況不安の1つ。過剰発声や遠吠え，破壊行動，不適切な排泄，嘔吐，震え，流涎，舐性皮膚炎といった不安による行動学的あるいは生理学的徴候を指す。

Chapter 3 犬と猫の困った行動

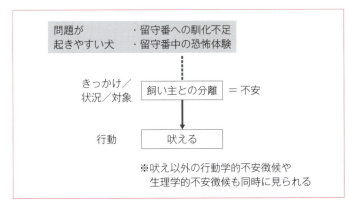

図5 留守番中に吠える（分離不安）
飼い主との分離に伴う不安から，吠える行動が見られることもある。留守番中のモニターや動画撮影により，吠え以外の行動学的不安徴候（破壊，落ち着きなく動く，トイレ以外での排泄，グルーミングの増加など）や生理学的不安徴候（流涎，パンティング，排尿回数の増加，下痢など）が見られるかを確認する。留守番への馴化不足や留守番中の恐怖体験（地震や雷鳴）がある犬でこのような学習が起きやすい

飼い主から得るべき情報

このような相談を飼い主から受けた場合は，下記のようなことを聴取する。

☞ **馴化** p84
（図5）

☑ 飼い主へ確認！

☐ 吠えるきっかけ（対象，状況，場所，時間帯など）
☐ 上記と似ているものの，吠えない状況があるか
☐ 吠え声の特徴（高低，音色の有無など，擬音化してみる）
☐ 吠えている最中の具体的な様子（対象に近づくまたは対象から離れる，耳や尾などの状態，その他同時に見られる行動，可能であれば動画撮影をお願いする）
☐ 吠える直前の具体的な様子（対象に近づくまたは対象から離れる，耳や尾などの状態，その他同時に見られる行動。可能であれば動画撮影をお願いする）
☐ 吠える行動の頻度（1日あたりの回数）
☐ 吠える行動の持続時間
☐ いつから始まり，これまでに変化があるか（不変，悪化，軽減）
☐ これまでに実施したこと（叱る，なだめる，オヤツなどで気をそらす，無視するなど）
☐ 実施したことに対する犬の反応
☐ 散歩や遊びの程度や内容

上記の質問から得た回答をもとに適切なアドバイスを行っていこう。

成犬編 01 吠えを減らす工夫

● 飼い主に提案 ●

まずは十分な発散で満足感アップ

☞ 行動ニーズ p17

　行動ニーズが満たされていない犬では刺激への反応性が高まったり，欲求不満な状態になったりするなど，様々な理由で吠えやすくなるため，散歩や遊びなどが十分に行えているかを確認する。なお，散歩や遊び中の運動により身体的に適度に疲れることも重要であるが，散歩であればニオイを嗅ぎ様々な情報を得る，遊びであれば飼い主とコミュニケーションをとるといった社会的な欲求を満たすことも大切な要素となる。単純な時間だけでなく質にも注目し，犬の満足感を上げる工夫をしよう。

　次によくあるケースごとに対策を紹介する。

チャイム音に吠える場合

対策その1　チャイム音の調節

　チャイム音に対して吠えることを繰り返すと，吠えるのは良い方法だという学習がさらにすすむ。できるだけ吠える状況を回避するため，まずはチャイム音を消したり，音量を下げたり，変更したりする。この対応により吠えなくなる可能性はあるが，その効果は一時的である。チャイム音がなければ，来客と同時に起こる別の刺激（ノックの音，玄関モニターの点灯など）や新しいチャイム音と来客の間で古典的条件づけが成立し，次第にそれらに対して吠えるようになるからである。根本的な解決のためには，対策その2～5も並行して実施する必要がある。

対策その2　来客時の飼い主の反応

　チャイムが鳴ることに対して飼い主が突然慌ただしく動くことが，犬の不安や緊張を強めている可能性が高い。飼い主にはチャイムが鳴った際も落ち着いて行動し，来客の対応をしてもらうようすすめる。

対策その3　練習用チャイム音の準備

　対策その4，その5は根本的な対策であるが，それらを最初から実際の来客時に実施するのは非常に難しい。そこで今後使用する新しいチャイム音を録音し，飼い主のタイミングで鳴らすことができるようにした状態で，対策その4とその5を実施すると良い。なお，家族に協力してもらい，玄関外からインターホンを押す方法でも良い。

170

Chapter 3　犬と猫の困った行動

対策その4　チャイム音に対する系統的脱感作および拮抗条件づけ（図6A）

　チャイム音（つまり来客）に対して嫌悪的に吠えている場合は，チャイム音と同時に快刺激（大好きなフードやオヤツなど）を与えることで，チャイム音に対する印象を変えていく。その際，快刺激による嬉しさが嫌悪感を上回り，犬がチャイム音を気にしなくなるようにすることが大切である。快刺激の魅力を上げるには，大好きなオヤツを用いるか，複数のドライフードを床にばらまくといった方法がとられる。また嫌悪感を下げるには，チャイムの音量を小さくしたり，チャイム音以外の来客に関わる刺激を減らしたりする。つまり，最初は音量を下げたチャイム音のみで練習するが，徐々に飼い主がインターホンに向かったり，玄関で来客の対応をするふりをしたりするなど，実際の刺激に近づけていく。来客対応にはある程度の時間を要するので，フードやオヤツを詰めたおもちゃを与える，来客対応中も玄関からフードやオヤツを投げ与えるなどして，快刺激に夢中になる時間を長くもたせるような工夫を加えていく。

対策その5　吠える行動以外の望ましい行動の強化（図6B）

　チャイム音（つまり来客）に対する嫌悪感が少ない場合には，「玄関に向かって突進し，吠える」という行動とは別の行動を誘発し，その行動を増やしていく方法も有効である。例えば，「ハウス」の合図でクレートに入りその場で待つ行動や，投げたおもちゃを嚙む行動などを目的の行動（望ましい行動）とし，チャイム音が鳴った直後に「ハウス」の合図をかけたり，おもちゃを投げるようにして，目的の行動を示したらごほうびとしてフードやオヤツをあげたり褒め言葉をかけるようにして強化する（「ハウス」の例では代替行動分化強化，おもちゃの例では非両立行動分化強化となる）。この場合も対策その4と同じように，来客に関わる刺激を減らした状態から実施すると良い。

散歩中に遭遇した犬や人に対して吠える場合

対策その1　犬や人との遭遇を避ける

　他犬や他人に対して吠えることを繰り返すと，吠えるのは良い方法だという学習がすすむため，最初の段階でできるだけ犬や人との遭遇を避けるべきである。どのような相手でも視界に入っただけで吠える犬はそれほど多くなく，ある特徴をもった相手に吠える，あるいは一定の距離まで近づくと吠えるという犬の方が一般的なため，吠える対象や状況についてしっかり聞きとり，散歩コースや散歩時間の変更，狭い道ですれ

☞ **系統的脱感作**　p71

☞ **拮抗条件づけ**　p71

■ **代替行動分化強化**
reinforcement of alternative behavior
対象となる行動（問題となっている行動）と物理的に両立可能な別の行動を強化することで，別の行動の頻度を増やし，対象行動の頻度を減らしていく方法。

☞ **非両立行動分化強化**
p55

171

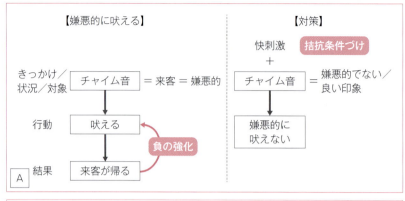

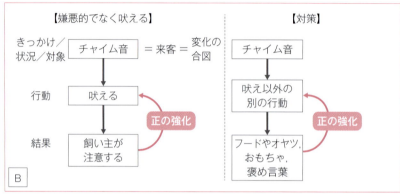

図6 チャイム音に対する吠えの対策
A：チャイム音や来客に嫌悪的に吠え，吠えれば来客を追い払えると学習（負の強化）していた場合，チャイム音が鳴ったと同時に快刺激を与え，チャイム音の印象を変えること（拮抗条件づけ）で，チャイム音が鳴っても嫌悪的に吠えないようにする
B：他犬や他人に吠え（嫌悪的でない），吠えれば飼い主の注目を得られると学習（正の強化）していた場合，チャイムが鳴った際，吠え以外の別の行動をとったら快刺激を与えるようにし，その行動を増やしていくと良い

違わないなどの方法で状況回避を行ってもらう。

対策その2　犬や人に対する系統的脱感作および拮抗条件づけ（図7A）

　他犬や他人に対して嫌悪的に吠えている場合には，他犬や他人と快刺激（フードやオヤツなど）を組み合わせることで，他犬や他人に対する印象を変えていく。その際，快刺激による嬉しさが嫌悪感を上回るようにすることが重要であり，相手（他人，他犬）と十分な距離をとることで嫌悪感を下げる方法がよく用いられる。例えば，犬が相手の存在を気にしながらも，まだ吠えていない状況があれば，その場で犬の名前を呼び，大好きなフード（オヤツ）を与えながら相手を気にしなくなる場所まで移動する。こうして徐々に近い距離で練習をし，相手を気にせずにすれ違えるようになることが目標である。個体差もあるが，多くの場

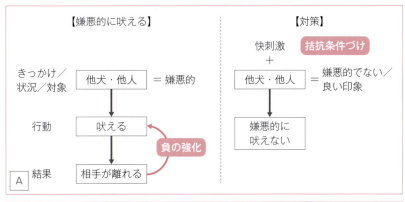

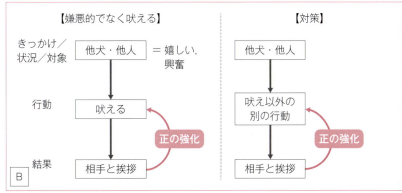

図7 他犬や他人に対する吠えの対策

A：他犬や他人に嫌悪的に吠え，吠えれば相手を追い払えると学習（負の強化）していた場合，他犬・他人との遭遇と同時に快刺激を与え，他犬・他人の印象を変えること（拮抗条件づけ）で，他犬・他人に遭遇しても嫌悪的に吠えないようにする。他犬・他人という嫌悪刺激をできるだけ弱める（系統的脱感作）ため，他犬・他人と十分な距離をとった状況で練習をする

B：他犬や他人に吠え（嫌悪的でない），吠えれば相手と挨拶ができると学習（正の強化）していた場合，他犬・他人との遭遇した際，吠え以外の別の行動をとったら相手と挨拶できるようにすることで，その行動を増やしていくと良い

合，相手に対して友好的になることは現実的な目標ではないことを，飼い主に理解してもらうことが大切である。

☞ 嫌悪刺激 p11
（図7）

対策その3　吠える行動以外の望ましい行動の強化（図7B）

他犬や他人に挨拶がしたいという要求で吠えている場合は，「相手に吠える」という行動とは別の行動を誘発してその行動を増やしていく方法をとる。例えば，座って待てたら挨拶することを許可してもらえるというパターンをつくっていく（この例では代替行動分化強化となる）。

なお，屋外では自宅ほど合図が届かない可能性があるため，あらかじめ散歩中に他犬や他人が周囲にいない状況で「オスワリ」の合図をかけ，従ったらごほうびとしてフード（オヤツ）をあげて褒める練習を十

成犬編 01　吠えを減らす工夫

オペラント条件づけ
p57

強化子　p57

消去　extinction
オペラント条件づけで過去に与えられていた強化の手続きを中止する（強化子を与えないようにする）ことで，行動が強化される前の状態に戻ること。例として，飼い主の食事中に飼い主の膝に前肢をかけるなどして食事をねだっていた犬に対して，膝に前肢をかけても食事を与えないようにすること。オペラント条件づけの消去では，消去の手続きを行うと一時的にその行動が増加（悪化）する（消去バースト）。古典的条件づけでは条件刺激に無条件刺激を伴わないようにすることで成立する。例えば，食事と同時にベルの音を呈示することで，ベルの音を聞いただけで唾液が出るようになった犬に対して，ベルが鳴っても食事は与えられないということを繰り返し行うと，ベルが鳴っても唾液が出なくなってくる。

消去バースト
　extinction burst
今まで強化されてきた行動に対して消去の手続きを始めると，一時的に反応が増加（悪化）することをいう。ここで再び強化してしまうと部分（間歇）強化となり，その行動を消去することがいっそう難しくなる。逆にいえば，部分（間歇）強化されてきた行動に対して消去の手続きをとる時には，よりいっそうの忍耐（強化を与えない）が必要となる。

部分強化効果
　partial reinforce-ment effect
ある反応を消去する場合，連続強化により強化された行動よりも，部分（間歇）強化の手続きを受けた行動の方が消去は困難になる。すなわち，

分にしておく必要がある。また，相手の犬や人が挨拶をしたがらないこともあるため，その場から離れるための「オイデ」や「ヒール（飼い主の横につくこと。ツイテともいう）」の合図も練習をしておくと良い。

家族の食事中に吠える場合

対策その1　家族の食事前に犬に食事を与える

　空腹な方がお裾分けの要求が高まるため，家族の食事より先に犬に食事を与え，満腹な状態にしておく。なお，以前は"人より先に犬に食事を与えると，犬が優位に立つため適切ではない"とされていた。しかしながら，人は食べ物や寝床，繁殖相手をめぐって競争する必要のない動物種であり，そのような人と犬の関係性を優劣関係によって説明することは，現在では否定されている[16]。そのため，食事の順番によってさらなる問題行動が起こるのではないかと心配する必要はない。

対策その2　家族の食事中に犬にも時間をかけて食べるような食事を与える

　対策その1を行ってもあっという間にごはんを食べてしまい，これまでと同様に吠える犬は多いだろう。その場合は夕食分のフードを詰めたおもちゃなどを利用し，食べ終わるのに時間がかかるようにして，家族の食事中に犬も食事を続けている状態にする。この対策でも食べ終われば吠える可能性は高いため，対策その3，その4も並行していく必要はあり，少しでも静かな時間をつくるための方法としておもちゃの利用を提案すると良い。

対策その3　家族の食事中に吠えてもお裾分けはしない（図8）

　この行動は，吠えれば食事を分け与えてもらえる（お裾分けしてもらえる），というオペラント条件づけにおける正の強化により吠える行動が増えた結果である。そのため，強化子である「お裾分け」を一切与えないようにすれば，吠えても良いことがないと学習し，吠える頻度は減っていく（消去）。しかし，この手続きを行う時には，必ずそれまでの強化学習の影響により一時的に吠える行動が増える（消去バースト）ことや，毎回お裾分けするわけではなく，ときどきお裾分けしていた（部分強化）場合は吠える頻度が減るまでにかなりの時間がかかること（部分強化効果）を，飼い主に必ず伝えておくようにする。

　また，吠えは有効ではないと犬が学習しても，飼い主の膝に前肢をかけたり，飼い主の袖に噛みついたりするなど，他の行動でお裾分けを要求する可能性もある。家族の食事中には食べ物を一切与えないようにす

Chapter 3 犬と猫の困った行動

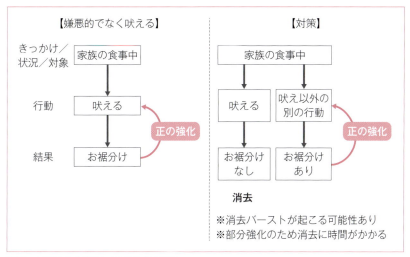

図8　家族の食事中の吠えの対策
家族の食事中に，吠えればお裾分けをもらえると学習（正の強化）していた場合，家族の食事中にお裾分けを一切しないようにすることで，理論的には吠える行動を示さなくなる（消去）。ただし，一時的に吠える行動が増えること（消去バースト）と，ときどきお裾分けをしていた（部分強化）場合には吠える行動が減りにくい。お裾分けをやめられない場合には，吠え以外の別の行動をとったらお裾分けをすることで，その行動を増やしていくと良い

るのか，吠える行動だけをやめさせたいのか，家族内で話し合ってもらい，対応を統一することが非常に大切である。

対策その4　吠える行動以外の望ましい行動の強化（図8）

　高齢の飼い主や晩酌をする飼い主に起こりがちなのが，家族の食事中に犬が甘えてくる姿が可愛くてどうしてもお裾分けをやめられないというパターンである。そのような場合には，吠え以外の別の行動で要求を示すよう犬に教えていく。例えば吠えるのではなく，「オスワリ」あるいは「フセ」をした時に，人の食べ物ではなく犬用のフードやオヤツを与えるようにする（この例では代替行動分化強化となる）。待っていても自ら「オスワリ」や「フセ」をしない場合は，最初は合図を出して「オスワリ（あるいはフセ）」をさせてフード（オヤツ）を与えるようにすると，徐々に「オスワリ（フセ）をすればフード（オヤツ）がもらえる」ということを学習していく。このように学習させることで，吠えではなく「オスワリ（フセ）」といった別な方法で要求を示すようになる。

オペラント条件づけにおいてある行動を学習させ，その行動を消去したくない場合は行動を学習するまでは連続強化を行い，学習が成立してから速やかに部分強化に移行することで，学習した行動を消去しにくくする（消去抵抗を上げる）ことができる。

175

掃除機に対して吠える場合

対策その1　まずは実際に掃除機をかけている状況を犬に見せないようにする

犬は目の前で動く掃除機や，掃除機が近づいてくることに対して反応している場合が多いため，あらかじめ別室に犬を移動させる，あるいは犬が散歩に出ている間に掃除機をかけるようにし，まずは掃除機をかけている状況を見せないようにする（状況回避）。なお，隔離されたことに対して吠えるケースもあるため，別室に移動させる際にはフードやオヤツを詰めることができるおもちゃを与えるなどして，別室で過ごす間に夢中になれることがあるようにする。別室への移動が難しい場合は，同室でケージやクレートに隔離し，カバーをかけて視界を遮るようにしても良いが，ケージやクレート付近（特にケージやクレートに掃除機が近づいていくパターン）の掃除は避けるべきである。閉じ込められて逃げられない状態であるため，より強い反応が起こる可能性がある。

対策その2　掃除機に対する系統的脱感作および拮抗条件づけ（図9A）

掃除機に対して嫌悪的に吠えている場合には，掃除機が見える状態や掃除機をかけている状態で快刺激（大好きなフードやオヤツなど）を与えることで，掃除機に対する印象を変えていくようにする。快刺激による嬉しさが嫌悪感を上回るようにするために，電源を切って動いていない掃除機が近くにある状態で犬の名前を呼び，大好きなフード（オヤツ）を与えるところから始める。電源が入っていない掃除機を気にしない状態になったら電源を入れるが，吸引力は下げ，掃除機を動かさずに同様の練習を行う。犬の反応を見ながら徐々に吸引力を上げたり，掃除機の動きを加えたりしていく。なお，犬が掃除機に慣れてきても，犬を追いかけるような掃除機の動かし方はしないよう注意が必要である。

対策その3　吠える行動以外の望ましい行動の強化（図9B）

掃除機に対する嫌悪感が少ない場合には，「掃除機に向かって吠える」という行動とは別の行動を誘発し，その行動を増やしていく方法も有効である。遊びの一種として吠えている可能性が高い場合は，ガムやおもちゃを噛んだり，フードやオヤツを詰めたおもちゃで遊ぶ行動などに変えていくと良い。これらのガムやおもちゃは掃除機よりも魅力的である必要があるため，犬が一番好きなおもちゃは掃除機をかける時にだけ与えるようにしたり，特に大好きなフードやオヤツを詰めるようにする。またおもちゃで遊ぶ犬をときどき褒めたり，一緒に遊んだりすることも

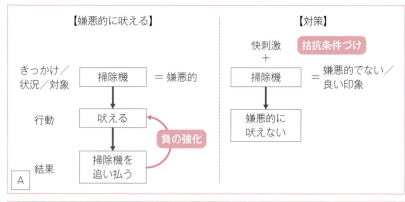

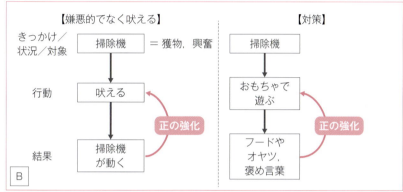

図9　掃除機に対する吠えの対策

A：掃除機に嫌悪的に吠え，吠えれば掃除機を追い払えると学習（負の強化）していた場合，掃除機が同室にある状態で快刺激を与え，掃除機の印象を変えること（拮抗条件づけ）で，掃除機に対して嫌悪的に吠えないようにする。掃除機という嫌悪刺激をできるだけ弱める（系統的脱感作）ため，電源を入れず，動かさない状態から練習をする

B：掃除機に吠え（嫌悪的でない），吠えれば掃除機が動いて反応してくれると学習（正の強化）していた場合，掃除機がある状態で掃除機ではない別のおもちゃで遊ぶ行動を増やすと良い

ポイントである。また，この場合も対策その2と同じように，掃除機の音や動きを減らした状態から実施すると良い。

留守番中に吠える場合

対策その1　長時間の留守番を避けてもらう

　分離不安であれ，その他の理由であれ，留守番時間が長いほど吠える可能性は高くなる。できれば，犬が吠えない短時間の留守番に変更したり，途中で一度戻ってきたり，職場などに犬を連れていくことができないか検討する。特に分離不安の場合には，留守番中に怖い出来事が起こらないよう，雷の予報のある時間帯には留守番を避けるといった工夫も必要である。

対策その2　留守番前および留守番中の工夫

留守番中，犬に寝て過ごしてもらえれば吠えることはない。あらかじめ散歩や遊びで発散させ，排泄を済ませた状態で留守番を開始するようにする。また，飼い主が慌ただしく外出すると，犬の不安や興奮を高めやすいため，外出準備は早めに済ませ，犬が落ち着いている時にさっと出かけることがすすめられる。

留守番中は犬が安心して過ごせるよう，カーテンを閉め（外からの音を遮断する），電気をつけ，テレビやラジオからBGMを流すなどして，飼い主の在宅時に似たような環境にしておくと良い。

対策その3　留守番に対する系統的脱感作および拮抗条件づけ（図10）

分離不安の根本的な解決のためには，飼い主との分離に対する不安を和らげることが必須であるため，留守番中に快刺激（大好きなフードやオヤツなど）を与えることで，留守番に対する印象を変えていく。具体的には犬と離れる際，飼い主に練習の合図となる音あるいは言葉をかけて，大好きなフード（オヤツ）を入れたおもちゃを与えてもらい，犬が不安徴候を示す前に犬のもとに戻るようにする。なお，合図となる音や言葉は，犬がリラックスして1頭で過ごせるようになるまでは実際の留守番では用いないようにしてもらう。また，分離不安の程度によってスタート地点はかなり異なるので，動物看護師は飼い主にその旨を伝え，

> **獣医師＋α**
> 後追いが激しい場合には，飼い主と少しでも離れると不安が高まるケースが多いため，対策その3を実施するにあたり，飼い主がいきなり外出するところから練習を開始するのは犬にとって強すぎる刺激であり，実施が難しい可能性がある。そのような場合には，飼い主が別室に向かうという弱い刺激から練習する必要がある。なお，対策その3は根本的な解決策であるものの，かなり根気がいると同時に，家族の生活スタイルによっては現実的に実施が困難な場合も多い。強い不安障害（神経伝達物質の異常が関与している）を抱えている場合もあるため，獣医師は行動診療を専門とする獣医師への相談や薬物・サプリメントの併用も検討し，飼い主に提案すべきである。

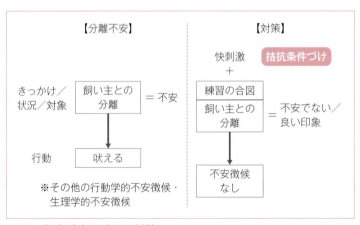

図10　留守番中の吠えの対策
飼い主との分離に伴う不安から吠えている場合，飼い主との分離と同時に快刺激を与え，留守番の印象を変える（拮抗条件づけ）ことで，飼い主との分離時に不安が増さないようにする。留守番という刺激をできるだけ弱める（系統的脱感作）ため，ごく短い時間から練習をする。練習時にのみ決まった合図を用いることで，実際の留守番と区別することができ，その合図があれば，犬は不安でない留守番を思い起こすようになるため，練習をすすめていきやすい

Chapter 3 犬と猫の困った行動

獣医師に報告して意見を聞くようにする。

具体例の紹介

一例：チャイムに吠える犬

　ポメラニアン，4歳齢，去勢オス。室内単頭飼育。40代ご夫婦，高校生の娘さんと暮らす。活発で，他人を多少怖がるが，家族全員になついている。吠えはチャイムや家族の帰宅，ご主人が車を駐車場に停める音（エンジン音）に反応して起こるという。帰宅した家族が玄関に入ると，尾を振って勢いよく近づき，撫でてもらうと喜ぶ。留守番中であっても同様に吠えるという。吠えに対しては口頭で叱ってもやまず，オヤツをあげると一時的に中断できるが食べ終わるとすぐに吠えが再開する。

　吠える状況から，興奮による吠えと考えられた。ダイエット中で食べ物を与える量に制限があったことから，おもちゃを利用することとした。吠えそうになったら，あるいは吠えた直後に大好きなぬいぐるみのおもちゃを投げて与えるようにしたところ，おもちゃをくわえてリビングを走り回り，吠える行動は見られない状態をつくることができた。おもちゃの魅力を維持するために，このおもちゃは普段はしまっておき，上記対応の時のみ与えるよう工夫した。2週間後には当初の吠える刺激があっても吠えずに，犬が自らおもちゃをしまっている場所に向かうようになった。

まとめ

- ▶ 吠えは困る行動となりやすいが，犬にとっては正常な行動で，コミュニケーションの1つである
- ▶ 吠えの動機づけは様々だが，繰り返すことで吠えは良い方法だと学習したり，吠えることが快感となり悪化したりすることが多い
- ▶ 行動ニーズが満たされていないと吠えやすくなる
- ▶ 吠えを注意することで，吠えたら飼い主が関心を寄せてくれたと学習していることも少なくない
- ▶ 吠えの理由に合わせた対応が必要
- ▶ 対応がうまくいっても吠えは正常行動であるため，完全になくすことはできない

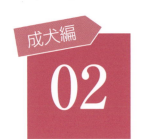

トイレに失敗したら

● 押さえておきたい心得 ●

トイレの失敗は飼い主に嫌がらせするため？

　トイレ以外での排尿があった場合，多くの飼い主は「嫌がらせ」で排尿した，と考えるようだが，犬はそのような理由で排尿することはない。トイレ以外での排泄跡を見つけた場合には疾患を含め，いくつかの原因やパターンが考えられる。

①尿失禁
②泌尿器系疾患，あるいは多飲多尿を起こす疾患
③マーキング（性的アピール／社会的要因）
　＊尿によるマーキングを尿マーキングと呼ぶ
④トイレのしつけ不足（認知機能低下によるトイレトレーニングの変化も含む）
⑤その他の不適切な排泄（不安または恐怖由来，興奮性または服従性排尿，関心を求める行動など）

☞ 不安　p10

　これらを分類するためには，図に示すように段階的に判断する必要がある。動物看護師は飼い主に診察を受けるようすすめ，獣医師に報告しながら一緒に原因を特定していくと良い。ここではトイレの失敗のうち，排尿の失敗に限って紹介していく。排便の場合は，疾患の鑑別リストが異なるものの，原因の③〜⑤はほぼ共通するため，同様の手順で理由と対策を考えていくと良いだろう。

排尿姿勢をとっているか（図①）

　まずは，意図した排尿なのか，意図しない失禁なのかを分類するために，トイレ以外での排尿の際に，犬が排尿姿勢をとっているかどうかを確認する。トイレ以外での排尿を実際に観察することが難しい場合には，トイレ以外での排尿後に腹部が湿っているかを確認することで，排尿姿勢をとっているかどうか，ある程度推測できるだろう。

Chapter 3 犬と猫の困った行動

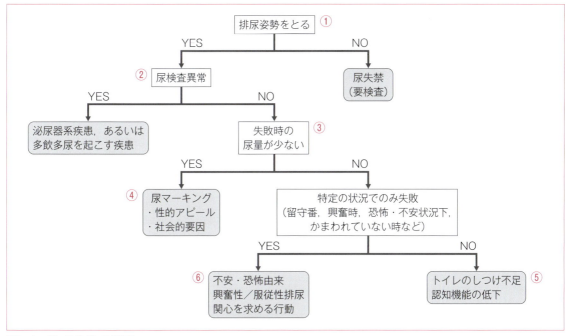

図　トイレの失敗の原因
トイレ以外での排尿は，疾患も含め様々な原因で起こる．飼い主から失敗時の特徴を聞きだし，原因を特定することが重要である

尿検査に異常はあるか（図②）

　意図した排尿であっても，膀胱炎や多飲多尿を引き起こす疾患によりトイレ以外での排尿が起こりうるため，尿検査は必ず実施すべきである．

失敗時の尿量は少ないか（図③）

　尿検査で異常が認められない場合は行動学的な問題と考えられ，1回あたりの排尿量から「尿マーキング」か「不適切な排泄」に分ける．

尿マーキング（図④）

　マーキングは"ニオイづけ"という意味であり，コミュニケーションあるいはストレスに対処する際に少量の尿を残す行動を尿マーキングという．未去勢オスや発情中のメスであれば性ホルモンに依存した性的なものの可能性が高く，その他であれば縄張りや自身の存在の主張，不安あるいは葛藤などの社会的なものと判断される．なお，未去勢オスによる尿マーキングのすべてが性的アピールに由来する尿マーキングであるとは限らないため，注意が必要である．

☞ 葛藤行動　p81

状況に関わらず失敗する（図⑤）

　上記が除外されると「不適切な排泄」と判断されるが，状況に関わら

181

成犬編 02　トイレに失敗したら

ずトイレの失敗が見られる場合にはトイレのしつけ不足が疑われる。Chapter 1 子犬編 03 で述べているように，犬は猫のように適切なトイレを準備するだけでトイレを使用してくれることは少なく，トイレのしつけが必要である。なお，認知機能の低下に伴い，トイレのしつけを忘れてしまった場合もここに分類されるが，その詳細は Chapter 4 を参照されたい。

特定の状況でのみ失敗する（図⑥）

「不適切な排泄」が特定の状況でのみ見られる場合には，その状況や同時に見られるボディランゲージをもとに，飼い主との分離に対する不安（分離不安），雷や音に対する恐怖（恐怖症），興奮または服従といった情動反応に由来する排尿，"トイレ以外で排尿することで飼い主の関心が得られる"という学習（関心を求める行動）に由来する排尿に分けられる。

その他

上記以外のものとして，物理的な理由（ドアが閉まっていてトイレがある部屋に入れない，別の階にトイレがあり物理的に遠い）や，身体的理由（整形外科的疾患や疼痛を伴う疾患，運動不耐性がある疾患，視覚消失のためにトイレへ到達するのが困難），さらには社会的理由（複数頭飼育で不仲な動物に邪魔あるいは攻撃されるためにトイレに行きづらい）により，トイレにたどりつくのが困難なためにトイレ以外で排尿する場合もある。また，トイレが汚れているためにトイレ自体には入らず，そのすぐ近くで排尿するといったケースもある。

▌飼い主から得るべき情報

このような相談を飼い主から受けた場合は，下記のようなことを聴取する。

☑ **飼い主へ確認！**

□ 一般状態（特に 1 日の飲水量，排尿量と排尿頻度の変化）
□ トイレ以外での排尿の頻度と 1 回あたりの量
□ トイレ以外での排尿時の姿勢（足を上げる，腰を下げる，排尿姿勢をとらない）
□ トイレ以外の排尿場所（間取り図を利用して具体的に）
□ トイレ以外での排尿が起こる状況（飼い主の不在時，飼い主の在宅時，雷鳴時，飼い主の帰宅時，叱責時など）

☞ **ボディランゲージ**　p8

☞ **分離不安**　p168

■ **恐怖症**　phobia
雷や花火など特定の音刺激や，動物病院など特定の場所や状況，男性などの特定の生物に対する過剰な恐怖反応をいう。恐怖反応自体は危険や被害を受けるおそれのある状況や活動を避けるための適応行動の 1 つである。特定の刺激に対して，逃避行動，不安に関連した行動，震え，流涎など，情動的，心理的，生理的な反応を生じる。

Chapter 3 犬と猫の困った行動

- □ トイレの設置場所や使用状況
- □ いつから始まり，これまでに変化があるか（不変，悪化，軽減）
- □ これまでに実施したこと（叱る，失敗場所に連れていき尿のニオイを嗅がせる，トイレトレーニング，失敗場所の掃除方法）
- □ 実施したことに対する犬の反応

上記の質問から得た回答をもとに分類し，適切なアドバイスを行っていこう。

● 飼い主に提案 ●

トイレは清潔に，失敗しても叱らないことを徹底してもらう

トイレ以外の排尿場所の清掃

犬は尿のニオイがついた場所を排尿場所，あるいは尿マーキングの場所と認識しやすいため，トイレ以外の排尿場所には尿のニオイを残さないことが重要である。清掃や洗濯の際には，ただ拭き取るだけでなく，ニオイの元を分解してくれるバイオ酵素入り洗濯用粉または液体洗剤，消臭剤を用いることがすすめられる。何度も同じマットに排尿しているような場合には，マット自体を処分することも検討する。Chapter 3 成猫編02に清掃の詳細が記されているので，参考にしてほしい。

なお，上記が困難な場合には，犬がその場所にたどりつけないよう仕切る，あるいはその場所にもトイレを増設すると良い。

トイレを清潔に保つ

トイレで排尿しようと思った時，すでにトイレに尿や便があると，それを避けようとすることも少なくない。その結果，トイレからはみ出してしまい排尿を失敗したり，トイレに似た素材（マットなど）に排尿したりすることが多くなる。そのためトイレに排泄物があるのを発見したら，すぐに排泄物を片づけ，ペットシーツを新しいものに替えるようにする。

嫌悪刺激の使用の禁止

トイレ以外での排尿は後から発見することが多いが，その際，犬を叱ったとしても犬は何に対して叱られているのかわからず混乱する。「失敗場所の尿のニオイを嗅がせて叱ると良い」という方法がいまだに

☞ 嫌悪刺激　p11

信じられていることもあるようだが，これは完全に誤った方法なので実施すべきでない。

なお，トイレ以外の場所で排尿している最中であっても，犬を叱るべきではない。叱ることで，犬の不安を高めて不安由来の排尿や尿マーキングが増えたり，"飼い主の目の前で排尿すると叱られる"や，"トイレ以外で排尿したら注目してくれた"と覚えてしまう危険性があるからだ。

原因別の対策方法

尿マーキングの場合

▶▶性的アピールに由来する尿マーキング

未去勢オスまたは未避妊メスで発情時にのみ尿マーキングが見られるのであれば，まずは去勢手術あるいは避妊手術をすすめる。過去の調査によると，去勢手術による尿マーキングの変化は，4割の犬で90％以上の改善，8割弱の犬で50％以上の改善が見られたと報告されている[3]。ただし，この数値からもわかるように，去勢手術により尿マーキングが完全に消失するとは限らない。未去勢オスであっても，性ホルモンに依存しない社会的要因に由来する尿マーキングが起こることはあるため，尿マーキングの状況をしっかり聞きとるようにする。

▶▶社会的要因に由来する尿マーキング

縄張りや自身の存在の主張であれば，他犬や外のニオイがついたものは尿マーキングのターゲットになるため犬のいる場所に置かないようにする。尿マーキングをする場所が決まっている場合には，そこにトイレを設置する。つまり，飼い主が困らない場所であればそこを犬が尿マーキングできる環境にするという方法もある。

不安や葛藤に由来する場合は，それらが生じる状況を回避する，あるいは系統的脱感作および拮抗条件づけにより不安や葛藤が生じないようにする。例えば，留守番中に不安が増して尿マーキングをする場合，尿マーキングをしてしまうような長時間の留守番は避け，短時間の留守番から徐々に慣らすことにより，留守番中に不安が高まらないようにする（Chapter 3 成犬編 01 の図 10 を参照のこと）。

☞ **系統的脱感作** p71

☞ **拮抗条件づけ** p71

ここまで根本的な解決策となりうる行動学的な対応を中心に述べてきたが，習慣化している尿マーキングの場合，改善には時間を要する可能性が高い。一方，部屋を排泄物で汚されることは飼い主にとって不快で，大好きなはずの犬を可愛いと思えなくなるケースもある。そのような場合は，尿マーキングの被害軽減を目的にマナーベルトやおむつを利

Chapter 3 犬と猫の困った行動

用するという選択肢もある。ただし，尿マーキングをしたいという犬の気持ちは変わらないということと，長時間の装着による衛生面のリスクに配慮して使用することを飼い主に伝える。

トイレのしつけ不足の場合

Chapter 1 子犬編 03 を参考に，トイレのしつけをし直す。

特定の状況でのみ見られる不適切な排泄の場合

▶▶不安や恐怖に由来する不適切な排泄

不安や恐怖に由来する場合は，それらが生じる状況を回避する，あるいは系統的脱感作や拮抗条件づけにより，不安や恐怖が生じないようにする。例えば雷恐怖症の犬で，雷を予測するとウロウロ歩き回ったり，トイレ以外の場所で排尿してしまったりするという場合は，雷の音が聞こえにくい場所で快刺激（大好きなフードやオヤツなど）を与え，雷を気にせず過ごす練習をしていく。なお，雷のように避けにくい刺激や，不安や恐怖が強い場合には，薬物またはサプリメントの使用や専門家への相談も検討すべきである。動物看護師は飼い主にその旨を伝え，獣医師に報告して意見を聞くようにする。

▶▶興奮や服従に由来する不適切な排泄

興奮や服従に由来するものは子犬に多く，成犬では比較的少ないが興奮しやすい個体では成犬になっても続くことがあり，飼い主の帰宅時や他人との挨拶時に見られることが多い。挨拶する人はできるだけ落ち着いて接する（激しく撫でたり，騒いだり，興奮を煽るような対応はしない）とともに，あらかじめペットシーツを用意し，周囲が汚れることを防ぐようにする。

▶▶関心を求める行動に由来する排泄

関心を求める行動の場合には，トイレ以外で排尿した際には徹底して関心を払わないとともに，トイレでの排尿をしっかり褒め，基本的な欲求（散歩，遊び，触れ合いなど）を飼い主に満たしてもらう。なお，犬はそれまで"(飼い主の関心を得るには)トイレ以外での排尿は良い方法だ"と強く覚えているため，急に飼い主が関心を払わなくなると，一時的にトイレ以外での排尿が増えることがある（消去バースト）。飼い主には一時的な行動の増加は必ず起こりうることであり，対応自体の失敗ではないことをあらかじめ伝えておくことが重要である。

☞ 消去バースト　p174

具体例の紹介

一例：リビングの絨毯での排尿

　ヨークシャー・テリア，6歳齢，去勢オス。室内単頭飼育。40代ご夫婦と暮らす。幼い頃から，年1〜2回，トイレ以外での排尿が見られたが，1カ月前よりリビングの絨毯（窓に近い場所）での排尿が1日3〜4回見られるようになったという。飼い主が同室にいてかまっていない時に見られ，腰を下ろした排尿姿勢で1回の排尿量は通常量である。トイレ以外での排尿を目撃した時には口頭で叱り，後から発見した場合には，犬を失敗場所に連れていき口頭で叱っていた。絨毯は定期的に丸洗いしている。トイレはサークル内に設置していて，そこでの排尿も1日2〜3回見られている。留守番中や就寝時はサークルに入れているため，トイレ以外での排尿は見られない。尿検査での異常所見は認められなかった。

　排尿量やトイレ以外で排尿する状況，その直後に飼い主が関心を払っていることから「関心を求める行動」に由来していると考えられた。また，トイレがサークル内に設置してあることから，トイレの場所が寝床に近いためにトイレでの排尿をあまり好んでいない可能性も考えられた。

　トイレ以外での排尿に対して叱ることや犬を見つめることを中止してもらい，現在の失敗場所の近くにトイレを増設し，トイレでの排尿に関心を払うようアドバイスしたところ，すぐに新しいトイレを使用するようになり，トイレ以外での排尿は1週間で消失した。なお，絨毯の処分は難しく，犬が失敗場所のニオイを嗅ぐ様子も認められなかったため，絨毯の新調はせずに経過を見ることとなった。

✏️ まとめ

▶ トイレ以外での排尿は疾患を含め，様々な原因で起こる
▶ 疾患との鑑別のため，尿検査は積極的に行うべきである
▶ 尿マーキングは自身のニオイを残すことが目的であり，膀胱を空にするための排尿とはその役割が異なる
▶ 尿のニオイが残っている場所は，"トイレ"あるいは"尿マーキングをする場所"として認識されやすい
▶ トイレは清潔に保つべきである
▶ 排泄の失敗場所に連れていき叱ることは適切ではない

成犬編

03 他人に飛びつかせないようにするには

● 押さえておきたい心得 ●

なぜ飛びつくのか

　相手に前肢をかけたり，飛びついたりするといった行動は，犬にもともと備わる挨拶行動や親和行動の１つであり，人に対して甘える際にもよく見られる。仕事から疲れて帰宅した時，犬が尾を振って駆け寄り飛びついて出迎えてくれると，思わず笑顔になり，優しく声をかけたり，撫でてしまうだろう。このような人の反応が，犬にとっては強化子（ごほうび）となり，飛びつく行動は良い方法だと学習する（正の強化）。

　家族に飛びつくのはかまわないが，他人に飛びつくのは困る，と考える飼い主も多いだろう。相手の洋服を汚してしまう，飛びつかれた相手が転んでしまう，など相手に不快な思いをさせる可能性があるからだ。しかしながら，"家族にだけは飛びついても良い"と犬に学習させるのは，通常は難しい。家族以外の人であっても飛びついた際に撫でてくれた，という経験が多かれ少なかれあり，撫でてくれる人がときどきいれば，飛びつく行動は良い方法だという学習がより定着しやすくなる。特に小型犬の場合は，飛びついた方が相手との距離が近くなり，人側も撫でやすくなるため，より飛びつきやすくなると考えられる。また，若齢で人懐こい性質をもつ犬や，お気に入りの相手との久しぶりの再会など興奮しやすい状況の方が，飛びつく行動を示しやすい。

まずは飼い主に確認しよう

　このような相談を飼い主から受けた場合は，下記のようなことを聴取する。

☑ **飼い主へ確認！**

□ 飛びつく相手の特徴や状況（出会った直後，立ち話中，遊びの最中など）

□ 家族に対しても飛びつくか

親和行動　affiliative behavior
互いの存在を確認し安心を得るために行う，社会性の高い動物が示す行動。例として口もとを舐め合う行動（犬）や遊び行動（犬），相互グルーミング（猫），互いの体をこすりつける行動（猫）などがある。

☞ **強化子**　p57

☞ **正の強化**　p28

成犬編 03　他人に飛びつかせないようにするには

□ 飛びつかれた人の反応
□ いつから始まり，これまでに変化があるか（不変，悪化，軽減）
□ これまでに実施したこと（叱る，リードを引く，合図をかけるなど）
□ 実施したことに対する犬の反応
□ 飛びつく以外の挨拶行動や親和行動を示すか（座って待つ，見つめる，体をこすりつけるなど）

上記の質問から得た回答をもとに適切なアドバイスを行っていこう。

● 飼い主に提案 ●

☞ 強化　p9

☞ 消去　p174

🔲 **負の罰**　negative punishment
オペラント条件づけの1つで，ある行動に対して何らかの刺激がなくなると〔取り除かれる＝負（－）〕，その反応が減る（＝罰）こと。つまり，ある行動に対して快刺激が取り除かれると，その行動の発現頻度が減少することをいう。

■ 対策その1　飛びつく行動を強化しない（図1）

　飛びつく行動をとっても人が反応せず，何も状況が変わらなければ（犬にとって良いことも悪いことも起きなければ），飛びつく行動は特別な意味をもたないと学習し，飛びつくことは良い方法だと学習する前の状態に戻る（消去）。また，飛びつく行動をとった際に嬉しいことがなくなる（図2）と，飛びつく行動は得にならない方法であると学習し，飛びつく行動が減る（負の罰）。犬にとっての嬉しいことがなくなるという具体的な対応は，関心を向けているのをやめる，撫でるのをやめる，背中を向ける，その場から立ち去る，などである。

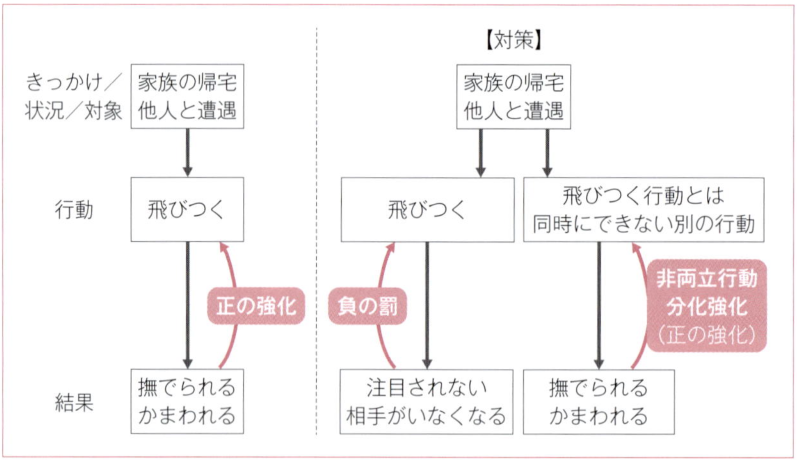

図1　飛びつく行動への対策
家族の帰宅や他人と遭遇した際，飛びつけば撫でられたりかまってもらえると学習（正の強化）していた場合，飛びつくと注目がなくなるようにすることで飛びつく行動を減らす（負の罰）。加えて，飛びつく行動とは同時にできない別の行動をとったらごほうびを与えるようにすることで，望ましい挨拶行動を増やすと良い（非両立行動分化強化）

188

Chapter 3 犬と猫の困った行動

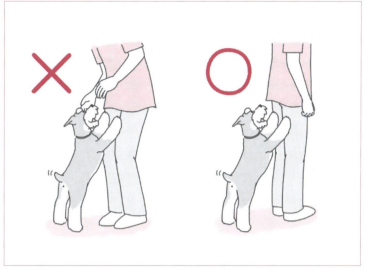

図2 飛びつく行動を減らす
飛びつく行動に対して，撫でたりかまったりせず，背中を向けるなど嬉しいことがなくなるようにすることで，飛びつく行動は得にならない方法であると学習する

なお，この対策のみを実施した場合，犬は挨拶や甘えたい気持ちを別の行動でより激しく示したり，葛藤行動を示す可能性があるため，対策2および3と同時進行で実施すべきである。

☞ **葛藤行動** p81

対策その2　基礎トレーニング

対策その3を実施するにあたり，「オスワリ」「マテ」などの基本的な合図が伝わるよう，十分にトレーニングすることが必要になる。合図を出し，犬がその姿勢をとったら褒め言葉をかけ，ごほうびとしてフードやオヤツを与えるようにして教えるが，他人に会うという興奮しやすい場面でもできるようになるには，相当なトレーニングが必要である。そのため，トレーニングは食事の前など決まった時間に実施するのではなく，様々な時間，様々な場面で練習する必要がある。失敗せず確実に教えるには，まずは犬が集中しやすい状況（自宅で落ち着いている時など）から開始し，徐々に刺激が多い状況（散歩中，家族の帰宅直後など）へとステップアップしていくようにする。

対策その3　望ましい挨拶行動の強化（図1）

飛びつく行動が見られていた状況で，犬が飛びつく行動とは同時に行えない別の望ましい行動をとると良いことが起こるようにすることで，

189

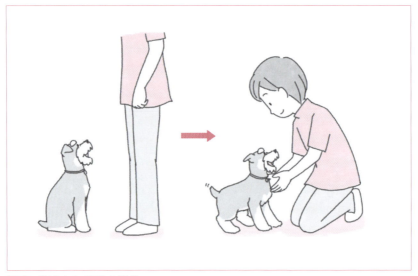

図3 望ましい行動の強化
犬が座って待つことができたら，相手に撫でてもらうようにすることで，飛びつく行動とは別の座って待つ行動が良い方法であると学習する。撫でる際は低い位置から手を下から出すようにすることで，飛びつきや立ち上がる行動を示しにくくなる

☞ 非両立行動分化強化
p55

その行動は良い（お得な）方法であると教える（非両立行動分化強化）。そのような望ましい行動を誘発するために，対策その2で練習した「オスワリ」や「マテ」の合図をし，犬がその姿勢をとったら，相手に撫でてもらう（図3）。相手が近づいたり，手を近づけようとしたりすると立ち上がってしまう可能性が高いが，それに関しては対策その1にあるように，すぐにその行動をやめてもらい，犬の四肢が地面についていたら撫でてもらうようにする。また，上記対応を他人に実施してもらうのが難しければ，まずは家族に対して飛びつく状況（帰宅時や犬が何かを要求する時など）で，同様の対応をとることを徹底する。

具体例の紹介

一例：他人に飛びつく

　トイ・プードル，2歳齢，避妊メス。室内単頭飼育。ご夫婦，10代のお子さんの家族3名で暮らす。犬は人懐こく甘えん坊で，家族に抱っこや撫でてほしい時には，後肢で立ち上がったり，飛びついたりしてアピールするという。散歩中に出会った他人に対しても同様の行動を示し，ほとんどの場合は撫でてもらっている。

　これらの情報から，要求を通すために飛びつく行動を示し，人の反応により強化されていると考えられた。すでに「オスワリ」や「マテ」のトレーニングはできていたため，家族の帰宅時や自宅で撫でてほしそう

な時には，必ず合図をかけ，座って数秒間待つことができたら，家族が褒め言葉をかけ，立ち上がったり飛びついたりできないように，しゃがんだ姿勢でできるだけ低い位置から手を伸ばし，犬を撫でてもらうようにした。この時，犬が後肢で立ち上がってしまったら，すぐに手を引っ込め犬から目をそらすこととし，犬の四肢が地面についたらすぐに褒め言葉をかけて，再び低い位置から撫でてもらうようにした。続いて，散歩の途中で家族に出会うという状況を設定し，上記と同様の対応を実施した。さらに，散歩中に出会う近所の知人に事情を説明し，上記と同様の対応をお願いした。このように他人に出会った際は，自ら座って待つようになり，相手の人が落ち着いて対応してくれれば，飛びついたり立ち上がったりする行動を示さなくなった。

まとめ

- ▶ 飛びつく行動は，犬にとって正常な挨拶行動や親和行動である
- ▶ 飛びつく行動に対して，人がかまったり犬の要求に応えたりすることで，犬は飛びつく行動が良い方法だと学習してしまう
- ▶ 多くの場合，他人に対してだけでなく家族に対しても飛びつく行動を示し，日常的に飛びつく行動が強化されている
- ▶ 飛びつく行動を減らす場合には，飛びついても良いことが起きないようにすると同時に，飛びつく行動とは別の行動に対して良いことが起こるようにする⇒人が困らない望ましい行動が増えるようにする

成犬編

04 拾い食い，食糞をやめさせるために

● 押さえておきたい心得 ●

食べ物の拾い食いは全くの正常行動

　散歩中であろうと家の中であろうと，食べ物あるいは食べ物のニオイがするものを食べようとすることは，犬にとって正常な行動である。食べてみたら"おいしかった"という結果は強力な報酬（ごほうび）となるため，食べる行動やそのようなものを探す行動が増える（正の強化）。例えば，散歩中に落ちていた肉を一度食べたとすると，その後もその場所に何か落ちていないか必死に探す犬は多い。

☞ 正の強化　p28

拾い食い，食糞をする理由

良い方法だと繰り返し学習する（図1）

　では，散歩中にティッシュ，葉っぱ，小石などの食べ物に関連しないものを食べてしまったり，食糞をしてしまうのはなぜだろう？ 気になるものがあった時，犬はニオイを嗅ぎ，口に入れて確認する習性がある。子犬であれば，当初は散歩中に目についたものを確認するために口に入れただけであった可能性が高い。ところが食べ物ではないものを口にした際，それを無理に取り上げられそうになったとしよう。犬はそれを取られまいと飲み込んだ結果，食べてしまえば取り上げられずに済む，つまり「食べる」のは良い方法だと学習（負の強化）しているケースが多い。

☞ 負の強化　p28

　食糞は飼い主のもとに来る前から始まっていることも多い。片づけられずに放置されている便を自ら片づけるために食べる，あるいは退屈なため便で遊んでいるうちに口に入れる，といった状況が繰り返されたのではないかと想像される。健康な犬が自身の便を食べること自体に全く問題はないものの，飼い主にとっては受け入れがたい行動であり，食べてしまわないよう急いで片づけようとする。その飼い主の必死さは，犬にとって便がより魅力的なものに見えてしまうようで，犬もより必死に食糞しようとするのである。そうして，散歩中の拾い食いと同様に，食べれば取り上げられずに済む，つまり食べるのは良い方法だと学習するのである（負の強化）。

192

Chapter 3 犬と猫の困った行動

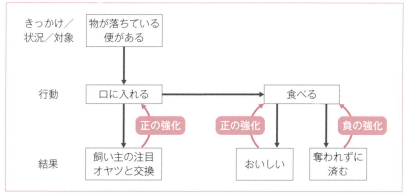

図1 拾い食い・食糞する理由
物が落ちていたり，便がある状態で，それを口に入れるという行動は，飼い主の注目や交換のためのオヤツがごほうびとなり，行動が増えている可能性がある（正の強化）。さらに，口に入れたものを食べる行動は，おいしさがごほうびとなったり（正の強化），奪われずに済んだ（負の強化）ことで，行動が増えている可能性がある

拾い食いであれ，食糞であれ，何かを口に入れたら飼い主が関心を寄せてくれる，急いで（慌てて）来てくれる，口に入れたものと引きかえにオヤツがもらえる＊といった経験も，口に入れてほしくないものを口に入れる行動を増やすことになる（正の強化）。

＊オヤツとの交換は，物を食べてしまわないためには有効だが，口に入れる行動を強化する可能性が高い

不安や葛藤の表れ

散歩中に不安や葛藤がある場合や，不安な状況でのみ食糞をする場合には，そのような気持ちを紛らわせるための転位行動として食べる行動が生じている可能性も考えられる。筆者の飼っている犬も，筆者が散歩中に他人と立ち話をすると草を食べ始めることから，歩きたいのに歩けないという葛藤が生じていると考えられる。

さらに，食欲亢進や消化吸収不良を引き起こす疾患がある場合や，急激な食事制限あるいは食欲増進作用のある薬物の投与により，これらの問題は生じやすくなる。

まずは飼い主に確認しよう

このような相談を飼い主から受けた場合は，次のようなことを聴取する。

☑ 飼い主へ確認！

〈散歩中の拾い食い〉
☐ 食べてしまうものの種類

👉 強化　p9

👉 不安　p10

👉 葛藤行動　p81

📖 **転位行動　displacement behavior**
状況に適応した正常な行動が何らかの理由で行うことができない時や，相反する衝動が拮抗して葛藤状態に陥った時に生じる，その場の状況に全くそぐわない，意味をなさない行動で，葛藤行動の1つ。例として，犬が飼い主から叱られた時に急にグルーミングを始める，興奮した犬が同性の犬にマウンティングを行うなどが挙げられる。

👨‍⚕️ **獣医師＋α**
成犬になってから問題が見られるようになった，突然悪化した場合には，適切な食事を適量与えているか，過食を引き起こす疾患が隠れていないかを，獣医師と相談して確認していくべきである。

193

□ 食べてしまう状況（いつでも見つけたらすぐに食べるのか，特定の状況で食べるのか）

□ いつから始まり，これまでに変化があるか（不変，悪化，軽減）

□ これまでに実施したこと（叱る，口を無理やり開けて取り上げる，リードを短くし地面のニオイを嗅がせないようにする，オヤツと交換など）

□ 実施したことに対する犬の反応

〈食糞〉

□ 食べてしまう状況（排便しながら直接それを食べる，すぐに片づけないと食べる，室内で排便した時のみ食べる，留守番中など特定の状況でのみ食べる）

□ いつから始まり（その頃に食事変更がなかったか），これまでに変化があるか（不変，悪化，軽減）

□ これまでに飼い主が実施したこと（叱る，口を無理やり開けて取り上げる，排便後に急いで片づける，オヤツと交換など）

□ 実施したことに対する犬の反応

上記の質問から得た回答をもとに適切なアドバイスを行っていこう。

● 飼い主に提案 ●

散歩中の拾い食い

対策その1　口に入れてしまう状況を回避する

　落ちているものを口に入れてしまう状況を回避し，食べることができたという経験を繰り返さない。これにより，食べるのは良い方法だとこれ以上学習させないようにする。拾い食いに困っているのであれば，ロングリードやフレキシブル（伸縮）リードなどを使用したり，リードをいっぱい長くのばした状態で，散歩中に飼い主の目の届かない範囲に犬が行ったりしてしまうという状況をつくるべきではない。だからといって常にリードを短く持ち，リードが張った状態が続くような歩き方はすすめられない。散歩におけるニオイ嗅ぎは犬にとって，とても重要な社会的刺激であり，ニオイ嗅ぎを全くできない散歩は欲求不満につながる可能性があるからだ。散歩中は犬の様子と，犬の口が届く範囲をしっかり確認したうえで，リードが軽く緩む程度に犬の近くを歩くようにする。もし，拾い食いしそうなものが落ちていたら，あるいは落ちている可能性のある場所があれば，そこに届かないようリードの長さを調整しながら，その場から離れるようにする。

Chapter 3 犬と猫の困った行動

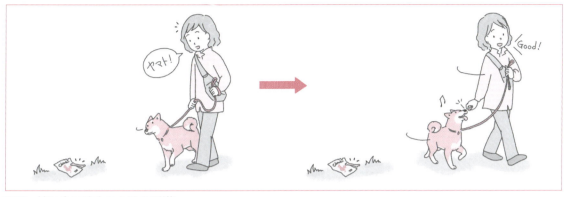

図2 拾い食い防止のための誘導
拾い食いしそうなものがあったら，届かないようリードを調整し，その場で止まる．続いて，犬の名前を呼び，オヤツをあげながらその場を離れる

対策その2　落ちているものを口に入れてしまった時の対応

とにかく対策その1を徹底することが大切であるが，万が一，落ちているものを口に入れてしまった場合には，できるだけ冷静に振る舞い，事務的に口から取り上げるか，「ちょうだい」などの合図でくわえたものを口から出すように促す（Chapter 1 子犬編07を参照）．焦って無理に取り出そうとしたり叱ったりすると，犬はそれを奪われまいと，より早く飲み込もうとし，拾い食いを悪化させることになる．また，食べてしまった後に叱っても，犬にはその意味が伝わらない可能性が高く，犬との関係性を悪化させるだけであるため，嫌悪刺激は使用すべきではない．

☞ **嫌悪刺激** p11

対策その3　ハンドフィード

散歩中，犬の名前を呼び，犬が飼い主の方を向いたら，手からフードやオヤツを与えるようにする（この時，犬を座らせる必要はなく，歩きながらフードやオヤツを与えるとより応用しやすい）．これにより，散歩中に名前を呼ぶと犬は飼い主に注目し，飼い主の近くに来るようになるため，対策その1で拾い食いのリスクがある場所から離れる際にも，スムーズに誘導できるようになる（図2）．また，おいしいものが上から（飼い主の手から）でてくることになるため，地面に何か物が落ちていないか探す行動が減ることも期待される．フードやオヤツはタイミング良く与えられるよう，小粒のものやあらかじめ小さくちぎっておき，トリーツポーチ（オヤツケース）などに入れて散歩に持って行くと良い．

ハンドフィード
hand feeding
人の手から直接フードやオヤツを与えること．

食糞

対策その1　食事内容や排便リズムを確認する

排便は食事内容と強く関連する．そのため，食事の変更に合わせて食

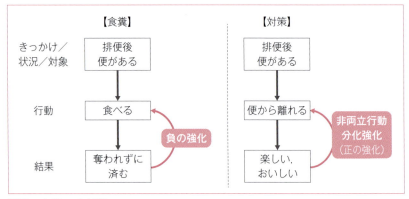

図3　食糞への対策
排便後や便がある状態で，便を食べればそれを奪われずに済むと学習（負の強化）していた場合，便を食べることとは同時にできない，"便から離れる"という行動を増やすため，便から離れる行動に対してごほうびを与えるようにする（非両立行動分化強化）

糞が見られた，または悪化した場合には，まずは食糞がなかった，あるいは少なかった頃の食事に戻すと良いだろう。また，便がしばらく放置されている時に食糞しやすい場合には，排便リズムを整え，排便後はすぐに片づけるようにすることがすすめられる。排便リズムを整えるには，規則正しい生活が必須であり，食事内容・量・回数・時間を調整し，排便時間に合わせて適切なタイミングで散歩に行く，あるいは運動させるのが良い。健康な成犬であれば，食事回数と同じ回数，食事前後のタイミングで散歩に行くことで散歩中に排便することがほとんどである。自宅で排便しながら直接食糞するような犬であっても，散歩中の排便では食糞しないことも多いため，上記の対応より食糞の機会をなくすことも可能となる。

対策その2　便の片づけ方と，便を口に入れた時の対応

放置されている便を食べる犬の場合はすぐに便を片づけることが大切である。一方，排便後すぐに食糞をする犬の場合には，飼い主が急いで片づけようとすると，飼い主と競い合うかのように，より焦って食べるようになったり，便を守って攻撃的になったりすることもある。犬に「便を奪われる心配はない」と思ってもらう必要があるため，便を片づけようとせず対策その3を実施する。

便を口に入れてしまった場合は，できるだけ冷静に振る舞うようにする。飼い主が大騒ぎをすると，犬は便を急いで食べようとしたり食糞をすれば飼い主は関心を寄せてくれると学習し，食糞が悪化する可能性が高い。また，散歩中の拾い食いと同様，嫌悪刺激は使用すべきではない。

Chapter 3 犬と猫の困った行動

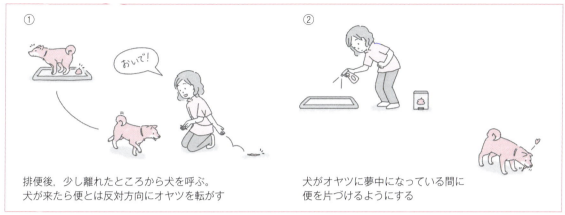

| ① 排便後，少し離れたところから犬を呼ぶ．犬が来たら便とは反対方向にオヤツを転がす | ② 犬がオヤツに夢中になっている間に便を片づけるようにする |

図4　排便後の誘導

対策その3　排便後はその場から離れるよう誘導する（図3）

　排便後はその場で食糞をするのではなく，排便場所から離れると良いことがあると犬に教える（非両立行動分化強化）。犬が大好きなフードやオヤツ（できれば食べるのに少し時間がかかるもの）を準備しておき，犬が排便をしたら，便を口に入れてしまう前に少し離れたところから犬を呼ぶ。犬が近寄ってきたら褒め言葉をかけ，足元まで来たら便とは反対方向に大好きなフードやオヤツを転がし，フードやオヤツに夢中になっている間にさりげなく便を片づけるようにする（図4）。便に近い場所でこれを実施すると，便を気にしたり，すぐに食べ終わって，便を片づけようとした途端走ってきて食糞したりすることがあるので，犬の反応を見て呼び寄せる場所を決めると良い。

　食糞が重度の場合には，最初はある程度食糞をしてから，飼い主の方に来るような犬もいるが，通常は徐々に食糞せずに誘導できるようになるので，焦らず続けるのが良い。なお，対策その1を実施し，あらかじめ排便のタイミングを把握しておくことで上記をスムーズに行うことができる。

☞ **非両立行動分化強化**
p55

✎ まとめ

- ▶ 多くの場合，拾い食いや食糞は子犬の頃から始まり，口に入れたものを取り上げられまいと飲み込むようになる
- ▶ 成犬になってから始まった場合は，食欲が亢進するような原因がないかを確認すべきである
- ▶ 繰り返すことで，食べるのは良い方法だと犬は何度も学習することになる。散歩中に犬の様子をしっかり観察し，便を長時間放置しないようにすることで，落ちているものや便を口に入れる状況を回避することが大切である
- ▶ 飼い主の焦った対応は，拾い食いや食糞を悪化させることが多い
- ▶ 拾い食いしそうなものや便から離れたら良いことがあると教え，スムーズに誘導できるようにする

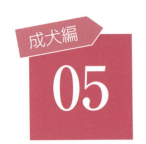

雷や花火の音が苦手な犬に対する工夫

成犬編 05

● 押さえておきたい心得 ●

音に慣れずに恐怖の対象になってしまう

　雷や花火のような突然の大きな音には，私たちと同様，犬も驚くことがある。このような音は一般的に危険を連想させるため，それに対して不安を感じ，怖がる反応を示すことは動物にとって正常であり，適応的なものである。しかし，ほとんどの場合は何度か経験するなかで実質的な危険がないことがわかると，次第にそれらの音に慣れ，怖がる反応が減っていく。一方で，その音を経験した状況やその時の犬の精神状態，その犬の気質などによっては，同じ音でも強い恐怖刺激となり，必要以上に怖がったり，音が鳴っていない時（音がする前や音が終わった後）でも怖がったりする様子（図1）が見られるようになる。なかには，涎まみれになったり，吠え続けたり，その場から逃げ出そうと破壊行動を示し，ドアや窓を壊して脱走してしまう犬もいる。このような過剰反応は適応的ではなく，異常行動（恐怖症）と判断される。

👉 不安　p10

👉 異常行動　p164

👉 恐怖症　p182

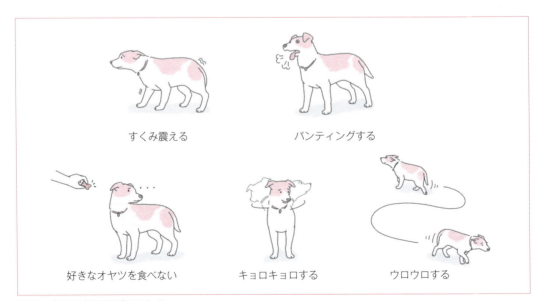

図1　犬の恐怖や不安のサイン
犬が恐怖や不安を感じた際に見せるサインの一部

Chapter 3　犬と猫の困った行動

　犬の気質については，牧羊犬のなかに雷恐怖症や音恐怖症を起こしやすい血統が存在することから，遺伝的な要因が示唆されている[5]。社会化不足により様々な音への馴化が十分でない場合も，音に対して過敏になる。さらに加齢や疾病罹患などに伴い，日常生活でのストレス（ベースラインのストレス）が増すことで，怖がる反応が強くなることもある（図2）[6]。そのため，特別な出来事がないにも関わらず，急に雷や花火を怖がるようになったり，怖がる反応が強くなったりした場合には，病気が隠れている可能性を考え，全身的な検査をすすめるべきである。

　日常的に苦手な音が存在することは，動物福祉上，望ましいことではない。また，恐怖症は対応しない限り，「やっぱり怖い」と学習を繰り返すことで，ますます恐怖反応が強くなったり（感作），似ている別の音まで苦手になったり（刺激般化），その音を聞いた状況まで苦手になること（恐怖学習）がある（図3）。全般性不安障害や分離不安といった不安が関与する問題行動との併発も多くあるため，早い段階での対応がすすめられる。なお，怖がる犬を飼い主が不用意になだめたり，一緒に怖がったりすることで，犬は怖がることが正しい反応だと学習して悪化することもあるため，飼い主の対応もとても重要である。

まずは飼い主に確認しよう

　このような相談を飼い主から受けた場合は，次のようなことを聴取する。

☞ 社会化　p9
☞ 馴化　p84
☞ 恐怖反応　p8

動物福祉 animal welfare
ウェルフェアとは「よく生きる」ことを意味する。動物の立場から動物にとっての苦痛を最小限に抑え，飼育されているすべての動物の「生活の質（quality of life：QOL）」を高めようとする考え方。アニマルウェルフェアともいわれ，国際的なガイドラインとして「5つの自由」がある。

感作 sensitization
強い刺激を与えた後にその刺激に馴化せずに反応が高まることをいう。

刺激般化 stimulus generalization
①馴化をした時にその効果はその特定の刺激に対してだけでなく，その刺激によく似ている刺激に対しても馴化の影響が波及すること。

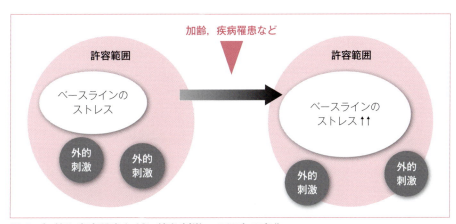

図2　加齢や疾病罹患などに伴う刺激への反応の変化
各個体に備わる許容範囲のなかに，日常生活でのストレス（ベースラインのストレス）と外的刺激がおさまっている場合には，刺激に対する反応は弱く目立たない。しかし，加齢や疾病罹患（その他，欲求不満や飼い主との関係悪化，精神状態の悪化など）に伴い，ベースラインのストレスが増加すると，外的刺激が許容範囲からはみ出すようになり，刺激に対する反応が強くなる
文献6より引用・改変

成犬編 05　雷や花火の音が苦手な犬に対する工夫

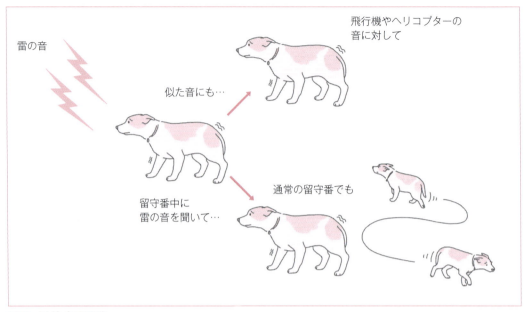

図3　恐怖症の悪化
苦手な音を繰り返し経験しても慣れない場合，徐々に恐怖反応が増すだけでなく，似ている別の音まで苦手になったり（刺激般化），その音を聞いた状況まで苦手になること（恐怖学習）がある

②古典的条件づけにおいて条件刺激に類似した刺激を呈示すると，その刺激に対しても条件反応が見られること。
③オペラント条件づけにおいてある刺激に対してある反応を学習すると，それと類似した新しい刺激にも同じように反応すること。

👉 **恐怖学習**　p12

🟥 **全般性不安障害**
　generalized anxiety
不安によって起こる問題行動の1つ。明確なきっかけや特定の原因があるわけでもなく，常にリラックスできずに不安な状態を示す。小さな刺激や出来事に対しても過剰に反応する。

👉 **分離不安**　p168

🧑‍⚕️ **獣医師＋α**
恐怖症に進展している場合には，「飼い主に提案」で紹介する対応に加えて，行動修正法（系統的脱感作および拮抗

> ☑️ **飼い主へ確認！**
> ☐ 苦手な音の種類
> ☐ 上記の音を怖がる状況と怖がらない状況
> ☐ 苦手な音に対する具体的な反応（図1：震える，歩き回る，吠える，排泄，パンティング，流涎，隠れる，脱走しようとする，飼い主に助けを求めるなど。可能であれば動画撮影をお願いする）
> ☐ いつから始まり，これまでに変化があるか（不変，悪化，軽減）
> ☐ これまでに実施したこと（叱る，慣らすために苦手な音を何度も聞かせる，声をかける，撫でる，抱っこする，フードやオヤツを与えるなど）
> ☐ 実施したことに対する犬の反応

上記の質問から得た回答をもとに適切なアドバイスを行っていこう。

● 飼い主に提案 ●

対策その1　きっかけとなる音を回避する，軽減する

犬が苦手と感じる音や状況をできるだけ回避するようにする。すでに犬が苦手と感じている場合，それを何度も同じように経験させても慣れることはなく，むしろ悪化することが多い（図3）。そのため，慣れて

Chapter 3 犬と猫の困った行動

> **COLUMN** 雷恐怖症の犬は雷鳴音だけに反応しているの？
>
> 　雷鳴は突然の大きな音であるため苦手な刺激になりやすいが，雷恐怖症の犬は音だけに反応して怖がっているのだろうか。雷鳴音に対する系統的脱感作や拮抗条件づけを適切に行い，雷鳴音への恐怖反応がなくなっても，実際の雷に対しては恐怖反応を示す個体や，大きな雷鳴音が鳴っている最中よりも音が鳴るまでの方が恐怖反応を強く示す個体がいることから，雷に関わる恐怖刺激は音以外にもあるだろうと考えられている。
>
> 　雷発生時には，雷鳴の他に気圧の変化，静電気の発生，強雨，強風なども起きるため，これらに対して恐怖反応を示している可能性も示唆され，雷恐怖症対策のグッズには，静電気を遮断することで恐怖反応を軽減する洋服（Storm Defender Cape）も開発されている。上記の現象のうち，どれが最も強い刺激になるかは個体によって異なるだろうが，雷鳴音とともに現れる反応は，すべて同様に古典的条件づけが起こるため，雷鳴音以外の刺激に対しても同様の恐怖反応を示すようになっても不思議ではない。このように雷恐怖症と判断された犬は，恐怖刺激が複合的になっている可能性も考えて，対応方法を検討していくべきだろう。

もらおうとただその音を漠然と繰り返すことは適切ではない。

　なお，雷のように避けることができない音の場合は，窓やシャッターを閉め，テレビの音量を上げる，雷鳴音を隠せるような音を流す（例えば，web上の音源を利用してピンクノイズやホワイトノイズをかける）などして，雷の音が気になりにくい工夫が重要である。

対策その2
嫌悪刺激の使用の中止，なだめることによる強化を避ける

　犬は苦手ゆえに落ち着きがなくなったり，吠えたり，破壊行動を示すかもしれないが，叱るなどの嫌悪刺激を用いると恐怖や不安をより高めるため，すぐに中止すべきである。

　飼い主と一緒にいる時だけひどく怖がる場合には，飼い主がなだめたり，ともに怖がったりすることで悪化している可能性が高い。飼い主は怖がっている状態の犬に特別な関心を払わないようにし，それまでの作業を同じように続けるなどして冷静に振る舞い，犬がそれほど怖がっていない時にかまうようにすることがすすめられる。

対策その3
音を聞く状況での安心感の増加や不安の軽減

　音が怖かったとしても，犬が安全と感じる場所に逃げ込めれば，怖が

条件づけ）の適切な実施と抗不安作用のある薬物の投与も必要なため，行動診療を専門としている獣医師への相談がすすめられる。

☞ **系統的脱感作** p71
（COLUMN）

☞ **拮抗条件づけ** p71
（COLUMN）

☞ **古典的条件づけ** p62
（COLUMN）

☞ **嫌悪刺激** p11

☞ **強化** p9

成犬編 05 雷や花火の音が苦手な犬に対する工夫

> **🐕 獣医師＋α**
> 雷対策の1つとして，不安軽減作用のあるサプリメント（ジルケーン，GABA粒，アンキシタンなど）や，不安軽減を目的として適度な圧がかかる洋服（ThundershirtやThe Anxiety Wrapなど），静電気を防止する洋服（Storm Defender Cape）が役立つこともある。これらは恐怖反応が軽度な場合に有効なことが多いが，重度であっても薬物療法と組み合わせて用いることがある。なお，いずれの対応も恐怖反応を強く示してからでは十分に機能しないことが多いので，犬がどの時点から恐怖反応を示すのかを聞きとり，その前に使い始めるようすすめると良い。

る反応は軽減され音に慣れていく可能性があるため，音が鳴った際には犬が安心できる場所にたどりつける経路を確保しておくと良い。私たちでも，夜道を1人で歩いている時に声をかけられるのと，日中周りに人がいる状態で声をかけられるのとでは反応が大きく違うように，安心感を増加させることで，怖がる反応を小さくすることが期待できる。なお，安心できる場所というと，クレートなどの囲われた場所をすぐに思い浮かべるだろうが，クレートに慣れていないのに犬を無理に入れると「閉じ込められた」と不快感を与える危険性もある。もともと犬が逃げ込む場所があれば，そこにお気に入りのベッドを置いたり，毛布で一部を覆ったりするなどして，より居心地の良い場所にすると良いだろう。

また，留守番のような犬の不安が増す状況では恐怖反応が強くなるため，雷の予報がある場合はできるだけ留守番を避けるといった対応もすすめられる。留守番中に雷の音を聞いたがために，二次的に留守番自体も苦手になってしまうことを防ぐうえでも重要である。

不安を軽減するために，恐怖症に進展している場合は基本的に抗不安作用のある薬物療法が必要になるが，軽度であればサプリメントや雷対策用の洋服が役立つこともあるので，獣医師と相談し飼い主に提案してみるのも良いだろう。

対策4　苦手な音に対する拮抗条件づけ（図4）

> **🐕 獣医師＋α**
> 大好きなオヤツを食べられないほど恐怖が強い場合は，恐怖症である可能性が高く，CDやweb上にある雷鳴の音源を利用したより本格的な練習（系統的脱感作，拮抗条件づけ）と薬物療法が必要になるため，行動診療を専門とする獣医師への相談がすすめられる。

根本的な解決策となるのは，苦手な音と同時に快刺激（フードやオヤツなど）を与えることで，その音に対する印象を変えていく方法である。犬の好みにもよるが，フードやオヤツを入れたおもちゃを与える，フードやオヤツをタオルや箱の中に隠して探させる宝探しゲームをする，大好きなおもちゃで遊ぶなどを快刺激として用意し，犬が苦手な音を気にしなくなるような状態をつくる。その際，苦手な音が大きいとうまくいかないため，対策その1やその3と合わせて実施すると良い。

具体例の紹介

一例：雷を怖がり，留守番も苦手になった

ゴールデン・レトリーバー，4歳齢，避妊メス。室内単頭飼育。ご夫婦，高校生，中学生の家族4名と暮らす。犬ははじめての出来事に慣れるのにもともと時間がかかるタイプで，1歳齢ではじめて雷の音を聞いた時には，鼻を鳴らしながら家の中を歩き回り，飼い主が声をかけてもおさまらず，食事を与えても見向きもしなかったという。3歳齢になると，雷の予報がある日には朝から不安そうな様子を示すようになり，4

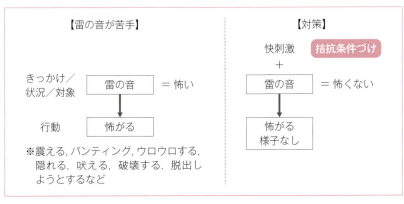

図4 苦手な音に対する拮抗条件づけ

雷の音を怖がっている場合，雷が鳴っている状態で快刺激を与えて雷の音への印象を変えること（拮抗条件づけ）で，雷が鳴っても怖がらないようにする。雷の音という刺激をできるだけ弱める（系統的脱感作）ため，BGMを流したり安心できる場所を用意すると良い

歳齢で雷が鳴った留守番時にキッチンを荒らし，それ以降，飼い主の外出時には後追いをし，飼い主の帰宅時には以前より興奮するようになったという。留守番中の動画撮影により，雷の予報が出ていなくても留守番直後から鼻を鳴らしたり，パンティングしたりしながら家の中を落ち着きなく動き回る様子が観察された。

これらの情報から雷恐怖症と分離不安と診断し，三環系抗うつ薬であるクロミプラミンを投与しながら，苦手な音がする際や飼い主の外出時に大好きなオヤツを詰めたおもちゃを与えるようにした。雷の予報があるものの留守番が避けられない場合には，鎮静作用と抗不安作用をもつトラゾドンを頓服で使用しながら，カーテンを閉め，テレビの音量を上げ，犬がよくいるソファに飼い主のニオイがついたTシャツを置き，留守番させるようにした。

その結果，飼い主在宅時に雷が鳴っても，音には気づくもののすぐに落ち着くようになり，飼い主の外出時はオヤツを詰めたおもちゃに夢中になり，食べ終わるとすぐにソファにのり，くつろぐようになった。現時点で薬物療法は継続しているが，今後徐々に減量する予定である。

まとめ

▶ 突然の音，大きな音，聞き慣れない音を怖がるのは正常な反応であるが，実質的な危険がなければ通常は自然と慣れていく
▶ 自然と慣れていかない場合は，繰り返し苦手な音を経験することで，徐々に悪化することが多い
▶ 飼い主が犬をなだめることで，犬は飼い主も不安である（普段と様子が違う）と認識し，より不安を助長させてしまうことがある
▶ 犬が苦手な音を気にしないようにフードやオヤツ，おもちゃを与えるなど他のことに集中するように仕向ける
▶ 恐怖症の場合は薬物療法を用いたうえで，行動修正法（系統的脱感作および拮抗条件づけ）を丁寧に実施する必要があるため，行動診療を専門とする獣医師への相談がすすめられる

成犬編 06 体を触っても嫌がらない ようにする工夫

● 押さえておきたい心得 ●

みんな触られるのが好きとは限らない

「犬は撫でられるのを喜ぶ」というイメージをもつ人は多い。人は手を使う動物なので，愛情表現として手で撫でる，手で抱き上げるという行動をとりがちだが，四足歩行の犬では「撫でる」という行為は本来存在しない動作であるため，手が頭上から近づくことを怖がる，抱かれることを拘束されると捉えても不思議ではない。それでも母犬に舐められて安心したり，同腹の兄弟犬と何気なく接触したりする経験が多くあり，社会化期に人に撫でられることに馴化されれば，一般的には体を触られることを人とのコミュニケーションの1つとして受け入れるようになる。

→ **社会化期** p11

→ **馴化** p84

しかしながら，このような適切な経験がなかったり，触られることが嫌な出来事と結びついていたりする場合（古典的条件づけ）には，触られるのを嫌がるようになる。嫌になる出来事の例としては，痛い部位を触られた，抱き上げられた後はケージやクレートに入れられ楽しいことが終わった，強く押さえられた，甘咬みを直すために口の奥に手を入れられ苦しかった，叱られる時にマズル（口吻）を強く握られたり手で叩かれたり（叩くふりも含める）して怖かった，などが挙げられる。一般的に犬の足先や顔（特に鼻先），肛門周囲は敏感な部位であり，筆者の経験上，特に日本犬は触られること自体をあまり好まない傾向にあると感じる。

→ **古典的条件づけ** p62

これらを背景に，体を触られるのが苦手になり，例えば「唸ったら触られずに済んだ」という経験があれば，"嫌だ"ということを示すために「唸るのは有効な手段」であると学習する（負の強化）。なお，犬が唸っても触ることを続けていた場合，唸るのは有効でない手段だと学習し，より強い表現，つまり咬む行動を示す可能性がある。そこで「咬めば触られずに済んだ」という経験があれば，今度は「咬むのは有効な手段」であると学習する（負の強化）。犬が嫌がっているのに無理やり触ることを続けていると，慣れるどころかこのようにして問題行動へと徐々に悪化してしまうことが少なくない（図1）。

→ **負の強化** p28

Chapter 3 犬と猫の困った行動

まずは飼い主に確認しよう

このような相談を飼い主から受けた場合は，下記のようなことを聴取する。

> ☑ **飼い主へ確認！**
> ☐ 触られるのを嫌がる部位と状況（いつ誰がどのように，どれくらいの時間触ったら嫌がるのか）
> ☐ 上記と似ているものの，嫌がらない状況（例えば犬が自ら近づいてきた時に背中を4～5回撫でるのは問題ないなど）
> ☐ 嫌がる行動の具体的な様子（離れる，逃げる，震える，体を硬くする，暴れる，吠える，攻撃的になるなど。可能であれば動画撮影をお願いする）
> ☐ いつから始まり（特に始まった頃に痛みを伴う状態ではなかったか），これまでに変化があるか（不変，悪化，軽減）
> ☐ これまでに実施したこと（叱る，叩く，慣らすために繰り返す，押さえつけて無理やり実施する，食べ物をあげるなど）
> ☐ 実施したことに対する犬の反応

上記の質問から得た回答をもとに適切なアドバイスを行っていこう。

☞ 消去 p174
（図1）

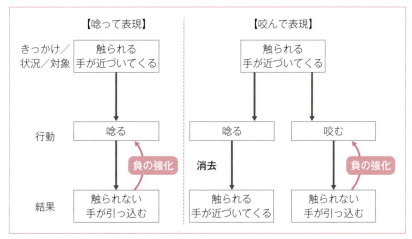

図1 "苦手"の表現方法
触られたり手が近づいてくることに対して嫌悪感をもっていて，唸れば触られずに済んだと学習した場合，嫌悪感を唸って表現するようになる（負の強化）。ところが，唸っても触られることが続くと，唸るのは有効でないと学習し，唸る代わりにより強い表現，つまり咬む行動を示す可能性がある。そこで咬めば触られずに済んだと学習した場合，咬んで嫌悪感を表現するようになる（負の強化）

205

成犬編 06　体を触っても嫌がらないようにする工夫

● 飼い主に提案 ●

対策その1　きっかけとなる状況を特定し,回避する

　嫌がる状況と嫌がらない状況を比較し，きっかけとなる状況をできるだけ細かく特定する。それをもとに，例えば手を上から出したり犬に覆いかぶさるように撫でたりしない，犬が自ら近寄ってきた時以外は撫でない，一定時間以上は撫でない，寝ている時に撫でない，足拭きを一時的に中止するなどの方法により，嫌がる状況を避けるようにする。すでに嫌がることが続いている場合には，同じように繰り返しても慣れることはなく，むしろ嫌なことを無理やり実施する嫌悪的な相手という印象がつく可能性もある。

☞ **嫌悪刺激**　p11

対策その2　嫌悪刺激の使用の禁止

　嫌がることに対して叱るまたは驚かすなどの嫌悪刺激を用いることは，問題を悪化させることが多い。嫌悪刺激は恐怖心をより募らせ，触られるのが余計に苦手になるだけでなく，現在の"嫌だ"という表現方法は有効でないと学習して，より強い表現方法を選択するようになり，激しい攻撃行動を引き起こす可能性がある。なお，叩く，鼻ピン，マズル（口吻）を強く握る（マズルコントロール）などの手を用いた嫌悪刺激は，当然，手に対する印象を悪くする。そのような悪い印象の手に撫でられても心地良いはずはなく，ますます犬は嫌がり撫でることが困難になるため，手を用いる嫌悪刺激は絶対に実施してはいけない。

☞ **攻撃行動**　p16

■ 鼻ピン
主に丸めた中指を伸ばす勢いで，犬の鼻に打撃を与える嫌悪刺激。叱責の1つとして行う飼い主がいるが，罰としての効果はほとんどない。

■ マズルコントロール
　muzzle control
人（飼い主）が，犬の口吻（マズル）を手で握ることで，人が優位であることを犬に教え込もうとする訓練法の1つ。オオカミの儀式的な優位／劣位を示す「優位のオオカミが劣位のオオカミに対して口吻を軽くくわえる」行動を応用している。主に人が犬を叱る時に用いられるが，ほとんどの場合，唸られたり，咬まれたり，顔を触らせなくなるなど，逆効果になることが多く，一般にはすすめられない。

対策その3　犬のサインを見極める

　触られることに徐々に慣らしていくうえで，犬が嫌がっていないかを見極めることは非常に大切である。最もわかりやすいサインとして，犬は好きなものには近づき，嫌なものからは離れる。例えば，人がしゃがんで手を前にだした時に，犬が自ら人の手が自身の体に当たる距離まで寄ってきて，人が少し手を動かした際にも逃げずにその場にいる場合には，その方法で撫でられることを好んでいると判断される（ただし人が立っていたり，手を上から出したり，異なる部位を触られる場合でも好むかはわからない）。逆に，手を近づけた時に顔をそむける，後ずさりする場合には，嫌がっていると判断される。

　また，その他の一般的な"嫌だ"を示すストレスサイン（図2）は，触られたくない部位を隠す，体を硬くする，鼻を舐める，眠くないのに

Chapter 3　犬と猫の困った行動

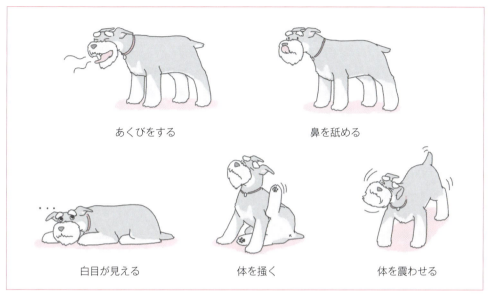

図2　犬のストレスサイン
犬がストレスを感じた際に見せる表情の変化や，気持ちを落ち着かせるための転位行動。これらを観察しながら，どの程度の刺激であれば犬が嫌悪的に感じるのかを見極める

あくびをする，耳を外側に向ける，白目が見える，撫でられた後に（痒くもないのに）体を掻く，体を振るわせる，などの転位行動が挙げられる。もちろん暴れる，唸る，咬もうとするなども嫌がっているサインであるが，それらは非常に強いサインであり，触る刺激が強すぎる状態であることを意味している。犬に我慢させるのではなく，きちんと慣れてもらうためには図2のような些細なサインに注目することが大切である。

　また，実際に触る練習をする際には，犬がこれらのサインを自由に示せる状態で撫で，犬の反応を見極めることである。つまり，台の上にのせられている，押さえられている，抱き上げられている，リードでつながれているなど物理的に動けない状態や，精神的に追いつめられたと感じる状態では，自由がきかないために，犬は本来のサインを示すことができず不快感を相手に伝えられない可能性や，攻撃や恐怖などのより強いサインを示す危険性がある。

☞ **転位行動**　p193

具体例の紹介

一例：耳を触られるのを嫌がる

　雑種犬，8カ月齢，去勢オス。室内複数頭飼育。女性の飼い主と暮らす。去勢手術後のエリザベスカラー着用時に外耳炎を発症した。検査と治療のために耳を触った際に痛がり，これをきっかけに耳を触ろうとすると，避けたり勢いよく振り向き飼い主の手をじっと見つめたりするよ

成犬編 06　体を触っても嫌がらないようにする工夫

うになった。そこで，点耳薬は塗布時に痛みを伴う可能性が高いため，内服薬による治療に切り替え，外耳炎が完全に治り，痛みがなくなってから耳を触る練習を開始した。

　ソファで飼い主の膝にのり，ゆったり体を撫でられている状況で，首から耳の周囲あるいは後頭部を軽く撫でることから開始した。振り向くなど少しでも気にする素振りがあったら，撫でられるのが大好きな部位（喉など）を撫でるようにした（系統的脱感作および拮抗条件づけ）。気にしなくなったら耳の先を軽く撫でる，というように徐々に耳自体を触るようにし，最終的に通常の耳掃除ができる状態になった。

☞ **系統的脱感作**　p71

☞ **拮抗条件づけ**　p71

✏️ まとめ

▶ 一般的に，手が頭上から近づくことや，足先や顔を触られることが苦手な犬は多い
▶ 触られることと嫌な出来事が結びついたために，触られるのを嫌がるようになることがある
▶ 手を用いた嫌悪刺激により，犬は手に対して嫌悪的なイメージをもつようになる
▶ 痛みが存在する場合，まずは痛みを取り除く，あるいは軽減する治療が優先される
▶ すでに嫌がっている場合，同じように触る作業を繰り返しても慣れることはない。場合によっては，犬は弱いサインでは伝わらないと学習し，より強いサイン（威嚇，攻撃など）で嫌だということを示すようになるので，弱い刺激から印象を変える手続き（系統的脱感作と拮抗条件づけ）が必要になる
▶ 犬のサインを見極め，犬がどのような触られ方を好むのか，適切に評価することが重要である

> **COLUMN** 口輪の装着
>
> 　体を触ると攻撃的になる犬の場合，まずは日常生活では触ることを回避して過ごし，徐々に慣らす練習をすることがすすめられるが，そもそもの許容範囲や過去の経験が影響するため，体のどこでも触れるようになることは実際には難しい。診察や処置など，どうしても触る必要がある場合に備えて，口輪を装着できるようにしておくことが望ましい。
>
> 　そのような犬の場合，当然ながら口輪の装着も嫌がるため，口輪に対する良い印象をつけること（古典的条件づけ）を丁寧に実施する必要がある。まずは，口輪の中にフードやオヤツを入れてお皿の代わりにし，犬が自ら鼻先からマズル（口吻）を口輪の中に入れる段階から開始する（図）。警戒せずに口輪の中のフードやオヤツを食べるようになったら，食べている間に口輪のストラップを動かす。犬がそのままフードやオヤツを食べ続け，嫌がるサインを示さないのを確認したら，口輪の中に入れるフードやオヤツの量や種類を調整しながら，徐々にストラップをかけるようにする（＝口輪の装着）。はじめから装着時間を長くすると，自ら外そうと前肢で引っかいたり，口輪を地面にこすりつけたりするようになるため，そのような行動を示す前に，ごく短時間で口輪を外すようにする。
>
> 　なお，装着できるようになると，爪切りや動物病院での診察など攻撃的になる作業時のみ口輪を装着するケースが少なくないが，この場合だと「口輪の装着＝嫌なことをされる」と学習してしまう。装着できるようになった後も，口輪をお皿代わりにしたり口輪を装着してフードやオヤツをあげたりして，それ以上のことはせず，（口輪をつけると良いことが起こる）という口輪に対する良い印象づけを日常的に継続することが大事である。
>
> ①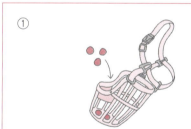
> 口輪の中にフードやオヤツを入れる
>
> ②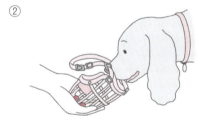
> 犬が自らマズルを口輪の中に入れるようにする
>
> ③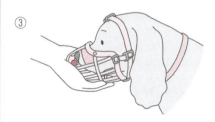
> 犬が口輪の中のフードやオヤツを食べている間にストラップを軽くかける。中に入れるフードやオヤツは，ペースト状のものにしても良い
>
> ④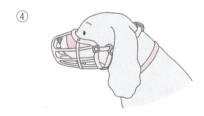
> 犬が口輪の中のフードやオヤツを食べている間にストラップを耳の後ろまでかける
>
> **図　口輪装着の練習**
> 口輪に対して良い印象づけをするための練習法である

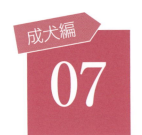

食器や寝床を守って唸る，咬むことをさせないためには

● 押さえておきたい心得 ●

遺伝や子犬時代の環境が影響していることも

　食事や安心して休める場所は，動物が生きていくうえで必要である。それらを他者に奪われたり侵されたりするという脅威を感じた場合に，守ろうと攻撃的になるのは，ある意味当然の反応であるが，人と一緒に暮らすなかで，人はそのような競争相手ではないと認識すれば，自分の食器や寝床を守って攻撃的になることは本来，抑制されると考えられる。しかしながら，実際には飼育開始当初から唸りながら食事をする子犬もいる。同腹の兄弟犬と離れる時期が早いほど食事を守り攻撃的になるなどの報告もあることから[4]，食事を守る行動は遺伝あるいは子犬時代の環境が影響し，問題化することが示唆される。また，攻撃的に振る舞った結果，「食器や寝床を奪うかもしれない相手を追い払うことができた」と経験し，「攻撃行動が有効な手段である」と学習し，より悪化する（負の強化）。Chapter 3 成犬編 06 の図 1 で示したように，犬が守っているにも関わらず，近づいたり無理に取り上げたりすることを続けると，咬みつくなどより強い方法で表現するようになる。

☞ 攻撃行動　p16
☞ 負の強化　p28

まずは飼い主に確認しよう

　このような相談を飼い主から受けた場合は，下記のようなことを聴取する。

☑ **飼い主へ確認！**

☐ 守る対象物と守る状況（場所，時間帯，攻撃相手，攻撃相手と守る対象物までの距離）
☐ 上記と似ているものの，守る行動が起きない状況
☐ 守る行動の具体的な様子（体をこわばらせる，凝視する，唸る，歯を剥き出す，咬もうとする，咬むなど。可能であれば動画撮影をお願いする）
☐ 守る行動の頻度（1日あたりの回数）

Chapter 3 犬と猫の困った行動

- □ いつから始まり，これまでに変化があるか（不変，悪化，軽減）
- □ これまでに実施したこと（叱る，慣らすためにわざと近くを通る，食べ物と交換するなど）
- □ 実施したことに対する犬の反応

上記の質問から得た回答をもとに適切なアドバイスを行っていこう。

● 飼い主に提案 ●

対策その1　きっかけとなる状況を特定し，回避する

　守る状況と守らない状況を比較し，きっかけとなる状況をできるだけ細かく特定する。それをもとに，無理に物を取り上げない，攻撃的になる距離に近づかない（あるいは家族がすぐ近くを通る必要のない場所へ食事場所や寝床を移動する），食器は犬が散歩に行っている間など，食器から離れたところにいる時に片づける，守ろうとしやすい魅力的なおいしいフードやオヤツ，あるいは食べるのに時間がかかるガムなどは与えない，などの方法により，守る状況を徹底的に避ける。攻撃が有効な手段になるということをこれ以上学習させないために，攻撃行動を引き起こす状況を繰り返さないことが重要である。また，家族は取り上げるつもりがなくても守る気持ちの強い犬からすると，家族が近づくだけでも邪魔されたり取り上げられたりするかもしれないと警戒している可能性が高い。家族は犬が大切にしている食事場所や寝床を脅かす存在ではないと認識してもらうためにもこれらの方法は有効である。

対策その2　嫌悪刺激の使用をやめる

☞ 嫌悪刺激　p11

　攻撃に対して叱る，驚かすなどの嫌悪刺激を用いると，攻撃を悪化させてしまうことが多い。恐怖心は攻撃性を助長し，攻撃相手に対する印象がより嫌悪的なものになってしまう。また，それまで唸っていた犬に嫌悪刺激を用いることで，犬は唸っても（警告しても）意味がないと学習し，いきなり咬むなどのより激しい行動を示すようになることもある（図1)[15]。

対策その3　近づくことに対する拮抗条件づけ（図2）

☞ 拮抗条件づけ　p71

　守るということは，対象物がある状態で相手に近づかれることに対して嫌悪的な印象をもってしまったことから起こっているため，相手が近づくと良いことが訪れるといった良い印象へと上書きすることが根本的

211

成犬編 07　食器や寝床を守って唸る，咬むことをさせないためには

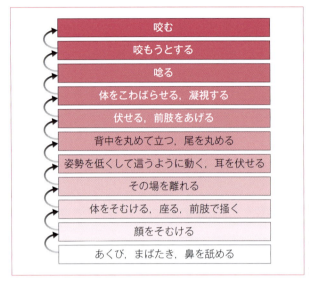

図1　攻撃の階段
ストレスや脅威に対する犬の反応。弱い社会的なサインから明らかな攻撃サインまで，上にいくほど強い反応であることを示している
文献15より引用・改変

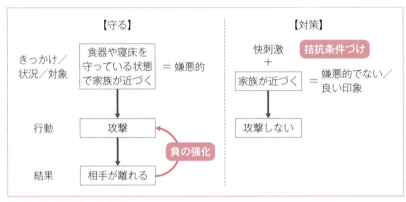

図2　守る行動への対策
食器や寝床を守っている状態で家族が近づいた時に攻撃すれば相手を追い払えると学習（負の強化）していた場合，家族が近づくと同時に快刺激を与え，まずは近づかれることへの印象を変えること（拮抗条件づけ）で，攻撃的にならないようにする。家族が近づくという嫌悪刺激をできるだけ弱める（系統的脱感作）ために，食後ある程度時間が経ってから，あるいは一定の距離を保った状態で練習をする

☞ 系統的脱感作　p71

な対応となる（拮抗条件づけ）。なお，目の前で対象物（食器や寝床）を取り上げることは非常に高い目標となるため，まずはそばへ近づくという刺激から開始した方が良い。具体的には，近づく際には褒め言葉をかける，フードやオヤツをあげるといった快刺激を与えることで良い印象をつける。その際，快刺激による嬉しさが嫌悪感を上回ることが大事であるため，嫌悪感を下げた状態（系統的脱感作），つまり犬の守りたい気持ちが少ない状態で行うことが重要である。対策その1とその2を徹底したうえで，食後ある程度時間が経ち，執着心が弱まった段階で空の食器にフードやオヤツを入れながら近づく，寝床からある程度距離の

Chapter 3 犬と猫の困った行動

離れた場所まで近づきフードやオヤツを投げて与えるといった形で実施してもらう。

具体例の紹介

一例：食後に空の食器を守る

　柴，2歳齢，去勢オス。室内単頭飼育。ご夫婦と暮らす。入手直後から，食事を唸りながら食べていた。当初は，食後に空の食器を片づけても問題はなかったが，徐々に唸るようになり，口頭で叱っていたところ，1歳齢頃には咬むようになった。相談時点では，食事はケージ内で与え，食器にひもをつけ，食後は食器をひもで引きあげ回収していていたが，回収しようと近づくと歯を剥き出し唸り，回収する食器を噛むことが食事のたびに見られていた。なお，食事中に家族の様子を気にして振り向いたり，家族が2m以内に近づくと動きを止めて唸ったりする様子もあった。

　食物関連性攻撃行動と診断し，まずは犬の食事中に人は同室で動かず，食後30分はケージに近づかず犬を見ないようアドバイスし，もし攻撃的になったとしても決して叱らないよう伝えた。その結果，食事中に犬は周囲を気にする様子がなくなり，食後20分ほどが経過すると，食器を守るよりも，ケージから出してほしいと要求することがわかった。そこで，食器の回収は食後20分以降とし，オヤツを数粒持って，褒め言葉をかけながら近づき，「オスワリ」や「マテ」の合図をかけてから，ケージを開けてそのまま廊下に誘導し，オヤツを床にばらまき，その間に食器を回収してもらうことにした。徐々に，食後から回収までの時間を短くし，その結果，食後，時間を空けずに犬を廊下にスムーズに移動させ，その間に食器を回収できるまでになった。

■ **食物関連性攻撃行動**
food-related aggression
所有性攻撃行動のうちその動物が重要だと認識しているものが食べ物である場合を食物関連性攻撃行動と呼び，特に犬で多い攻撃行動の1つ。例えば，フードやガムなどのオヤツに近づいたり，触れたり，取り上げようとする人や動物に対して起こる犬の能動的な攻撃行動を指す。フードを入れる食器が食べ物と同等のものとして認識されていると，たとえその中にフードが入っていなくても同様のことが起こりうる。

✎ まとめ

- ▶ 食事や寝床など安心して休息できる場所に関連するものは，犬にとって生きていくために重要な本来守るべきものである
- ▶ 対象物に近づく際，家族が対象物を奪おうと思っているかどうかは関係なく，家族が近づいたことを犬がどう捉えるかを重要視すべきである
- ▶ 取り上げることを繰り返すことで，攻撃は対象物を守るための有効な手段であると犬は何度も学習することになる。つまり，ただ繰り返しているうちに慣れるということはない
- ▶ きっかけとなる状況の回避を徹底することで，家族は大事なものを奪ったり，邪魔をしたりする相手ではなく，家族を相手に対象物を守る必要はないと犬に覚え直してもらう
- ▶ 上記を徹底したうえで，家族が近づくことに対して良い印象に変えることが根本的な対応である

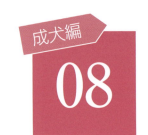

犬の複数頭飼育に関して気をつけたいこと

押さえておきたい心得

複数頭飼育のイメージと実際

　犬同士で遊んでいる姿や，寄り添って寝ている姿はとても可愛らしいものである。また色違いの洋服を着せたり，並んで写真を撮ったりすることも飼い主にとって楽しみとなる。複数頭飼育に対してこのような淡い期待をもつ飼い主は多く，実際に2頭目を迎えたことで家族への甘咬みが減ったり，犬同士も互いに遊んで満足してくれたり，留守番中に寂しがることが少なくなったなど良い効果を耳にすることもあるだろう。

　新しく犬を迎えると，犬のために費やす時間や費用，必要なスペースが増えることは間違いない。さらに新しく犬を迎えたものの，相性が良くなく，先住犬にストレスがたまったり，問題行動が始まったり，先住犬でうまくいった方法が新しい犬では有効でなく問題となってしまう，犬同士が協働していたずらをする，といったようなトラブルが起きてしまうことも少なくない。

　事前の心がまえや現実的な想像によって，問題を最小限にとどめることができれば楽しい複数頭飼育生活を送ることが期待できるため，ここではそのポイントを紹介していく。

犬の社会構造

　犬は，複数の繁殖ペアを中心とした集団をつくる複合的社会性をもつ動物とされている。野犬の集団の観察によると，集団内で複数のメスが出産することもあり，互いに協力しながら子犬を育て，子犬は2歳齢になる前に群れを離れるという[7]。大型動物を集団で狩ることは珍しく，ゴミ捨て場での食べ物の獲得や，小動物を単独で狩ることの方が多いそうだ。また集落犬（集落など人の近くで暮らす野犬）における観察では，メンバーの入れ替わりがある流動的な集団を形成し，同じ集団内の犬とともに行動している時間にはかなりの個体差があったという[8]。

　このような犬の社会構造から，新たに迎えた犬を受け入れうるものの，社会的成熟を迎えるとされる2歳齢になる頃には，犬同士の関係性

Chapter 3　犬と猫の困った行動

が変わる可能性があり，個体によって単独での食事を好むかもしれず，人が期待するような「いつも一緒に行動していて仲良し」という状態になるかどうかはわからない．各犬の動物福祉に配慮し，それぞれが安心して快適に過ごせるように，少なくとも食事場所と寝床については各犬に用意するべきだと考えられる．

☞ **動物福祉**　p199

飼い主から得るべき情報

このような相談を飼い主から受けた場合は，下記のようなことを聴取する．

☑ **飼い主へ確認！**

〈これから複数頭飼育を始める場合〉
☐ 新たに犬を迎えたい理由
　新たに犬を迎えたい理由をできるだけ多く挙げてもらう．この理由でないといけないということはないが，犬にも当然個体差があるため，期待どおりにすすまなかった場合を想像しているかも確認できると良いだろう
☐ どのような犬を迎えたいか：犬種（大きさ），性別，年齢，性質，由来（ブリーダー，ペットショップ，知人，保護犬）など
☐ 新たに犬を迎えるにあたっての余裕（時間，空間，経済面）
　・時間：犬に費やせる時間はどの程度あるか？
　・空間：各犬にケージなどの寝床や食事場所を用意し，他の犬と離して設置できる十分なスペースがあるか？トイレを複数箇所あるいは現在より大きいトイレを設置できるか？
　・経済面：犬の食事代，消耗品代，動物病院でかかる費用は頭数分増えるが，それらを負担できるか？
☐ 先住犬の性質：他犬との友好性，所有欲の強さ，問題行動の有無など
☐ 先住犬の避妊・去勢手術の有無
　未避妊・未去勢同士では，敵対的関係になりやすい．複数頭飼育をするならば無計画な交配を防ぐためにも，未避妊・未去勢による犬同士のトラブルを回避するためにも，避妊・去勢手術を行うことも重要となる

〈すでに複数頭飼育を始めている場合〉
☐ 同居犬同士の攻撃や威嚇はないか？
☐ 攻撃や威嚇が見られる場合は，どのような状況で起こるのか？
☐ 各犬がリラックスして過ごせているか？どちらかがしばしば緊張したり，不安そうにしたりすることはないか？
☐ 各犬に合った運動量，費やせる時間が確保できているか？

☞ **攻撃行動**　p16

☞ **威嚇行動**　p81

☞ **不安**　p10

上記の質問から得た回答をもとに適切なアドバイスを行っていこう．

成犬編 08 犬の複数頭飼育に関して気をつけたいこと

● 飼い主に提案 ●

飼い主には余裕があるの？

　新しく犬を迎えるにあたり，時間，空間，経済面での余裕があるかは最初に飼い主に確認すべき事項である。

　新しく迎えた犬の世話を先住犬と一緒に行うとはいえ，すべての作業をまとめて行えるわけではない。先住犬ではスムーズにできる作業も最初からできていたわけではなく，それまでの生活での工夫や練習により現在の状態になっているはずだ。新しく迎えた犬には改めてこの家でのルールを教えることになるし，同じ刺激でも犬によって受け取り方が異なるため，新しい犬では先住犬の時より時間がかかってしまうかもしれない。先住犬に費やす時間が減らないようにすることも大切なため，最初のうちは世話にそれまでの時間の倍は必要となることをあらかじめ飼い主に伝えておくと良い。

　上述のとおり，複数頭飼育になると食事場所，寝床，トイレを増設することになり，犬の性質によってはそれぞれのトイレをかなり離して設置する必要があるかもしれない。犬同士で追いかけっこをするようになれば，犬の動き回る範囲を広くする必要もあるだろう。これらをまかなうための十分なスペースがあるかを確認しておくと良い。また，非常に現実的な話になるが，食事代や日々の生活に必要な消耗品代，さらに動物病院代は単純に倍増する。これらを負担する余裕がない状態で，新しい犬を迎え，家族の生活が時間的あるいは経済的に苦しくなるようであれば，犬に十分なケアができずに，結局は後悔することになるため，事前にしっかり予測してもらうことがすすめられる。

　近年，ペット飼育可としている住宅が増えてきてはいるものの，マンションの規約により「1頭まで」「小型犬まで」と決められているところも少なくない。社会ルールを守った生活となるよう，飼い主へ確認を促すと良いだろう。

先住犬の性質を把握しておこう

☞ 社会化　p9

　先住犬の気質や社会化の程度によっては，他の犬が苦手なことも少なくない。散歩やドッグランで他犬に出会った時や自宅に知り合いの犬が遊びに来た時の反応が参考になる。もし，先住犬が他犬に対して怖がる，挨拶ができない，無視する，攻撃的になるといった場合，新しく迎えた犬に対しても同様の反応を示す可能性が高い。飼い主は「家族の一員」というつもりで新しい犬を迎えたとしても，先住犬にとっては完全

に見知らぬ犬である。特に，自身の縄張りである自宅で出会った場合には強い反応が見られることが多いのを知っておくべきである。

先住犬が特定の犬を苦手とする，あるいは特定の犬には友好的という場合には，そのような犬の共通項目を見出すようにすると良い。現在，400以上の犬種がいるとされるが，犬種をつくり保存する際には，外見だけでなく行動学的特徴も選抜繁殖の対象となるため，犬種により行動特性が異なることは繰り返し報告されている[9-11]。このような行動特性の違いからうまくコミュニケーションがとれないためか，特定の犬種が苦手という犬は少なくない。例えば，日本人と外国人では挨拶の仕方が異なるために戸惑ってしまうといったものに近いと想像される。一方で体格や毛色，性質などにより好き嫌いが分かれることや，子犬の頃に追いかけられて怖かったなどのトラウマ経験が影響することもある。

仮に先住犬が他犬に友好的であったとしても，先住犬にとって大切なものをめぐって新しい犬との間に競争が起こることがある。アメリカにおける調査では，飼い主の関心・食べ物・見つけたものをめぐり，あるいは興奮時に同居犬同士の攻撃が起こることが多いと報告されている[12]。したがって，先住犬にとって何が大事かについて把握しておくと良い。例えば，食事中に飼い主が近くを通った際に緊張しないか，おもちゃや犬が見つけたものをスムーズに取り上げることができるか，どれくらい飼い主の気を引こうとするか，犬が寝ている時に飼い主が近くを通ると気にするか，といった情報が参考になるだろう。

このようなポイントを押さえながら先住犬の性質を把握し，新たな犬を受け入れられそうかどうかを考えてもらうよう飼い主に伝える。

避妊・去勢手術のススメ

一般的に，未避妊メス同士，未去勢オス同士は，敵対的な関係になりやすい。また未避妊メス，未去勢のオスの組み合わせでは，望まない子犬が生まれてしまうこともあるだろう。不要な争いを避け，無計画な交配をしないよう，少なくとも新しい犬に対しては手術をすることがすすめられる。ただし，犬同士の関係性は複数の要因が関わるため，避妊・去勢手術だけをすればすべての問題が予防できるわけではない。なお，物理的に犬同士を隔離していたとしても，ニオイやフェロモンは遠くまで届くため，敵対的な相手がいる，あるいは性的欲求が満たされない状態であることには変わりなく，いずれの犬にとってもストレスを与えてしまうことを飼い主に伝えておくべきである。また，Chapter 5-01も併せて参照いただきたい。

> **COLUMN** 犬同士の関係性
>
> 　犬はかつてオオカミと同様，群れの中で序列を形成すると考えられていた。このようなオオカミの生態は物資が限られた環境での観察にもとづいていたが，野性下では家族単位の群れを形成することが近年わかってきた[13]。現存する動物のなかで遺伝的に犬に最も近いのはオオカミではあるが，進化の過程で分かれ，犬はオオカミとは異なる特徴をもつという考え方も広まっている。犬は家畜化により幼形成熟が見られ，成犬になっても新しいものを受け入れ，遊ぶなど幼齢動物の特徴を残すため，序列についてもそれほど厳しいものは存在しないと想像される。
>
> 　実際に野犬の社会構造を観察した研究を総合的に見ると，群れがおかれている環境によって構造は異なるようである[7]。ある報告では，群れを率いるリーダー個体が特定されたが，すべての個体がすぐにリーダーに従うわけではなかった。また優位な個体は群れの他個体に攻撃的に振る舞うというより，周囲の犬から親和的なシグナルを多くもらう個体であったという[14]。
>
> 　これらのことから，犬同士の間に序列があったとしてもそれほど強固なものではなく，2頭間の優劣はコミュニケーションにもとづき，横暴な個体ではなく，頼られる個体が優位になると考えられる。先に飼われていたから，体が大きいから，物を守って攻撃的になるからといって，必ずしも優位個体になるわけではないため，様々な場面での様子から総合的に評価すると良いだろう。

■ **幼形成熟**
ネオテニーともいい，幼い時期の特徴や行動が，性成熟以降も残っていることを指す。（COLUMN）

どのような犬を迎えるか十分に話合いを

▶▶犬同士で上手にコミュニケーションをとるために

　まず，新しく迎え入れる犬の健康状態，特に細菌やウイルス，寄生虫などの感染症にかかっていないかを確認する。続いて，先住犬との相性について検討する。犬同士の相性は，各犬の性質，経験，体格，性別，行動パターン（犬種による違い，相手へのアプローチの仕方，遊びの誘い方，やめてほしい時のサインの出し方など）により決まると考えられる。先に紹介した調査では，同居犬同士の攻撃行動の約8割は同性の組み合わせで起き，過去に複数の家庭で飼われていた犬，12週齢以降で飼われ始めた犬，シェルターから入手した犬では，同居犬同士の攻撃行動のリスクが増すことも報告されている[12]。このような傾向と「先住犬の性質」で挙げたポイントを踏まえつつ，犬同士がうまくコミュニケーションをとれるように相手を選ぶことが大切である。目標は犬同士が仲良くなることではなく，"同じ空間で互いを受け入れて共生すること"とすべきであり，人で例えるなら他人同士がうまく共同生活をする状況を想像するとわかりやすいだろう。

　犬同士でコミュニケーションをとるためには，相手のサインを読みとる能力が必要となり，これは親犬・兄弟犬と過ごした経験や他犬への社会化が重要な要素となる。つまり，適切な繁殖下で生まれ，適切な環境

下で育った犬を迎えることがすすめられる。なお、同一犬種であれば、遺伝的に備わる行動パターンが類似しているため、相手のサインを読みとりやすくなると考えられるが、社会化の状況や前述の「大切なもの」が重複することでライバルとなる可能性もあるため、先住犬のこだわりの程度を参考にすると良い。

▶▶**新しく迎え入れる犬の年齢**

一般的に子犬は受け入れられやすいが、それは先住犬が「相手は子犬だから」と大目にみている部分もあるだろう。子犬の成長とともにそのような見方は減っていき、成犬同士の関係性へと変化する。遊び好きの子犬を迎えることは先住犬にとって良い刺激になるといわれているが、先住犬の社会化が不十分な場合や、先住犬が高齢のため機敏に動くことができない場合は、無邪気に近寄る子犬が大きな脅威となってしまうし、相手をしてもらえない子犬は欲求不満に陥るかもしれない。ある程度、性質が確立している成犬の方が相性を予測しやすい場合もあるので、新しく迎え入れる犬を子犬にするか成犬にするかは先住犬の性質を見極めて判断すべきだろう。

新しい犬の導入の仕方

新しい犬を迎える際はいきなり先住犬に会わせるのではなく、徐々に家庭内に導入するとともに、家族の目が新しい犬にばかり向かないよう注意が必要である。はじめて犬同士を会わせる場合*には、次のような手順ですすめていただきたい。各 Step は、望ましい反応が数回確認されたら次にすすむようにする。どちらかが攻撃的になったり怖がったりする場合には、刺激が強すぎる可能性があるため、前の Step に戻るあるいは、犬同士の会わせる時間を短くするなどして、刺激を調節する。それでもうまくいかない場合には、早急に行動診療を専門とする獣医師に相談すべきである。犬同士を会わせる際は、飼い主はすぐ近くで様子を観察し、穏やかに声をかけて落ち着いた雰囲気をつくるようにするとともに、望ましい反応には褒め言葉をかけるようにする。

*新しい犬が子犬の場合は本文の手順どおりだが、成犬の場合には屋外（先住犬にとって縄張りではなく、公園などのニュートラルな状況）でリードをつけた状態で、散歩中に他犬に遭遇した時のように会わせることから開始した方が安全である。

Step 1　先住犬が自由に動ける状態で、クレートまたはケージに入った新しい犬を見せるところから開始することがすすめられる。万が一、攻撃的になった場合の事故を予防すると同時

成犬編 08 犬の複数頭飼育に関して気をつけたいこと

に，新しい犬が縄張りを勝手に動き回る侵入者とならないようにするためである。

両者とも他犬に対する社会化が適切に行われていれば，先住犬が新しい犬に近づきつつ，礼儀正しく相手の反応をうかがったうえで，クレートまたはケージ越しに鼻をつきあわせて挨拶をするだろう（＝友好的な反応）。

Step 2 新しい犬にリードをつけてクレートまたはケージから出し，飼い主はリードを短めに持った状態（ただしリードは多少緩んだ状態）で先住犬に会わせ，反応を確認する。鼻をつきあわせた挨拶に続き，互いに円を描くように動き，肛門や陰部のニオイを嗅ぎ合う様子が見られる場合は，初対面がうまくいったと考えられるだろう（挨拶行動）。なお，犬が動くとリードがピンと張る可能性があるが，自由に動けないことは緊張感につながる。そのため，リードを少しのばすか，飼い主が新しい犬に合わせて動き，常にリードが少し緩んだ状態を保つようにする。

👉 **プレイバウ** p167

Step 3 Step 2と同様に，リードをさらに緩めて犬同士の反応を確認する。Step 1，2の挨拶に続き，遊びを誘うお辞儀（プレイバウ）なども見られるかもしれない。緩めたリードが互いの犬に絡まないよう気をつける。

Step 4 新しい犬にリードをつけずに先住犬と会わせ，犬同士の反応を確認する。犬たちは自由に動ける状態になり，新しい犬はスリッパをくわえるなどのいたずらをするかもしれないので，いたずらされないよう事前に室内を片づけておく必要がある。また，このStepに先立ち，新しい犬だけでその部屋を探索させるなどして，環境への馴化を行っておくようにする。

👉 **馴化** p84

Step 5 Step 4の時間を徐々に長くし，飼い主は同室で反応を見守ったり，それぞれの犬とおもちゃで遊んだりする（おもちゃは頭数分用意する）。相手のおもちゃがうらやましくなり，奪おうとすることもあるかもしれないため，常に監視できる状態で行い，またその際の各犬の様子も観察しておく。

なお，新しい犬にとっては先住犬だけではなく，自宅の様々なもの，ニオイ，音，家族も含めてすべて真新しい刺激になるため，環境への馴化の程度にも注意を払いながらすすめていくことが大切である。新しい犬が子犬の場合，可愛いのはもちろんのこと，しつけやルールを教えるために，どうしても家族の注目が子犬に集まることになる。それまで家族の愛情を一身に受けていた先住犬からすると，注目が子犬に集まるこ

とに不満を感じて子犬をライバルとみなす可能性があるため，先住犬への関心が薄れないよう，飼い主には十分に気をつけてもらう。

まとめ

- ▶ 複数頭飼育の目標は「同じ空間で互いを受け入れて共生すること」とすべきであり，それぞれの犬の動物福祉に配慮する必要がある
- ▶ 複数頭飼育への憧れだけでなく，新しく犬を迎えた時に起こりうる問題を予測しておく
- ▶ 複数頭飼育になった際の時間，空間，経済的な余裕が飼い主にあるかを確認する
- ▶ 先住犬の性質（他犬への反応や物や状況に対するこだわり）を見極める

成犬編　参考文献

1) Adam Miklosi. イヌの動物行動学　行動，進化，認知. 薮田慎司　監訳. 東海大学出版部. pp197-201, 2014.

2) James Serpell. 犬：その進化，行動，人との関係. 森裕司　監訳. 緑書房. pp172-173, 1999.

3) Neilson JC, et al. Effects of castration on problem behaviors in male dogs with reference to age and duration of behavior. *J Am Vet Med Assoc.* 211: 180-182, 1997.

4) Pierantoni L, et al. Prevalence of owner-reported behaviours in dogs separated from the litter at two different ages. *Vet Rec.* 169: 468, 2011.

5) Overall K. Manual of Clinical Behavioral Medicine for Dogs and Cats. Mosby. pp256-260, 2013.

6) Rodan I and Heath S. Feline Behavioral Health and Welfare. Saunders. pp138-147, 2015.

7) Adam Miklosi. イヌの動物行動学　行動，進化，認知. 薮田慎司　監訳. 東海大学出版部. pp92-93, 2014.

8) James Serpell. 犬：その進化，行動，人との関係. 森裕司　監訳. 緑書房. pp278-298, 1999.

9) Takeuchi Y and Mori Y. A comparison of the behavioral profiles of purebred dogs in Japan to profiles of those in the United States and the United Kingdom. *J Vet Med Sci.* 68: 789-796, 2006.

10) Duffy DL, et al. Breed differences in canine aggression. *App Anim Behav Sci.* 114: 441-460, 2008.

11) Tonoike A, et al. Comparison of owner-reported behavioral characteristics among genetically clustered breeds of dog (Canis familiaris). *Sci Rep.* 5: 17710, 2015.

12) Wrubel KM, et al. Interdog household aggression: 38 cases (2006-2007). *J Am Vet Med Assoc.* 238: 731-740, 2011.

13) Gese EM and Mech LD. Dispersal of wolves (Canis lupus) in northeastern Minnesota, 1969-1989. *Can J Zool.* 69: 2946-2955, 1991.

14) Bonanni R, et al. Effect of affiliative and agonistic relationships on leadership behaviour in free-ranging dogs. *Anim Behav.* 79: 981-991, 2010.

15) Horwitz DF and Mills DS. BSAVA Manual of Canine and Feline Behavioural Medicine. BSAVA, 2010.

16) 森裕司，武内ゆかり，内田佳子. 獣医学教育モデル・コア・カリキュラム準拠　動物行動学. インターズー. 2012.

17) 森裕司，武内ゆかり，南佳子. 獣医学教育モデル・コア・カリキュラム準拠　臨床行動学. インターズー. 2013.

18) 内田佳子，菊水健史. 犬と猫の行動学　基礎から臨床へ. 学窓社. 2008.

19) Horwitz DF, Neilson JC. 小動物臨床のための5分間コンサルタント　犬と猫の問題行動　診断・治療ガイド. 武内ゆかり，森裕司　監訳. インターズー. 2012.

20) 中島定彦. アニマルラーニング―動物のしつけと訓練の科学. ナカニシヤ出版. 2002.

21) 実森正子，中島定彦. 学習の心理. サイエンス社. 2000.

22) Sophia Yin. Low stress handling, Restraint and Behavior Modification of Dogs & Cats. Cattledog Publishing. 2009.

23) 菊水健史，永澤美保. 犬のココロをよむ　伴侶動物学からわかること. 岩波書店. 2012.

成猫編

01 爪とぎを問題化させないためには

● 押さえておきたい心得 ●

猫が爪をとぐ理由

爪とぎとは，猫が対象物に前肢の爪を立ててバリバリと引っかく行動のことである。猫が爪をとぐのは，以下の目的のために行っていると考えられている。

①体のストレッチ
前肢を伸ばして爪をとぐことで体を伸ばす
②爪の手入れ
爪をとぐことで爪の一番外側の古い層の部分を剥がすことができる
③マーキング
視覚的（引っかき傷）＋嗅覚的（趾間にある分泌腺からのニオイ）な跡をつける
④関心を向けるための行動
爪とぎをしている時に見る，声をかけるなどの反応をすると，爪をとげば飼い主の関心を向けることができると猫は学習する
⑤不安，葛藤，不満などのストレスに対処するための転位行動
ストレスを受け，自身を落ち着かせるために爪をといでストレスを軽減しようとしている

☞ **不安** p10

☞ **葛藤行動** p81

☞ **転位行動** p193

▣ **動物の5つの自由**
the five freedoms for animals
・飢えと渇きからの自由
・不快からの自由
・痛み，侵害，病気からの自由
・恐怖や抑圧からの自由
・正常な行動を表現する自由

問題化する理由と注目ポイント

爪をとぐ行動は，猫にとっては本能的なもので極めて正常な行動であるため，爪とぎをやめさせることはできない。また爪とぎをさせないことは「動物の5つの自由[5]」のうちの「正常な行動を表現する自由」を侵害することにもなるため，適切な場所に適切な爪とぎ用具を設置することは飼い主の義務である。しかし，用意してあるにも関わらず，猫が違う場所や物に爪とぎをしてしまうことがある。なぜ爪とぎを使わずに

Chapter 3　犬と猫の困った行動

別の場所や物にしてしまうのか，この場合はその原因や動機を考えることが問題解決の第一歩となる。つまり前述に挙げた①〜⑤のどの理由（理由は複数の場合もある）で爪とぎが起きているかを，爪をとぐ場所や状況から判断すると良い。

このような相談を飼い主から受けた場合は，下記のようなことを聴取する。

> ☑ **飼い主へ確認！**
> ☐ 爪をといでいる場所を確認する。家の間取り図を書いてもらい，爪をといでいる場所を書き込んでもらう。同居猫がいるなら，すべての猫たちについてどこで爪をといでいるかを確認する
> ☐ 爪とぎ用具の数，形状，配置場所，使用頻度などを確認する
> ☐ 爪をといでいる時の猫のボディランゲージ（表情や姿勢）や爪とぎ行動（とぎ方）の詳細などを聞きとる
> ☐ 爪とぎ行動に気づいた時の飼い主の反応について詳しく聞きとる（声を出している，叱っている，追い払っているなど。叱っているのなら声の大きさやトーン，追い払っているなら飼い主の動作などを具体的に聞く）
> ☐ 爪とぎ行動に気づいた時の飼い主の反応に対する猫の反応はどのようなものかを聞きとる（猫のボディランゲージや行動を詳しく聞く）

☞ ボディランゲージ　p8

上記の質問から得た回答をもとに適切なアドバイスを行っていこう。

● 飼い主に提案 ●

適切な爪とぎ用具を適切な場所に配置する

猫は垂直または水平のどちらの体勢でも爪をとぐ。しかしこの体勢は猫によって好みがあるので，どちらの体勢でも爪がとげるように爪とぎ用具は複数用意すると良い。またそれぞれの用具の向き，配置などの工夫によっても猫が満足して爪とぎできるようになるが，その好みは個々で違う。そのためどの爪とぎ用具をよく使うかを飼い主に観察してもらい，あれこれと試行錯誤しながら猫の好みを見つけ出すと良い。適切な爪とぎ用具を選ぶ際のポイントとして，次のようなことをアドバイスすると良い。

爪とぎ用具を選ぶ際のポイントその1　大きさや形状

適切な爪とぎ用具の大きさは，猫が十分に体を伸ばすことができる長さ，または高さが必要である。爪をといでいる最中に用具がグラグラと

225

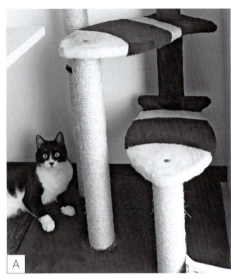
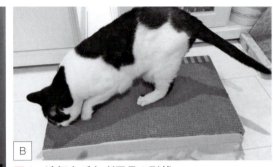

図1　適切な爪とぎ用具の形状
A：猫が立って爪とぎできる垂直型の柱状のもの
B：床と水平に爪とぎできる平置き型の板状のもの。写真は本来はトンネル型だが，水平にたたんで使用している。猫の体全体がのるのに十分な大きさで，爪とぎ中に爪とぎ用具が動くことのないものを選ぶと良い

不安定に動くと猫は不快に感じるので，安定した用具を選ぶことも大切になる。

　爪とぎ用具の形状は多様にあるが，形状問わず，ぐらつくことのない安定した用具を選択する。猫が十分に体を伸ばせる長さや高さを考えると，適切な形状として柱状や板状のものは比較的使いやすい。板状のものは壁に貼りつけることもでき，十分な大きさと安定感があれば猫は好んで使ってくれるだろう。ただし猫が入ることができるハウス型やベッド型の爪とぎは，本来の目的とは別の用途として利用されかねない。爪とぎとして利用してほしいのであれば，まずはベーシックな柱状や板状のものを選択することをおすすめする。垂直型（猫が立った体勢で垂直または斜めに爪とぎできるもの）および平置き型（猫が体を伸ばした体勢で床と水平に爪とぎできるもの）の両方を用意し，好みを確かめると良いだろう（図1）。

爪とぎ用具を選ぶ際のポイントその2　素材

　爪とぎの素材には，麻（麻縄），段ボールなどの紙，カーペットやラグなどの布，木，綿（綿縄）などがある（表）。猫によって素材の好みは分かれるので各種類を用意して猫に選ばせると良い。

Chapter 3　犬と猫の困った行動

表　素材別爪とぎ用具の特徴

麻タイプ（麻縄）	素材のなかで最も丈夫な繊維なので，猫が力強く爪とぎしても長持ちする．力が強い猫には麻縄が向いている．また，とぎクズが出にくいので掃除もしやすい．ただし，段ボール（紙）タイプよりも価格が高い
段ボール（紙）タイプ	安価で種類も豊富．猫は比較的段ボールを好む傾向にあるので，比較的使いやすい素材．しかし，とぎクズが多く出るのでこまめに掃除する必要がある．また長持ちしにくいので定期的に交換または新しいものに買い換える必要がある．軽い素材なので，爪とぎ中に動かない安定した用具を選ぶ必要がある
カーペット/ラグ（布）タイプ	カーペットやラグにしか爪とぎをしたがらない猫もいるので，そのような猫には向いている素材．ただし素材の質や製品によっては，爪が引っかかったり重さがないために爪がとぎにくい場合もある
木タイプ	木製は高価で製品の種類は少ない．しかし，木の質が好きな猫もいるので場合によっては木製のものを選んでも良いだろう．布などの材質とは違い，木材は爪が引っかかることが少なく，丈夫で長持ちである．とぎクズが出やすいので，こまめに掃除する必要がある
綿タイプ（綿縄）	麻縄と同じく丈夫なので長持ちしやすいが，麻よりもほつれやすい．しかし，麻よりも柔らかいのでこちらを好む猫もいる

爪とぎ用具の配置ポイント

　爪とぎ用具は，部屋のドア，玄関，ベランダなどの出入口付近や，廊下や階段に通じる場所など，猫の通り道に配置すると良い．そうすれば，猫は毎日自分の通り道にとぎ跡を残し，自分の存在を主張するためのマーキングが可能になるからである．飼い主にわかりやすく説明するためには，先に聴取した間取り図をもとに，猫のコアな縄張り（1日のなかで一番長く過ごす場所）とパトロール（狩猟に出かける）範囲や同居猫および飼い主家族との共有部分を確認して，その間取り図内に爪とぎ用具を置く理想的な場所を書き込んで渡してあげると良いだろう（図2）．

　また，爪とぎ用具を購入したら，すでに爪をといでいる場所や物に新しい爪とぎ用具をこすりつけておく（タオルなどでこすって，新しい爪とぎ用具にニオイを移すのでも良い）．さらに，新しい爪とぎ用具に引っかいたような傷や縞模様をつけて爪とぎ跡に似せて，視覚的に猫が爪をとぎたくなるように工夫する．望ましくない場所で爪をといでいる場合は，その場所に爪とぎ用具を置くようにすることをアドバイスする．

☞ **探索行動**　p36
（次ページ COLUMN）

☞ **社会化期**　p11
（次ページ COLUMN）

COLUMN 猫の行動範囲について

動物は種ごとに特有の社会的行動範囲や距離感をもって生活している．猫の行動範囲はいくつかの層に分かれており（図）[4]，それぞれ猫にとって違う意味をもっている．

・生活圏

猫が日常的に行き来する行動範囲のことで，獲物などを探して捕獲したり，交配相手を見つけ出したり，好奇心を満たすための探索行動をしたりする場所である．一般的にオスの方がメスよりも生活圏が広いといわれている[6,7]．完全室内飼いの猫の場合，必然的に家の中だけが生活圏となるため，野良猫や自由に外に出られる猫に比べると行動範囲がかなり限られてしまう．生活圏は他の個体（外にいる猫たち，家の中の同居人や同居動物）と重なっても猫はあまり気にしないが，生活圏内では苦手な相手に対面し対立することは避ける傾向にある．

・縄張り

猫が生きるために重要なこと（食べる，休息する，寝るなど）を行う場所で，見知らぬ信頼できない相手の侵入は本来であれば許すことができず，防衛する場所をいう．縄張り内に信頼できない相

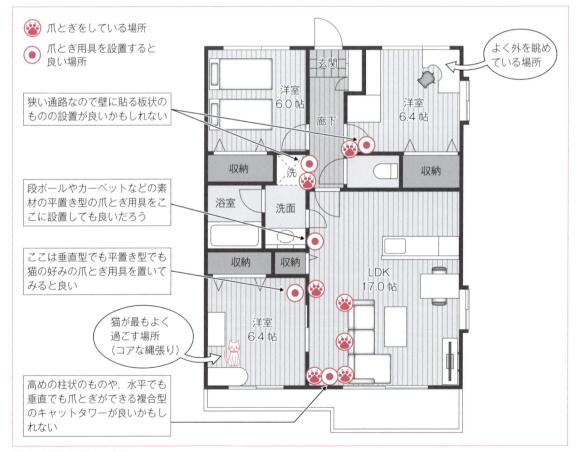

図2　間取り図の一例

Chapter 3 犬と猫の困った行動

手が入ってくることは受け入れがたいことではあるものの，家庭猫のように順応性の高い気質の猫は，食べ物などの重要な必要物資が縄張り内に十分に用意されている（確保されている）場合，ある程度面識があってもそれほど信頼していない相手（飼い主や同居動物）が縄張り内にいることを許容することはできる。ただし，もしその相手が縄張り内にいる自分の身の安全を脅かしたり，必要物資を奪う（または競う）事態が発生すれば，猫は恐怖，怒り，嫌悪などを感じ，かなり大きなストレスを受ける。

・社会的距離
　縄張りの内側のコアな部分であり，猫が心から信頼している相手だけが侵入を許される領域である。
・個体的距離
　体の接触を許せる相手だけが入れる領域である。自身の親猫や兄弟猫，または社会化期に十分に馴れることができた相手だけが入ることを許され，猫に接触することができる。

上記以外に逃走距離（信頼できないまたは見知らぬ相手が近づいてきた場合に逃げ出す距離）や，臨界距離（逃げ出すことができないほど相手が近づいたために防御的に攻撃に転じる距離）といった距離感もある。ただし，これら2つの距離（図内点線で示された部分）は固定されておらず，猫を中心にして動く。さらに，これらの距離は猫の状況によって変わりうるものである。

これらの行動範囲や距離感は，そこに生活する個体（動物）の増減や環境内の変化，必要物資の量や場所，猫の年齢，体調，精神状態などによっても変化する。

猫の爪とぎによるマーキングは，社会的行動であり，嗅覚的かつ視覚的コミュニケーションの一種である。これは，生活圏や縄張り内のよく通る道（ルート）で行われることが多い[8]。通り道に自分のニオイや爪とぎ跡，すなわちそこを通過した形跡を残すことで，相手との直接的な対面や衝突を極力避けているのだろうと考えられている[9]。

各家庭の猫の生活圏や縄張りの範囲がどこまでなのか，そして毎日何時頃，家のどこを，どのようなルートで通り，行き来しているのかを観察すると，爪とぎをどこに置けば良いかも自ずとわかってくることが多い。

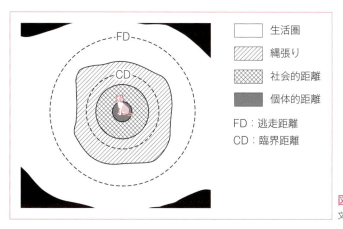

図　猫の行動範囲
文献4より引用・改変

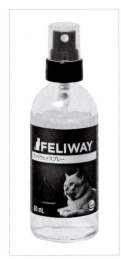

図3　フェリウェイスプレータイプ
画像提供：（株）ビルバックジャパン

状況を回避するために
〜爪とぎされたくないものは隠す！

　まずは爪とぎに利用されて困るものは布などで覆い保護するか，猫が入れない場所に移動させる，あるいは猫が近づけないようにするなどの工夫をする。

爪とぎされて困るものや場所に合成フェロモンをスプレーする

　前述のように適切な爪とぎ用具を複数配置し，まずは猫が爪とぎできる環境を整える。そのうえで猫用フェイシャルフェロモンF3類縁化合物（合成フェロモン）が含まれている液体（フェリウェイスプレータイプ，図3）を，爪とぎされては困るものや場所に毎日スプレーすると，爪とぎ行動が減少する可能性が高いといわれている[10]。液体をスプレーしてもかまわない場所で試してみると良いだろう。

☞ 強化　p9

爪とぎ行動を強化している要因を排除する

　飼い主には，望ましくない場所で爪をといでいる猫の姿を目撃しても叱らない，または叱責でなくても声をかけないようにしてもらう。爪とぎをしている最中の猫を見ない（関わらない）ことが重要となる。

爪の管理

　猫の爪を定期的に切ることで，爪とぎされてしまった場所のダメージ（傷跡）を最小限にすることができる。ただし，猫が爪切りに慣れてい

ない場合は爪切り自体がストレスとなり，転位行動として爪とぎ行動が悪化するので注意が必要である．あくまでも爪切りは猫が好む場合に限り，そうでない場合は好むようにトレーニングする必要がある．

　Chapter 1 子猫編04で紹介した方法で爪切りを慣らしたものの，何らかの原因で爪切りを嫌がるようになった猫を再度慣らすのはかなり困難なことが多い．再度慣らしたい場合は，Chapter 1 子猫編04で紹介したトレーニングを最初からやり直す．ただしそれは子猫の時以上に時間がかかり，根気がいる作業だと飼い主にしっかり伝え，例えば爪切りの道具に慣らすことをトレーニングの目標としたならば，少なくとも1〜2週間はそのトレーニングのみをじっくり行い，2週間目に達成度を確認し，再度目標設定をし直すなど慎重にすすめるようにすると良いだろう．定期的に猫の爪を切ることも不適切な場所での爪とぎ対策の1つだが，何より猫にストレスを与えない方法で行うことを念頭におくべきである．

まとめ

- ▶ 爪をとぐ行動は，猫にとっては本能的なもので極めて正常な行動である
- ▶ 個々の猫によって好みの爪とぎ用具が異なり，生活環境によって配置すべき適切な場所も異なるため，飼い主が適切な用具を適切な場所に配置できるよう手助けすると良い
- ▶ 爪とぎされては困る場所や物は隠すか猫が近づけないようにする．または猫の合成フェロモンを毎日スプレーする
- ▶ 不適切な場所で爪とぎしている場合は，それを強化しない（叱らない，声をかけない）ようにしてもらう

成猫編

02 トイレに失敗したら

● 押さえておきたい心得 ●

トイレ以外の場所で排泄してしまう原因

飼い主が想定していないトイレ以外の不適切な場所で，猫が排尿してしまう行動の原因は大きく4つに分類される[11,12]。

①獣医学的な原因によるもの
②猫特発性膀胱炎によるもの
③尿マーキング（スプレー行動）によるもの
④環境的または社会的要因が関連した不適切な排泄行動によるもの

これら①〜④は単体で起こるとは限らず，併発することもある。この場合の治療は複雑で，より多面的なアプローチが必要となる。

順序立てて原因を整理しよう

トイレの失敗について飼い主から相談を受けた場合は，まずは理由や原因を精査するために獣医師とともに下記を整理していく。

☑ これを整理！

☐ 獣医学的問題が原因かどうかの確認は済んでいるか？
☐ 猫特発性膀胱炎（FIC）を含めた下部尿路疾患の罹患歴は？
☐ 尿マーキング（スプレー行動）かどうか？
☐ 環境的または社会的要因が関連した不適切な排泄行動かどうか？

獣医学的問題が原因かどうかの確認は済んでいるか？

飼い主から相談を受けたら，第一に行うべきことは獣医学的な問題の確認である。したがって動物看護師は，飼い主にまずは獣医師の診察を受けるよう促す必要がある。できれば飼い主が猫を連れて来院できる日を確認し，予約を取っておくと良い。そのうえで，その猫のカルテを用

獣医師＋α
獣医師は丁寧に問診や各種検査をすすめて，獣医学的問題が原因でないかを確認する。排尿の失敗の場合，泌尿器系の疾患だけが原因とは限らない。例えば整形学的疾患，脳神経学的疾患，その他の疼痛を伴う疾患，内分泌代謝疾患，認知機能不全などでも，このような行動は起こりうる。獣医学的な原因が見つかったらそれに対する治療を行う。

232

Chapter 3 犬と猫の困った行動

意して獣医師に「この飼い主さんからトイレの失敗についての相談があったので，○○日に来院していただくようお願いしました」と申し伝えることも忘れずに行う。

猫特発性膀胱炎（FIC）を含めた下部尿路疾患の罹患歴は？

明らかな獣医学的原因が見つからないが，猫の下部尿路疾患の症状（頻尿，排尿困難，血尿など）が認められる場合は，獣医師によって猫特発性膀胱炎（FIC）と診断される。FIC は自然に回復することもあるので，何もせずともトイレの失敗がなくなることもあるが，再発しやすい疾患でもある。また FIC に限らず下部尿路疾患の罹患歴がある猫は，その時の痛みや不快感を罹患時に使用したトイレと結びつけることがある。この場合，痛い思いをしたトイレの使用を拒み，不適切な場所で排尿することがあるため，一度でもこのような症状が見られたらトイレに対する嫌悪学習をしている可能性に十分留意し，飼い主にこのことを説明したうえで後述の対応方法を提案する。場合によっては治療が必要になることもあるので，獣医師に相談しておくことが大事である。

猫特発性膀胱炎はストレスが関連した疾患であるということが少しずつわかってきている。よって，猫のストレスとなる要因を減らすための行動学的アプローチも同時に行う。さらに飲水量を増やす工夫や食事管理，合成フェロモンの使用も必要に応じて行う。

> **獣医師＋α**
> 行動学的アプローチや食事管理，合成フェロモンの使用などに加えて，症状に応じて獣医師による鎮痛剤や α アドレナリン受容体遮断薬などの処方が必要な場合もある。また精神的なストレス緩和を目的に，抗うつ薬や抗不安剤の投与が有効な場合もある。

尿マーキング（スプレー行動）かどうか？
環境的または社会的要因が関連した不適切な排泄行動かどうか？

この2つの質問を鑑別するためには，飼い主へ詳細な行動学的聴取が必要となる。猫の行動による鑑別方法を表1に示す[5]。ただしこれが必ずしも当てはまるわけではなく，例えば尿マーキングでも座って排尿することもある。これらの鑑別方法と合わせて，猫が不適切な場所で排泄したくなる情動や動機づけについて考えてみると，より正確に鑑別診断ができる。そのためには最低でも次のようなことを飼い主に確認する必要がある。

> 動機づけ　p10

表1　尿マーキング（スプレー行動）と不適切な排泄行動の鑑別
文献5より引用・改変

	尿マーキング（スプレー行動）	不適切な排泄行動
姿勢	通常は立位（座位のこともある）	座位
排泄量	少量	多量
トイレの使用	通常の排泄時には使用する	通常は使用しなくなる
対象場所	通常は垂直面，一定の場所（水平面に対する場合もある）	好みの素材でできている場所
排便行動	通常はトイレを使用する	通常は不適切な場所で行う

成猫編 02　トイレに失敗したら

> ☑ **飼い主へ確認！**
>
> ☐ 家の間取り図や家具の配置を確認する
> 　飼い主に家の間取り図を紙に書いてもらう（図1）。家の中のレイアウトだけでなくトイレの失敗が見つかった場所も書き込んでもらうと良い
>
> ☐ 生活スタイルや日課を記録してもらう
> 　手帳やスケジュール表などに1日（24時間）のスケジュールやその日の出来事，排泄場所やトイレ掃除のタイミングなどを記録してもらう。最低でも2週間ぐらいの記録をつけてもらうと良い
>
> ☐ 飼い主や来客を含む人，および同居動物と猫の関係性を確認する
> 　記録をもとに，猫がある行動をした時に人や同居動物がどのような反応をしたか，または何もしていない（寝ている）猫に対して人や同居動物がどんな反応をしているか（邪魔していないかなど）を確認する
>
> ☐ 猫のボディランゲージ（表情や姿勢など，図2[9]）や行動を観察し記録する
> 　普段の猫の様子を細かく観察して記録をつけてもらう。忙しくて観察できない飼い主なら定点カメラなどで録画してもらい，一緒に見てみると良いだろう

☞ ボディランゲージ　p8

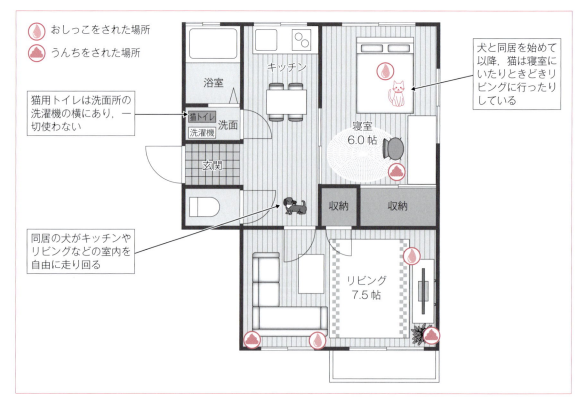

図1　家の間取り図の例
図のように猫用トイレの位置や粗相された場所，いつもどこが行動範囲となっているかなど詳細に書き込んでもらうと良い

234

Chapter 3 犬と猫の困った行動

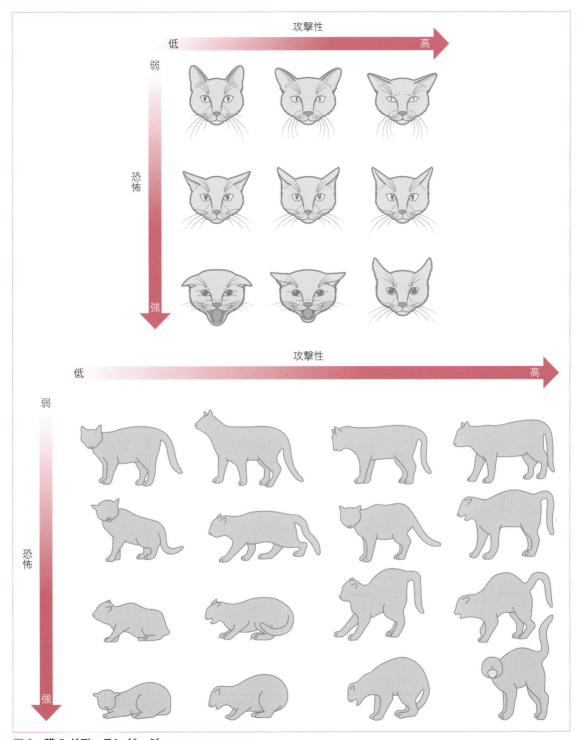

図2 猫のボディランゲージ
下にいくほど恐怖の度合が強くなり，右にいくほど攻撃性の度合が強くなる．耳の動きや目，口もとといった表情や，背中の丸み，尾の位置といった姿勢を観察する
文献9より引用・改変

成猫編 02　トイレに失敗したら

表2　対立し合う猫同士のサイン
文献 13, 14 より引用・改変

自信のある猫（攻勢的な猫）の基本的行動	臆病な猫（防御的な猫）の基本的行動
・他の猫と会っても決して引き下がることがない ・他の猫が必要物資に近づこうとすると邪魔をしたり経路をふさぐ ・飼い主，廊下，家具などに頬，頭，顎，尾などをよくこすりつける	・家の中のどこかに隠れたり，飼い主や同居猫たちと離れて過ごすことが多い ・他の猫と目を合わせないようにする（アイコンタクトを避ける） ・他の猫が来るとあきらめて必要物資を譲ってしまう
臆病な相手を見つけた時の行動	**自信のある猫を見つけた時の行動**
・耳を立てる，もしくは横にする ・瞳孔が拡大する ・相手の猫を直接じっと見つめる（にらむ） ・頭や首を低くし，前傾姿勢をとり下半身を上げる ・背中や尾のつけ根の毛を逆立てる ・黙ったまま上記の姿勢で相手の猫にゆっくりと忍び寄る ・唸ったり，「フッフッ」と威嚇する声を出すこともある ・相手を狙って上から攻勢的に飛びつく ・尿マーキング（スプレー行動）をすることもある	・耳を横か後ろに寝かせる ・頭を低く下げ，相手から視線をそらす（目を合わせない） ・瞳孔はときどき拡大していることもある ・姿勢を低くし，相手に体の側面を見せて小さく座り込む ・尾をしまうか，尾の背側の毛を逆立てる ・相手が遠くにいる時は鳴いたりせずに黙っている ・相手が近くにくると唸ったり，「シャー」や「カッ」，「ウー」と威嚇することもある ・相手が手を出してきたら体を後ろに引き，低姿勢のまま防御的に攻撃する（パンチするなど）こともある ・尿マーキング（スプレー行動）や不適切な排泄行動をすることもある ・猫特発性膀胱炎やその他のストレス関連性の病気を発症しやすい

☞ **威嚇行動**　p81
（表2）

☞ **攻撃行動**　p16
（表2）

▶▶**尿マーキング（スプレー行動）の定義**

尿マーキング（スプレー行動）は，尿に含まれる自分のニオイをその場所に残して相手に自分の存在を伝える猫の正常な行動で，ニオイによるコミュニケーション方法の1つである。未去勢・未避妊の場合は性的な尿マーキング（スプレー行動）をすることがある。

猫は尿マーキングのニオイを嗅いで，相手の存在やその場所を通った大体の時間などを把握することができる。猫にとっては，自分の縄張りを出て共用スペースや通路など，その猫の生活圏となる場所にニオイを残すことは，猫にとって自分の情報や通過時間を知らせることで，猫同士が遭遇して争う事態を避ける重要な行動である。尿マーキング（スプレー行動）を行うことで猫は平和的に場所を共有することができるというわけである（Chapter 3 成猫編 01 の COLUMN を参照のこと）。

ニオイが関係するコミュニケーションには，自分の顔や体を物にこすりつけることで臭腺から出るニオイを残す方法や爪とぎなども含まれる。しかし，それだけではうまくコミュニケーションがとれないと感じて欲求不満が募っている猫，あるいは自己主張したいタイプの猫や，面と向かって相手に自己主張できずニオイを残すことで自分の不安や葛藤を軽減しようとする猫などが尿マーキング（スプレー行動）を行う可能性がある。猫がどのタイプなのかは，表2にあるようなサインや行動で判断できる[13, 14]。尿マーキング（スプレー行動）で相手に何を伝えたいのか，という猫の気持ちを考えるために飼い主に聴取すると良い。

☞ **不安**　p10

☞ **葛藤行動**　p81

Chapter 3 犬と猫の困った行動

> **COLUMN** 便の粗相について
>
> 便の粗相の原因は，基本的には尿の粗相と同じ考え方で下記のようなものに分類される。
>
> ①獣医学的な原因によるもの
>
> 　胃腸炎などによる軟便や下痢，便秘，排便時の痛みなど。またはこれら獣医学的問題によりトイレに対して嫌悪が生じて起きたもの。
>
> ②マーキング（ミドニング行動）によるもの
>
> 　猫は尿マーキング（スプレー行動）以外に，便でマーキングもする（ミドニング行動）。便でのマーキング（ミドニング行動）の定義は尿マーキングと同様で，自分のニオイを特定の場所に残して相手に自分の存在を伝える行動である。表2[13,14]にあるサインや行動が見られるかを観察して判断することができる。
>
> ③環境的または社会的要因が関連した不適切な排泄行動によるもの
>
> 　不適切な排泄行動は尿の場合と同様である。
>
> 便の粗相への対応方法も，尿の場合と同じく提案していこう。

▶▶不適切な排泄行動の定義

　不適切な排泄（排尿）行動は，膀胱を空にするための猫の正常な排尿行動が，飼い主の望まない場所で起きている場合を指す。環境要因や社会的要因により起こり，猫のトイレに対する嗜好や嫌悪，排泄したくなる場所への嗜好や，同居している人や動物との関係性などが原因で起こる場合もある。単頭飼育でも起こるが，猫を複数頭飼育している家庭，子どもや犬などのいる家庭の方が環境要因や社会的要因が多くなるため，不適切な排泄行動が起こりやすい傾向にあるといえる[9,11]。例えば，トイレまでの経路に苦手な人や同居動物がいてトイレに近づけない，またはトイレを出入りする際に苦手な人や同居動物から攻撃や嫌がらせをされるために使いたくない，臆病な猫が飼い主のベッドの上なら安心なのでそこで排尿するなど，様々な理由から不適切な場所で排泄せざるをえない状態になることがある。さらに，飼い主が粗相を見つけて猫を叱ることで，苦手な人や同居動物への恐怖に加え，好きな飼い主に対しても恐怖が生じてしまい事態が悪化するケースも多い。猫がどうしてそこで排泄したくなるのか，どうしてトイレを使いたくないのかということを知るために飼い主に聴取していくと良い。

　以上のように，尿マーキング（スプレー行動）と不適切な排泄行動の鑑別では様々なことを飼い主に聴取する必要がある。飼い主への聴取ではこれらを押さえて詳細に情報を聞きだせるよう丁寧に問診していく。

獣医師＋α

不適切な排泄行動に関する治療までを含めた対応には，多大な時間とスキルが必要になってくる。よって，自分で行う自信や時間がない獣医師は，まずは動物看護師とともに後述の予防・対応方法を飼い主にすすめたうえで，獣医行動診療科認定医などを紹介すると良いだろう。

237

成猫編 02　トイレに失敗したら

● 飼い主に提案 ●

行動学的アプローチを含めた対応方法を指導しよう

前述した①〜④のいずれかが原因でも，共通して行うべき対応方法は下記のとおりである。

- ・排泄物で汚れたものは処分し，汚れた場所は適切に清掃すること
- ・粗相の場所に行けない工夫や，排泄されても困らない工夫をすること
- ・理想的な猫用トイレを用意し，適切に管理すること
- ・猫にとって快適な環境づくりのためのガイドライン（5つの柱）[21,22]を満たすこと

排泄物で汚れたものの処分と場所の清掃

排泄物のニオイが残っていると猫が再び同じ場所で排泄したい動機づけになってしまうため，できるだけニオイを残さないようにする必要がある。洗濯しても排泄物のニオイは残ることがあるため，粗相の場所がラグマットや布団，バスマットや玄関マットなど取り替え可能なものであれば，洗濯し直すよりも新しいものに替える方が良いことが多い。

床や柱，高価な家具など交換することが難しい場合は，汚れた場所を適切な方法で清掃する必要がある。清掃は下記の手順で行う[10]。

Step 1　以下の3つのスプレーボトルを用意する。
①バイオ酵素入り洗濯用粉または液体洗剤を溶かしたもの（洗剤量のおよそ10倍量の水道水に溶かす）
②真水（淡水）
③消毒用エタノール（電化製品には無水エタノールの方が良い）

Step 2　ペーパータオルを使って尿や便を取り除く。

Step 3　排泄物があった箇所にボトル①をスプレーし，ペーパータオルで拭き取る。

Step 4　ボトル②をスプレーし，ペーパータオルを使って汚れを拭い取った後，余分な水分を拭き取る。

Step 5　最後にボトル③をスプレーする。猫を部屋に入れる（もしくは猫がその場に近づく）前に乾いていることを確認する。

絨毯や木製の床など尿が染み込みやすいものは，上記の清掃を行って

Chapter 3 犬と猫の困った行動

もニオイが奥まで染み込んでしまっていることもある。絨毯など取り替えられるものであればやはり交換する方が良いだろう。ニオイの染み込んだ床を変えることができないのであれば次に紹介するような対応を検討してみよう。

粗相の場所に近づけなくするか，排泄されても困らない工夫をする

例えば，粗相したその場所に猫が入れない（行けない）ようにする。粗相した場所の上に物や家具などを置き同じ場所で排泄できないようにするのも良いだろう。逆に，排泄されても困らないようにその場所にペットシーツなどを敷いて好きなだけ排泄させたり，粗相した場所に新たな猫用トイレを用意して配置したりするのも良い。布団などの布製のものはビニールカバーで覆い，排泄しても染み込まないように工夫する。ビニールカバーで覆うことで，猫がビニール材質の上にのることを嫌がり布団の上にのらなくなることもある。

理想的な猫用トイレとその管理法

猫が本来好む猫用トイレとその管理法は表3のとおりである[11,12]。ただし，猫によって猫用トイレの嗜好性は異なるので十分に検討する。検討の方法は，現在使用しているトイレが表3[11,12]に示すようなものでなくてもそのまま残しておきながら，複数の理想的と考えられる異なるタイプのトイレを並べて猫に好きなトイレを選んでもらうと良い（トイレ選択試験の実施）。猫用トイレを複数用意した場合も，各トイレの清掃はまめに行うことが重要である。これらに関しては，飼い主向けのハンドアウト（サポートツール，図5[15]）があるので，これを利用して飼い主指導をしても良いだろう。

> **飼い主指導のポイント**
>
> 飼い主にこれらを指導する際には，1つひとつの項目を口頭で説明し，実行が可能かどうかを飼い主と一緒に確認し合いながらすすめると良い。単にプリントしたものを渡すだけでは，飼い主は読まずに実行してくれないことが多い。また，2週間～1カ月ごとにどれくらい実行できたかというフォローアップを，電話やメール，口頭で行うと良いだろう。

表3 猫が本来好む猫用トイレと管理法

文献11, 12をもとに作成

形状
・あまり深くなく，カバーのないもの
・猫の体長の1.5倍の大きさ（小さすぎるトイレは適さない，図3）
・トイレとして販売されているものが小さすぎる場合は，ホームセンターなどで衣装ケース（深さによっては出入り用の箇所を切り出す必要あり），またはセメントを混ぜるためのトレイ（図3A：左の方。トロ舟やプラ舟と呼ばれる）などを購入し，トイレとして使うと良い
・システムトイレ（図4）の是非（掃除の頻度や方法が問題となる）

トイレの砂
・粒の細かい砂状で無臭のもの（粗いものは肉球間に食い込み痛いのでNG）
・少なくとも3 cmの深さにする
・掘りやすさや排泄後の砂のかけやすさも重要。砂にある程度の重さがないと掘りにくく，かけにくい。軽い砂なら良いというわけではない
・固まる砂 vs その他の砂（猫の好みで異なるだけでなく，掃除の方法や頻度にもよる）
・野良猫歴がある場合は，より土に近いタイプの砂を用意する。園芸用の土や川砂を使うこともある

トイレの数
・飼育している猫の頭数プラス1個（トイレの数は多い方が良い）
・排尿用と排便用にトイレを使い分ける猫もいるので1頭でも最低2つは必要

設置場所
・静かでスペースが十分にある場所
・1つずつ別々の場所にそれぞれ離して配置する
・トイレにたどりつくまでの経路にも注意を払う〔障害物，段差，邪魔する人や猫（犬）の存在がないかどうか〕

掃除の頻度
・猫が排泄したらできるだけ早く排泄物をトイレから除去し，残さないようにする
・排泄した直後に除去することが望ましいが，忙しい家庭であっても1日1回は必ず排泄物を除去し，清潔さを保つ
・固まる砂の場合，1〜2週間に1回の頻度で砂の全交換が理想的（最長でも4週間に1回は交換する）
・固まらない砂の場合は1日おきに1回，砂を全部交換する
・システムトイレのシートは毎日交換が望ましい（1週間に1度の交換と記されていてもこまめに交換するに越したことはない）
・砂を全部交換する際には，トイレ自体（システムトイレはすのこも含む）もよく洗浄する

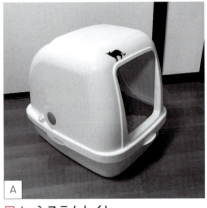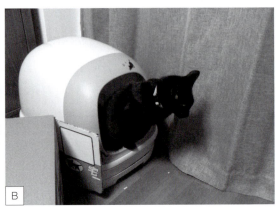

図4 システムトイレ

システムトイレとは2層式になった形状で，猫が排尿すると砂とすのこを通過して下の層に敷いた板やシートなどで尿が吸収されるしくみのトイレのこと。従来の尿が固まるタイプの砂と比べると，掃除の頻度が少なくてもトイレを清潔に保てるといわれているが，こまめに板やシートを取り替えることに越したことはない

Chapter 3 犬と猫の困った行動

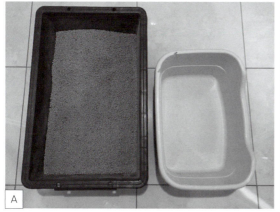
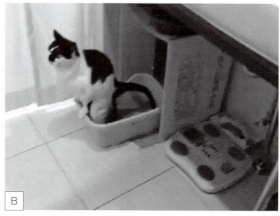
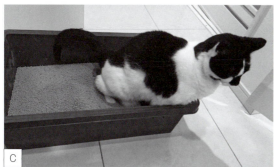

図3 猫用トイレの形状
A：猫用トイレの例。右は猫用のトイレトレイ。猫によっては小さすぎる。左はセメントを混ぜるためのトレイ（トロ舟，プラ舟）
B：図3Aの右のトイレ使用時の様子。この猫にとってはトレイの大きさが小さいために，体が前にはみ出している
C：図3Aの左のトイレ使用時の様子。トレイの大きさが適切なため，前肢がトイレ内にきちんとおさまっている

猫にとって快適な環境づくりのためのガイドライン[21,22]を満たす

以下の5つの柱を実践し，猫にとって快適な環境となるよう努める。

①安全で安心できる場所を用意すること
②猫にとって重要な必要物質（トイレ，フード，水，爪とぎ，おもちゃ，休息／寝床）を複数用意し，環境内に複数箇所，それぞれ離して設置すること（配置する距離は家の広さや間取りによって異なるため，飼い主に家の間取り図を書いてもらい具体的にアドバイスすることが必要）
③遊びや捕食行動の機会を与えること
④好意的かつ一貫性のある，予測可能な人と猫の社会的関係を構築すること
⑤猫の嗅覚の重要性を尊重した環境を用意すること

猫にとって快適な環境（Chapter 1 子猫編01の表2を参照）を整えることは，排泄の失敗に関するいずれの原因においても重要なので飼い主に必ず確認する。猫用トイレと管理法を指導する際と同じように，項目が書かれているプリントを飼い主と一緒に読み上げながら，各項目で

成猫編02　トイレに失敗したら

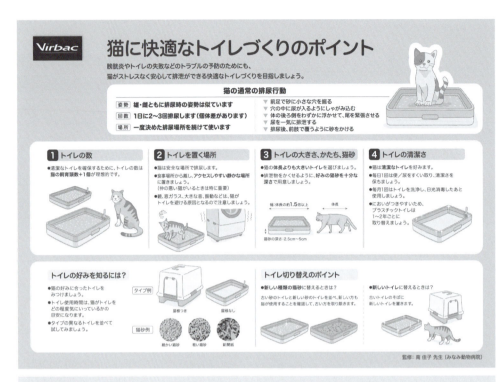

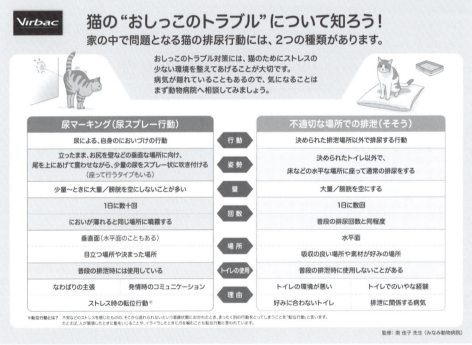

図5　飼い主向けのハンドアウト（一例）
文献15より引用
（株）ビルバックジャパンより許可を得て掲載

すでに用意（実行）されているものについて，それが適切に用意されている（正しく実行されている）かどうかを具体的に確認していく。また，用意（実行）されていないものに関しては，適切に用意（実行）するように指導する。そして飼い主に具体的にどうすれば良いかを説明したうえで，それらが実行可能かどうかを飼い主に必ず確認する。これらに関しても2週間～1カ月ごとにフォローアップを行い，どこまで実際に用意（実行）できたかを確認すると良いだろう。

> **飼い主指導の注意点**
>
> 猫の飼い主のなかには，しつこくフォローアップされるのを好まない人もいる。何回か電話やメールをしてもなかなか折り返しや返信がない場合や，色々言われることに明らかに嫌悪感を示している様子の人に対しては強くアドバイスをしすぎない，言いすぎないことも必要である。こういった飼い主には「トイレの失敗が再発したら再度相談に来てください」とひと言だけ伝えて，後はそっとしておく方が良いこともある。

以上の①～④の原因に共通して行うべき対応を，飼い主にアドバイスしフォローアップをしてその経過を聴取するが，それだけでは経過が思わしくない場合や，各々の原因に特定の対応や治療を行う必要が出てきた場合は，獣医行動診療科認定医への紹介を考慮する。獣医行動診療科認定医が遠方なため飼い主が通院不可能な場合は，日本獣医動物行動研究会の個別症例相談（会員のみ）を利用する方法もある。詳しくは研究会のサイトの会員募集のページを参照のこと[24]。

まとめ

- トイレの失敗の相談を受けたら，飼い主に診察を受けるよう促し，獣医師にもその旨を伝える
- 獣医学的問題があれば獣医師は適切な治療を行う。まずは，すべての原因において共通する対応方法を実行するよう飼い主にアドバイスする
- 排泄物で汚れたものは処分し，汚れた場所は適切な方法で清掃する
- 粗相の場所に行けない工夫や，排泄されても困らない工夫をする
- 理想的な猫用トイレを用意し，適切に管理する
- 猫にとって快適な環境づくりのためのガイドライン（5つの柱）を満たす

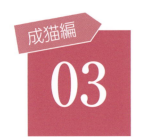

03 人にじゃれることを減らすためには

● 押さえておきたい心得 ●

子猫時代に予防していたはずなのに…

　Chapter 1 子猫編02にあるとおり，猫が人の手や足にじゃれつくのは人を獲物に見立て，捕食行動や遊びを行っているからである。さらにその行動に対して人が何らかの反応をすれば，猫は学習してじゃれつく行動が強化される。成猫でこれが問題になってしまった場合，実は子猫時代に起きていた捕食行動や遊びへの対応が不十分であった，また誤った対応により，きちんと芽を摘んでおくことができず問題化したと考えられる。飼い主からこれまでの経緯をしっかり聴取して情報を把握し，適切に対応してもらうようアドバイスをしなければならない。

👉 強化　p9

まずは飼い主に確認しよう

　このような相談を飼い主から受けた場合は，下記のようなことを聴取する。

> ☑ **飼い主へ確認！**
> □ その甘咬みやじゃれつきはいつから始まったか？（家に迎え入れた当初からか，しばらく経ってからかなど）
> □ どのような状況やきっかけでそういった行動が始まるのか？（人の動きや人からのはたらきかけなども含めて聞く。人がわざと猫の目の前で手足を動かしたり，頭を上から撫でたりするといった猫が咬みつくきっかけや状況をつくっている場合がある）
> □ そのような行動をした時，咬まれた人はどのような反応をしているか？無意識に行う反応（例：声を出す，手足を引っ込めるなど）から意図的に猫にしている対応（例：叱るなど）まで，詳細に聞く。各人や各場面で反応や対応が異なる場合はすべてを聞きだすのが理想的である
> □ その人の反応や対応に，猫はどのように反応するか？ さらにひどく咬む，それともいったん咬むのを中断する，中断して再び咬みつくことがあるかなどの詳細を聞く
> □ 人ではなくおもちゃなどの物にもじゃれたり噛みついたりするか？

👉 攻撃行動　p16
（次ページCOLUMN）

👉 動機づけ　p10
（次ページCOLUMN）

👉 不安　p10
（次ページCOLUMN）

👉 葛藤行動　p81
（次ページCOLUMN）

Chapter 3 犬と猫の困った行動

> **COLUMN** 猫における攻撃行動と遊びの違い
>
> 　攻撃行動とは，他者への威嚇行動や危害を与える行動と定義されている[5]。これには攻勢的な攻撃行動と防御的な攻撃行動がある。前者は自分の目的を達成するために積極的に相手に危害を与えるもので，その行動が起こる時の情動や動機づけには嫌悪，欲求不満，自己主張，要求などがある。後者は相手から脅威を与えられた場合や動揺した時に自分の身を守るために起こるもので，情動や動機づけとしては恐怖，不安，葛藤などがある。防御的な攻撃行動の場合は，直接攻撃が起こる前に「シャー」や「カッ」，「ウー」など声による威嚇行動が見られることが多く，ボディランゲージも恐怖に関連したものが見られる（Chapter 3 成猫編 02 の 図 2 を参照）。攻撃行動はその対象が人の場合，人に身体的および精神的に多大な損傷を与えることもあり，放っておくと負の強化による学習から攻撃行動が深刻化する。そのため，軽度なうちから正しい対応をとることがとても重要である。
>
> 　一方，遊びとは，そのほとんどが獲物を捕獲し殺して食べるための捕食行動のことを指し，本能的で正常な行動である。行動を開始する際には通常声を出すことはない。猫の捕食行動は Chapter 1 子猫編 01 の表 1 にあるように一定の行動パターンがあり，それが順番に現れる場合とその一部が現れる場合がある。Chapter 1 子猫編 01 の図 1 にあるとおり，子猫は 14 週齢頃には物を対象とした遊びをするようになる。成猫は，成犬のように遊びながら楽しみを共有することはほとんどないと考えられる。もし，2 頭の成猫が楽しそうに遊んでいるように見えても，そのうちの 1 頭は積極的に相手に捕食行動を仕掛け，もう 1 頭は逃げるあるいは拒絶していることがある。猫同士の力関係がほぼ互角ならば，交互に捕食行動をしている場合もある。もし，人を対象にしてこの捕食行動パターンの最後の方（息の根を止める，切り裂くなど）を猫が本気で行えば，かなり深刻な傷を負うことになるだろう。
>
> 　攻撃行動と遊びの違いはその情動や動機づけにあるため，その行動が起こる刺激や状況，そして猫のボディランゲージや行動パターンを注意深く観察して鑑別しなければならない。

☐ おもちゃを使った遊びは具体的にどのような方法か？ 1 日に何回くらい行っているか？

上記の質問から得た回答をもとに適切なアドバイスを行っていこう。

👉 威嚇行動　p81
（COLUMN）

👉 ボディランゲージ　p8
（COLUMN）

👉 負の強化　p28
（COLUMN）

● 飼い主に提案 ●

対策その 1　きっかけや状況を回避する

　多くの場合，人に対する甘咬みやじゃれつきは，人側がそのきっかけや状況をつくっている。つまり，人が猫の目の前で「これは獲物だ」と思わせるように手足や体を動かしていたり，わざと咬まれたり飛びつかれたりしていることもある。また，猫を撫でようとして猫の目の前や頭上で手を動かすことがきっかけになることもある。もしそのようなはた

らきかけをしているのなら，まずはそういったことを一切中止する。

人が猫に対して何もはたらきかけていないのに，猫が影で待ち伏せして人に飛びつきじゃれて咬みつくこともある。こういった場合は待ち伏せしている猫を探し出しておき，そこを通らないようにする。猫からの仕掛けには，なるべく反応しないよう回避することが大事である（図）。

対策その2　行動をこれ以上強化しないようにする

簡単にいえば，甘咬みやじゃれに対する反応や対応を極力しないようにすることである。猫は相手を獲物だと思っているので，何かしら反応をすればその反応から色々な学習をしていく。声を出して反応すれば，獲物に対する攻撃に手応えがあったと認識されるだろう。咬まれて手を引っ込めれば獲物を逃したと認識され，次回は逃すまいとより素早く飛びついたり咬みついたりするかもしれない。逃げれば追いかけてくることは間違いない。つまり，こういった人の反応はすべて猫の捕食行動のスキルアップに役立ってしまい行動をますます強化してしまう。

一番適切な対応は反応を一切示さず猫を無視して，すべての動きを中断することであるが，これは人にとってなかなか難しい。したがって，先述した対策その1が最も重要な対応になる。

⇨ 嫌悪刺激　p11

対策その3　嫌悪刺激を中止する

猫が人にとって望ましくない行動をした時に，強い口調で叱責する，叩く，捕まえてひっくり返すなどの嫌悪刺激を与える人もいる。こういった対応は猫に恐怖や脅威を与えるため，すべて中止してもらう。対応によって猫は相手を怖がるようになり（獲物としては脅威すぎると認識する），いったんは行動を中止するかもしれない。しかし，結果的に人という存在や嫌悪刺激を与えた人そのものに恐怖を感じ，その人と猫

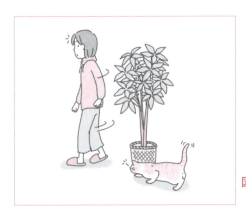

図　猫からの仕掛けにはのらないように状況を回避する

Chapter 3 犬と猫の困った行動

の信頼関係は崩れ，二度と猫はその人になつかなくなるかもしれない。

さらに，猫が嫌悪刺激により人を恐怖や脅威の対象とみなした場合，今までは遊びや捕食行動によって起こっていた甘咬みやじゃれつきが，猫自身を守るための行動（恐怖性／防御性攻撃行動）へと進展し，人に深刻な怪我や精神的ダメージを与えるほどの咬みつきや飛びつきに変わる危険性がある。したがって嫌悪刺激を使った対応はすべて中止する必要がある。

☞ 恐怖性／防御性攻撃行動　p91

> 📢 **飼い主に上手に提案するために**
>
> 　猫を叱ってしつけることができると思い込んでいる飼い主は多い。嫌悪刺激を猫に与えることは猫に恐怖や脅威を与える行為である。これらは猫の恐怖を増大させ，攻撃的になる，あるいは過剰にグルーミングを行うなどの異常行動を引き起こすといった，悪い影響が多いことを伝えて飼い主に理解を求めよう。もちろん頭ごなしに飼い主が行っている対応を否定してはいけない。叱っている時の猫のボディランゲージを聞きとり，そこからわかる猫の気持ちを説明する。また動画撮影をしてもらい一緒に見ることで，叱ることがどれだけ猫にストレスを与える行為なのかを理解してもらいやすくなる。説明をする際の言葉選びには十分注意することが大切であり，飼い主が傷ついたり，気を悪くしないように気をつける。

☞ 異常行動　p164

対策その4　遊びを充実させる

　猫に色々な遊び方を提供してあげることで，猫は遊びや捕食行動への欲求を満たすことができる。今の状況が猫の行動ニーズを満たしていないからこそ人を対象にしているので，Chapter 1 子猫編06を参考に様々な遊び方で猫と毎日遊ぶように飼い主にアドバイスする。

☞ 行動ニーズ　p17

　ここでは遊びや捕食行動によるじゃれつきについて解説した。猫の様子やボディランゲージを見て，遊びではなく攻撃行動だと考えられる場合は，行動診療を専門とする獣医師へ紹介することが望ましい。

> ✏️ **まとめ**
>
> ▶ 猫がじゃれるのはそのきっかけや遊ばせる状況を人からつくっていることが多い⇒じゃれてくるような状況を回避する，じゃれてくるようなきっかけをつくらない
> ▶ 人の反応によって猫の行動が強化される⇒なるべく反応しないことを心がけてもらう
> ▶ 嫌悪刺激は絶対に与えない⇒飼い主と猫の関係性が崩れかねない。行動が悪化するおそれもある
> ▶ 成猫になっても遊びを充実させることは大事であり，色々な遊びを通して猫とコミュニケーションをとってもらおう

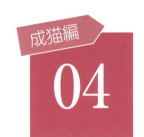
おびえている猫に対してできること
（ストレスを最小限にするための対策）

押さえておきたい心得

猫がおびえる対象と原因は何か

猫がおびえる代表的なものとしては下記が挙げられる。

①家庭内で同居する猫や犬などの動物
②家で一緒に暮らす家族
③家庭内や外の音（掃除機などの電化製品の音，物を落とした時の音，家族が出す大声や足音などの生活音，外の車や工事の音など）
④動物病院など見知らぬ場所や人

☞ 不安　p10

おびえる猫の根底にある情動は恐怖や不安であり，そういった行動の原因には表1のようなものがある。

まずは飼い主に確認しよう

☞ 社会化　p9
（表1）

このような相談を飼い主から受けた場合は，次のようなことを聴取する。

表1　猫がおびえる原因とその一例

おびえる原因
・もともと怖がりな気質で，子猫の時から慣らそうとしてもなかなか慣れてくれない
・おびえない猫に育てるための子猫時代の社会化が不十分，または不適切だった
・成猫になってから飼い始めたため，子猫時代に慣らすことができなかった
・何らかの恐怖体験をして，それがトラウマになってしまった
・病気や怪我など獣医学的問題によって，そして／またはその治療行為によっておびえるようになってしまった
・猫にとって予期せぬ大きな変化や出来事（イベント）があり，それが大きなストレスとなっておびえるようになった

変化や出来事（イベント）の例
・引っ越し，部屋の模様替え，新しい家具や電化製品などの導入
・同居する人や同居動物の増減（一般的には増える方がストレスになる）
・生活スタイルの変化
・外の環境の変化（工事，周辺の野良猫の増加など）

Chapter 3　犬と猫の困った行動

> ☑ **飼い主へ確認！**
>
> □ いつ，どこで，何に対しておびえているのか？
> □ おびえているとは具体的にどのような行動か？その行動の詳細を聞く
>   例：どこかに隠れてしまう（隠れる場所も聞く），対象に向かって「シャー」などと威嚇する，対象を咬むまたは引っかくなどして攻撃する，突然激しいグルーミング（毛づくろい）を始める，ウロウロするなど。動画を撮影してもらうか，猫の様子が頭の中に浮かぶくらい詳しく聞くことが大切である
> □ おびえている時の猫のボディランゲージはどのようなものか？（表2，Chapter 3 成猫編 02 の図 2 も参照）
>   行動の詳細と合わせて聞くことで猫の情動状態を判断できる
> □ 猫がおびえた時にその場にいる人（飼い主）はどのような対応をしているのかを詳しく聞く
>   例：声をかけてなだめている（声量も確認），叱っている（叱責や体罰など具体的な叱り方も確認），無理に押さえて逃げられないようにしている，ドアやクローゼットなどの扉を閉めて逃げ道をふさいでいる，隠れている場所から無理に引っ張り出しているなど
> □ 同居猫に対しておびえている場合
>   おびえている猫に対して同居猫はどのような行動をするのか？（見張る，通り道をふさぐ，トイレの前にいる，追いかけるなど）さらにそのような猫同士を見て飼い主はどう対応しているのか？

☞ 威嚇行動　p81

☞ ボディランゲージ　p8

☞ 攻撃行動　p16
（表2）

■ **転嫁性攻撃行動**
　redirected aggression
実際の攻撃対象に物理的な障害があって向かうことができない時に，近くにいる全く関係のない人や動物，物に対して行われる能動的な攻撃で，制御されないことが多い。犬よりも猫でよく見られる。
（表2）

☞ 常同行動　p165
（表2）

☞ 転位行動　p193
（表2）

☞ 葛藤行動　p81
（表2）

上記の質問から得た回答をもとに，適切なアドバイスを行っていこう。

表2　猫のストレスに関連した行動

- 食欲不振または過食，慢性的または間欠的な嘔吐や下痢を繰り返す
- グルーミングをあまりしない，または過度にグルーミングをする
- 排尿，排便回数が少ない（排尿や排便を我慢する，便秘気味など）
- 不適切な場所で排泄（排尿，排便）を行う
- 室内で尿マーキング（スプレー行動）をする
- 顔をこすりつける行動や爪とぎ行動などが増加する
- やたらとよく鳴く，ウロウロ歩き回るなど落ち着きがない
- 飼い主に過度に依存する，後追いが激しい
- 過眠（1日のほとんどを休んでいるか寝ている），または不眠が見られる
- 隠れている（姿が見えない）ことが多い
- 引きこもって誰とも接触しようとしない，遊ばなくなる
- 人や他の猫に対して防御的な攻撃行動をする
- 転嫁性攻撃行動（猫が脅威だと感じていないものを攻撃するなど）が起こる
- 非常に警戒心が強く，ちょっとしたことに過剰に驚く（ささいな音に飛び上がるほどビックリするなど）
- 日常の行動パターンが変化する
- 心因性脱毛，自傷，異食（プラスチックや織物などを摂食する）など制御が難しい常同行動が見られる
- 転位行動（尾追い行動や掻く行動などの意味のない行動）が頻繁に起こる
- 曖昧または何を考えているかわからない行動をする（猫や人に近づくあるいは離れるという行動を繰り返す，2つの相反する気持ちの葛藤による行動をする（例：甘えていると思ったら急に攻撃するなど））

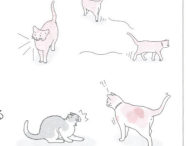

成猫編 04　おびえている猫に対してできること（ストレスを最小限にするための対策）

● 飼い主に提案 ●

対策その1　おびえる状況や場面を回避してもらう

　恐怖の対象が人や同居動物であれば，できるだけ会わないように生活環境を分ける。明らかに相手を負傷させるほどの攻撃行動やケンカなどが見られる場合は，おびえる猫（またはおびえの対象）を隔離してしまった方が安全な場合もある。音に対しておびえているのであれば，その音を出さないようにするか聞こえない場所で音を出すようにしたり，またはそれらの音が出る時に猫を移動させたりする。物を落とす音などにおびえているなら，床にクッション性の高い敷物を敷くなど，落としても大きな音がしない工夫をしてもらう。動物病院などへの外出に対しておびえている場合は，一時的に来院や外出を必要最低限にとどめるのも良いかもしれない。

対策その2　安心・安全な避難場所をいくつか用意してあげる

　猫が家の中で逃げ込んだり隠れたりできる安心・安全な避難場所を複数箇所用意（もしくは追加）する。さらにそこへの避難経路（避難場所へたどりつく手段）も数パターン用意する。例えば，狭い廊下を通らないと避難場所に行けないのに，脅かしている強い猫がその廊下を占拠して経路をふさいでいることがある場合は，キャットウォークなど高い場所を通って避難できるようにしたり，キャットトンネルや棚の後ろ側を通って避難できるようにしたりするなどの工夫をする。

　避難場所として適切なのは寝室であることが多い。なかでも押し入れやクローゼットの中，ベッドの下，布団の中などは逃げ込める場所として適当であることが多い。クローゼットなどにあまり入ってほしくない場合は，猫用のケージを寝室に用意するのも良いだろう。寝室に入れたくない場合はリビングに猫用ケージを置き，布をかけていざという時の避難場所にするのも良いかもしれない。またリビングがきれいに片づいていて周囲が見渡せるくらい見晴らしが良いと，おびえる猫にとってはかなり居心地が悪くストレスを感じてしまうことがある。リビングで安心して過ごさせたい場合は，できるだけ段ボール箱や家具などをリビングに置き，入り組んでごちゃごちゃした配置にし，猫が隠れたつもりになれる場所を複数用意する。人が出す音（声も含めて）や動き，テレビやオーディオの音も最小限にとどめる方が良いだろう。しかし，このようにリビングに避難場所をつくると，飼い主が猫に気を遣いすぎて自身

250

の生活が不便になるため一般的にあまり望ましい方法とはいえないだろう。

避難場所から出てこなくなったら…

　避難場所を用意したとして，猫がひどくおびえていた場合，そこに逃げ込んで半日以上，時に何日または何週間もこもって出てこないこともある。したがって，避難場所には安心して食事できる場所やそこから少し離した場所に水飲み場も用意しておく。さらに食事と水飲み場から離れた場所にトイレも置いておき，猫がそこから出てこなくてもその周囲で生活に必要なことができるようにしておく。

　もともと設置していたトイレ，フード，水は，猫が再び安心して避難場所から出てこれるようになった時のために残しておいてあげる。万が一，猫がもとあった場所に行った時にそれらがないと，猫は不安やストレスを感じてしまうかもしれない。

対策その3　猫がおびえている時はその猫のやりたいようにさせてあげよう

　猫というのは自分の思いどおりにならない状況や，やりたいことがすぐできず我慢しなくてはいけない状況に対して強いストレスを感じる動物である。したがって，おびえている時は猫の好きなように，やりたいようにさせる対応が一番良い。飼い主は猫の安全確保はするものの，それ以外は何もせず，猫が逃げたり隠れたりしたいのであれば好きな場所に行かせてあげる（ただし危険ではない場所であることを確認すること）。対策その2で紹介したように，安心・安全な避難場所と避難経路をあらかじめ用意しておけば，いざ猫がおびえた時も心配しなくて済む。

　隠れている間は猫に声はかけず，無理に避難場所から出そうとしてはいけない。あくまでも猫のペースでそこから出てくることを待つ。そこで何日間か生活しても，猫が苦痛にならないように食事やトイレ掃除などの必要な世話もその場で行う。ただし，必要な世話をする時も隠れている猫に声かけをせずに静かに行うことが大切である。

脅かしている同居動物（強い猫）には介入を

　他の猫に対しておびえている場合も，ケンカをしている場合も，そのおびえている猫に介入してはいけない。逆に脅かしている強い猫には介入した方が良い。例えば，強い猫がおびえている猫に近づく，見張る，狙う，避難経路をふさぐという行動をしていたら，その強い猫の気を別のものにそらす対応をすると良い。少し離れた場所から食べ物に関連し

成猫編 04　おびえている猫に対してできること（ストレスを最小限にするための対策）

た音を出したり（フードの袋や缶を鳴らすなど），おもちゃを見せたりする。ただし，こういった対応を続けていると，強い猫はオヤツをほしいがためにおびえている猫をもっと脅かす行動をとることもあるので，この対応を1週間続けても効果がなく脅かし続ける場合は，対策その1で紹介したように猫同士を隔離する必要がある。

対策その4
おびえている猫への不適切な対応をやめてもらう

　飼い主はおびえている猫をさらに怖がらせたり，不安に思わせる対応をしていることが多いので，「☑ 飼い主へ確認！」の例に挙げたような対応はすべてやめてもらう。飼い主には猫の恐怖や不安を増大させる対応となっていることを理解してもらう必要がある。ただし，飼い主はよかれと思ってこういった対応をしていることが多いので，相談を受けた最初にいきなり「それはだめですね」とその対応を完全に否定することは避ける。飼い主の気を悪くしてしまい，最悪の場合怒らせてしまい，二度と病院に訪れなくなったりするので注意が必要である。

> **📢 飼い主に上手に提案するために**
>
> 　飼い主が必死で行っている対応を否定することなく対策その4を提案するには，初回の相談時は対策その1と対策その2を提案するだけにとどめ，対策その3や対策その4は次回に経過を聞きながら少しずつ提案すると良い。もちろん，これらの提案をする際は言葉選びに十分注意する。
> 　飼い主の気を損なうことなく上手に提案する自信がない場合は，対策その1と対策その2，可能なら対策その3の提案までにとどめて，対策その4の提案は次に紹介する対策その5にあるように獣医行動診療科認定医による行動診療へとすすめるのも1つの方法である。飼い主が少しでもおびえた猫を改善させたいと願っているのなら，獣医行動診療科認定医への紹介はできるだけ早く行う方が良い。

👨‍⚕️ 獣医師＋α
獣医師は動物看護師とともに，おびえている猫の飼い主から十分な問診をとるようにする。過去の診療履歴を確認し，必要であれば獣医学的問題に関する検査を飼い主に提案してみる。飼い主が専門的治療を望むのであれば対応をすすめていく。

対策その5
獣医行動診療科認定医による行動診療をすすめる

　獣医行動診療科認定医の指示のもと，おびえている対象に少しずつ慣らす練習や，場合によっては薬物療法などが必要になることもある。獣医行動診療科認定医への紹介は，診療履歴や獣医学的問題の検査結果などを含めた紹介状が必要になることがあるので，動物看護師が直接行う

Chapter 3　犬と猫の困った行動

ことはできない。動物看護師は飼い主に獣医行動診療科認定医の存在を教えたうえで，獣医師にこのことを報告しよう。

番外編　病院を怖がるようになってしまった！

　Chapter 1 子猫編07で紹介したように，子猫時代からキャリーバッグ（ケース）や診察に慣らす練習などで予防・対策を行っていれば，動物病院への来院を怖がらない猫に育つと思うかもしれない。しかし，このような予防や対策を継続していても，成猫になってから病院に連れていこうとしたら，または実際に病院に来たら，怖がっておびえてしまう猫は実際多く見受けられる。これは病院に連れていった時に痛い思いや怖い思いをして，キャリーバッグ（ケース）などに対してネガティブな関連づけをしてしまったことが原因である。再度それらにポジティブな印象を取り戻すためには，子猫時代に行っていたように，オヤツを使って少しずつ慣らす方法をやり直すと良い。

　もしも再度の慣らしを行っているにも関わらず，キャリーバッグ（ケース）に入りたがらないなど経過が思わしくない場合は，獣医師や獣医行動診療科認定医による薬物療法が必要になることがあるため，動物看護師は飼い主にその旨を伝え，獣医師に報告して意見を聞くようにする。

獣医師＋α
猫が過度な恐怖を抱き，来院が困難な場合，まずは飼い主だけ来院してもらい獣医師や獣医行動診療科認定医と話し合いをする。猫の状態を把握したうえで必要な場合は鎮静剤や抗不安剤の使用を検討する。家での恐怖や不安に関連した行動が日常的に見られる場合は，長期的に投与する抗うつ薬などが有効なこともある。猫への投与が推奨されている薬物はいくつかあるが，成書など[23]で詳細を必ず確認すること。また，日本では適応外使用となること，向精神薬の取り扱いおよび飼い主による投与については日本の法律規制に準ずる必要があることにも注意する。他にサプリメントや療法食，合成フェロモン（猫用フェイシャルフェロモンF3類縁化合物）などを処方する場合もある。

まとめ

- 猫がおびえる状況や場面を回避する⇒人や同居動物に対しておびえているなら生活環境を分ける，音に対するおびえなら防音の工夫を行う
- 安心で安全な避難場所を用意する⇒しばらく避難場所周辺で生活できるよう必要物資（トイレ，フード，水など）は用意しておく
- おびえている猫のやりたいようにさせる⇒おもちゃやオヤツなどを利用して，脅かす強い猫の注意を引いておく

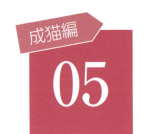

猫の複数頭飼育に関して気をつけたいこと

押さえておきたい心得

猫の社会構造を十分に理解しておこう

　Chapter 1 子猫編01でも触れたが，猫は本来単独で捕食行動をする動物で，自分の身を守るための縄張りを非常に重要視する。つまり，他者と協調し社会生活を送ることよりも，自分自身が生き延びること（＝自己生存・自己防衛）が猫にとっては最優先となる。したがって，猫という動物は，社会性が全くないわけではないが，人や犬のように社会的につながっていないとどうしても生きていけない動物ではない[20]。言い換えれば，社会的なつながりがない状況でも生きていける動物ということである。

社会的グループでも同士は血縁関係のみ

　メスは社会的グループをつくる傾向にあるが，同じグループと認める相手は主に血縁関係にあるものだけに限られる（姉妹，親，娘，孫娘など）。また，子猫の時から一緒に暮らしていた同腹の兄弟猫でも社会的成熟を迎える2～3歳齢になると，互いに独立し個々の縄張りをもつようになり，親和性を示す行動が見られなくなることがある。社会的つながりは自己生存のための必須条件ではないので，同じ社会的グループ内で一度関係がこじれても（争いやいさかいが起こる），関係修復のための本能的行動はほとんど持ち合わせないため，互いに距離を置いて生活するようになる。

猫同士の理想の関係

　猫の観点で見た猫同士の理想の関係とは，相手と出会った際にはチラリと相手を見たり，仲の良い相手であれば一瞬鼻や体を近づけて挨拶したりする程度の軽い交流を繰り返すことである。これとは反対に人の考える人同士の理想の関係は，密度の濃い関係を築くことである。よって，飼い主は同居猫同士も仲良く密度の濃い関係（互いに一緒に食事をする，甘え合うなど）を築くべきだと考えがちである。

　猫の社会は人の考え方とは大きく異なる点が多いため，それを考慮し

Chapter 3 犬と猫の困った行動

ない環境，飼育方法，飼い主による間違った擬人化や過干渉は，猫にとって大きなストレスとなる。今後，複数頭飼育を検討している，すでに複数頭飼育をし始めた，またはすでに複数頭飼育をしていてさらに新たな猫を迎えたいと考えている飼い主には，猫を擬人化することなく，それぞれの猫たちがストレスなく健康，かつ快適に暮らせるためのアドバイスをすべきである。

まずは飼い主に確認しよう

複数頭飼育に関しては気をつけなければならないことが多い。もし，飼い主から猫の複数頭飼育を始めた，あるいは猫の複数頭飼育で悩みがあるなどの話を聞いたら，時間をつくってもらい以下について確認してみよう。

☑ **飼い主へ確認！**

〈猫たちの環境について〉
　下記は複数頭飼育の場合，特に重要項目なので必ず聴取する
☐ 猫が生活するために必要な物資（Chapter 1 子猫編 01 の表2を参照）の数とその配置
☐ 個々の猫のプライバシーや安心で安全が守られる場所の数と位置
☐ 猫が逃げたり隠れたりできる場所の有無とその位置

〈猫同士の現在の関係について〉
☐ 猫の行動や猫同士の対立し合うサイン（図1, Chapter 3 成猫編 02 の表2）[13,14] やボディランゲージ（表情や姿勢など，成猫編 02 の図2）[9] を観察して記録する
　飼い主に普段の猫の様子を細かく観察して記録をつけてもらう。忙しくて観察できない飼い主なら定点カメラなどで撮影してもらい一緒に見ると良いだろう。成猫編 02 でも少し触れたが，同居猫同士の関係はその行動やボディランゲージの観察からある程度判断できる。もし，恐怖や攻撃に関連したボディランゲージや対立し合うサイン（図1, 成猫編 02 の図2, 表2）が見られるなら，猫同士の関係は良くないといえる。別々の場所にいる時，同じ部屋にいて距離がある時，同じ部屋の比較的近くにいる時，互いがすれ違う時，食事や遊びの時間に集まってくる時など，様々な状況での猫同士の様子を観察する
☐ 猫同士の親和行動の有無
　猫同士が互いに親和性をもっている場合（社会的に同じグループの猫同士）は，下記のような行動が見られる（逆に，行動が認められない猫同士は親和性が低く，同じグループだと認識していないことになる）
・一緒にいる時間が長い

対立し合うサイン
sign of conflict
相性が良くない個体同士の行動のことを指す。毛を逆立てる，威嚇する，凝視や相手を占有していた場所から自発的に移動させたり，特定の場所へ行こうとするのを阻止したりする行動が挙げられる。

☞ ボディランゲージ　p8

☞ 親和行動　p187

255

成猫編 05　猫の複数頭飼育に関して気をつけたいこと

・体の一部をくっつけ合って寝ている（同じ場所で寝ていても距離がある場合は違う）
・互いにグルーミングをし合う（図2）
・一緒に遊ぶ（片方が相手を一方的に追いかけている場合は遊びではない）
・互いが会った時に鼻先同士をくっつけ合って挨拶をする（図3）
□ 人の介入による猫同士の関係の変化
　猫同士の関係に人の介入が大きく関わっていることが多い。例えば，食事を与えようとした時に猫同士のいさかいが起こり，それに対して飼い主が猫たちを叱責するなど声をかけている場合，その介入が猫同士の関係性を大きく変えてしまう場合がある。他にも，おもちゃで遊んでいる時に他の猫が割り込んできた時の飼い主の対応などによって，猫のストレスが大きくなったりする。こういった場合に猫がどんな反応や行動を見せるかを観察してもらうことも必要となる

上記の質問から得た回答をもとに，適切なアドバイスを行っていこう。

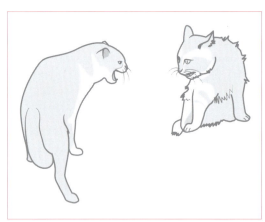

図1　猫同士の対立し合うサイン
左の猫は自信があるようなボディランゲージを示して右の猫を脅かしている。右の猫はやや臆病で自信がなく，左の猫にどう対応すれば良いか戸惑っている状態である。
互いの仲は良くないが，一緒に暮らすことはまあまあ許容しながら同居する猫同士は，お気に入りの場所や通路などで鉢合わせしたり，食事を同じ場所で与える時に，このような行動をよく呈する（このような時間は一瞬の時もあれば，長時間にわたることもある）
文献6より引用・改変

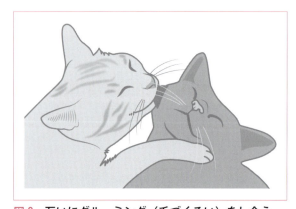

図2　互いにグルーミング（毛づくろい）をし合う
猫同士に親和性がある場合，互いにグルーミングし合う行動がほぼ毎日見られる
文献6より引用・改変

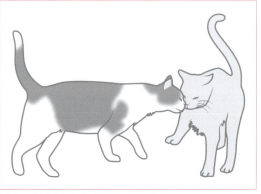

図3　親和性のある猫同士の挨拶
親和性のある猫同士が出会った際は，自発的に鼻をくっつけ合って挨拶をする
文献6より引用・改変

● 飼い主に提案 ●

すでに複数頭飼育をしている場合

すでに複数頭飼育をしている飼い主には，下記のようなアドバイスをすると良い。

環境や飼育方法を見直し改善する

▶▶猫が生活するために必要な物資の数とその配置

必要物資とは，Chapter 1 子猫編 01 の表 2 で挙げたようなものが含まれる。こういった物資は，猫の頭数プラス 1 個用意する。そして猫が望んだら即時に，いつでも自由にそれらの必要物資にたどりつき利用できるようにしなければいけない。

▶▶個々の猫のプライバシーや安心・安全が守られる場所の数と位置

それぞれの猫のプライバシーが守られ，安心・安全に休息したり就寝したりできる場所（寝床など）が複数箇所存在していることはもちろんのこと，猫同士が互いにリラックスしている時にその場所の横取りや行きたい場所への経路を邪魔する猫がいないことなどが重要である。

▶▶猫が逃げたり隠れたりできる場所の有無とその位置

猫にとってストレスとなりうる刺激や状況がある場合，回避またはただちに逃避することが可能にすることが重要である。もちろん回避・逃避したいと思った時に，すぐにそこへたどりつける安全な経路が確保されていることも重要である。

猫同士の関係を確認し改善する

飼育頭数が増えれば増えるほど，上記のような飼育環境を用意することは物理的に困難になってくる。もし環境が十分に満たされなければ，猫にとっては慢性的・長期的なストレスとなり，猫同士または人への攻撃行動，不適切な場所での排泄や尿マーキング（スプレー行動），常同障害などの問題行動が生じてくることがある。また，飼い主が見過ごしてしまうような些細ないさかいや，猫同士の不和が日常的に続くと，ストレスに関連した病気（猫特発性膀胱炎など）を発症する場合もある。以下を確認し，飼い主へアドバイスしていく。

☞ **攻撃行動** p16
☞ **常同障害** p164

成猫編 05　猫の複数頭飼育に関して気をつけたいこと

☞ 嫌悪刺激　p11

▶▶**叱責などの嫌悪刺激を使用しているかどうか**

　猫同士のケンカや問題行動などがすでに起こっている場合，たいていの飼い主は猫たちを叱ることで問題解決を試みていることが多い。しかし，Chapter 3 成猫編03 でも触れたようにこれは猫たちに恐怖や脅威を与え問題を深刻化させてしまうのですぐに中止してもらうようにする。

> 📢 **飼い主に上手に提案するために**
>
> 　猫を叱ってしつけることができると思い込んでいる飼い主は多い。嫌悪刺激を猫に与えることは猫に恐怖や脅威を与える行為である。これらは猫の恐怖を増大させ，攻撃的になる，あるいは過剰にグルーミングを行うなどの異常行動を引き起こすといった，悪い影響が多いことを伝えて飼い主に理解を求めよう。もちろん頭ごなしに飼い主が行っている対応を否定してはいけない。叱っている時の猫のボディランゲージを聞きとり，そこからわかる猫の気持ちを説明する。また動画撮影をしてもらい一緒に見ることで，叱ることがどれだけ猫にストレスを与える行為なのかを理解してもらいやすくなる。説明をする際の言葉選びには十分注意することが大切であり，飼い主が傷ついたり，気を悪くしないように気をつける。

☞ 異常行動　p164

▶▶**獣医学的問題の有無**

　複数頭飼育の猫のいずれかが猫特発性膀胱炎などのストレスに関連した病気を発症または再発を繰り返す場合や，問題行動が見られる場合は，家庭内のストレスが原因の1つだと考えられる。この場合は，獣医師が獣医学的問題に関する診察，検査，治療を行う。それと同時に獣医師または動物看護師は「☑飼い主へ確認！」にあるような，行動学的な質問を飼い主にすると良い。動物看護師が質問した場合は飼い主からの回答を獣医師に報告し，行動学的な指導が必要かどうかを話し合う。獣医師が獣医学的および行動学的指導の両方をするのか，獣医学的指導は獣医師が，行動学的指導は動物看護師が行うのかも獣医師とよく話し合って決めておく方が良い。

　行動学的指導ではChapter 1 子猫編01 の表2に紹介されている5つの柱（猫にとって快適な環境づくりのためのガイドライン[21,22]）に基づいて，現在の環境と飼育方法を改善してもらうようにする。また猫同士の相性がひどく悪い場合は，互いを隔離して生活させるなどの指導が必要な場合もある。いずれの指導も，だいたい2～4週間ごとに経過のフォローアップをするのが理想的である。

👤 獣医師＋α
上記のアドバイスで改善されない場合は，獣医行動診療科認定医を紹介するかどうか，獣医師も十分に検討し，動物看護師と話し合っておく。

▶▶**猫たちの生活，環境，ストレス関連行動について定期的に確認を**

　猫の生活，環境，ストレス関連行動（Chapter 3 成猫編04 の表2）

258

Chapter 3　犬と猫の困った行動

などに関する質問票を作成しておき，飼い主に回答してもらう。例えば，毎年のワクチン接種や健康診断の際に用いて，問題視すべき内容があればそれを補うよう指導するのも良いだろう（表）。

これから新しく猫を迎える場合

すでに猫を飼っている家庭が新たな猫を迎えたいと相談にきた時は，その家の環境や飼い主の生活スタイルが複数頭飼育に向いているかを確認し，指導するべきである。また保護猫を譲渡する団体や個人と関わりのある動物病院では，譲渡の際に確認・指導すべき事項を話し合っておくと良いだろう。具体的には以下の点を確認し，アドバイスしていく。

確認その1　環境および飼育方法を整備してもらおう

新しい猫を迎え入れるために Chapter 1 子猫編 01 の表2に紹介されている5つの柱（猫にとって快適な環境づくりのためのガイドライン[21,22]）に基づいて，現在の環境と飼育方法を確認して整備し直してもらう。

確認その2　先住猫の性質や新しい猫との相性を確認する

血縁関係のある猫同士は比較的打ち解けやすい場合が多い。よって飼い主が複数頭飼育を検討している場合は，最初から兄弟（姉妹）猫と合わせて2頭受け入れるのがベストであるといわれている。血縁がないもの同士は，この組み合わせなら問題ないと予測することが難しい。なので，はじめから相性が悪いことを想定して環境や飼育方法の見直しをした方が良い。

▶▶先住猫の性質をしっかり把握する

すでに先住猫が臆病で飼い主や他人に対してフレンドリーではない，外にいる野良猫を見ると興奮したりおびえたりするならば，同居猫を受け入れることは困難なことがほとんどである。また，すでにその猫が問題行動や慢性的な疾患を抱えている場合は，新しい猫を迎え入れることは適さない。

▶▶複数頭飼育の限界頭数について知ってもらう

日本の家屋で完全室内飼育をするとしたら，複数頭飼育はおそらく2頭までが限界だろう。郊外や田舎の戸建てで4部屋以上あるのなら3～4頭を飼育しても良いかもしれないが，必要物資の配置（4頭ならトイレは5個必要）やトイレの掃除，トイレの砂の全交換などがかなり大変

成猫編 05　猫の複数頭飼育に関して気をつけたいこと

表　猫の生活，環境，ストレス関連行動などに関する質問の例

この質問事項だけで猫の生活，環境，ストレス関連行動のすべてを聴取できるわけではない。各動物病院で質問票を作成する際は，表を参考にさらに必要と思われる質問事項を追加していただきたい

□ トイレは静かで人通りが少ない場所に設置していますか？

□ トイレの場所は食事場所や水飲み場から離していますか？

□ 複数頭飼育の場合，1頭がトイレを占拠していますか？

□ 猫の頭数プラス1個のトイレが各場所に設置されていますか？

□ 猫が排泄したらすぐに排泄物を除去し，掃除していますか？

□ 1週間に1回の頻度で，トイレの砂をすべて破棄し，トイレを洗っていますか？

□ 室内飼育で，外を眺められる場所や外気に触れられる場所がありますか？

□ 食事場所は静かで安全な場所ですか？

□ 複数頭飼育の場合，食事用の容器を猫の頭数プラス1個用意していますか？

□ ひとりで遊べるおもちゃや，フードが出るおもちゃで遊びますか？

□ 毎日おもちゃで猫と遊んでいますか？

□ 抱っこや撫でられることを好む，人好きな猫ですか？

□ 飼い主との交流を好む，人好きな猫ですか？

□ 猫を叱ったこと（叱責，無理に押さえつける，叩くなどの行為）はしていないですか？

□ 他の猫や飼い主がプライバシーを侵害する，寝ている時に邪魔をするなどしていませんか？

□ 猫が嫌がるまたは恐怖を感じた時に，すぐに逃げられるあるいは隠れる場所や高い場所がありますか？

□ 飼い主や他の猫が，猫の通り道を妨害することはありますか？

□ 猫が背中を伸ばして爪をとげる十分な大きさの爪とぎがあり，毎日使用されていますか？

□ 飼い主の後を追いまわしたり，離れなかったりしますか？

□ 高い場所に逃げたり，家具の下などに隠れてじっとしていることはありますか？

□ 食事場所に行くものの，常に周囲を見て腰を低くしたり，飼い主や他の猫に威嚇したりしますか？

□ 寝床を変えることが多く，一定の場所で落ち着いて寝ていないなどありますか？

□ 一定の場所に引きこもってしまい，動く，遊ぶ，食べることをしないですか？

□ 動いても動きがゆっくりしていて，いつも低姿勢で，ビクビクしながら移動していますか？

□ フードやオヤツ，またはおもちゃで誘うと反応はありますか？

□ 水を飲まなくなることはありますか？

□ グルーミングをしなくなる，あるいは顔を洗わなくなることはありますか？

□ 血尿，頻尿，尿が出にくいあるいは尿の粗相などは起こりやすいですか？

□ 食欲が異常にあり，他のことに興味を示さなくなっていますか？

□ 食べ物ではないもの（紐や衣類など）をくちゃくちゃと噛んだり，食べたりしますか？

□ トイレ場所ではないところに排泄することがありますか？

□ よく吐きますか？

□ 鼻水が出たりくしゃみをする，咳をするなど風邪のような症状になりやすいですか？

260

Chapter 3　犬と猫の困った行動

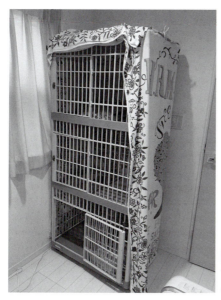

図4　猫用3段ケージ
1段目をトイレ，2段目を食事と水，3段目を寝床とし，ケージは大きな布でカバーする

になることを覚悟しなければならない。猫の頭数を増やす時には，飼うことが可能な猫の上限数についてきちんと飼い主に伝えることも動物看護師と獣医師の使命であるといえる。

威嚇行動　p81
（前ページ表）

新しい猫を迎え入れる方法

　先住猫と新しい猫（新入り猫）を最初に対面させる際は，以下の注意点と方法を守り，慎重に迎え入れてほしい[9,14]。

Step 1　まずは，新入り猫の行動範囲を限定する。専用の部屋を用意し，そこに必要物資をすべて揃えておき，合成フェロモンであるフェリウェイ拡散タイプをつけておく（Chapter 1 子猫編 07 の図1を参照）。専用の部屋が確保できないのなら基本的には新入り猫を迎え入れるべきではないが，どうしても迎え入れたいという場合は猫用の3段ケージを用意する（図4）。ケージは大きめの布などで一部をカバーするとケージ内にいる猫が安心できる。新入り猫を家に連れてきたら最初の1週間は専用の部屋もしくは3段ケージ内で過ごさせて，先住猫の反応を見る。なお，先住猫の過ごす場所にもフェリウェイ拡散タイプをつけると良い。

Step 2　別々の部屋で生活させながら，先住猫と新入り猫のニオイを交換する。双方の部屋で猫が使用するベッドなどを交換する方法や，綿のタオルや手袋を少し濡らして固く絞りそれぞれの猫の頭や体を拭いたものを互いの部屋に置いてみるなどの方法がある。いずれも相手のニオイのついたベッドやタオル

261

（手袋）をもう一方の猫のそばに置いた時に，それらのニオイを嗅いですぐにその場所から立ち去ってしまうようなら，あまり歓迎ムードではない。

次に，相手のニオイがついたベッドやタオル（手袋）のそばに猫の喜ぶオヤツや普段の食事を置いたらそれを食べるかどうかを見る。食べないならますます相性が悪そうだということになる。逆にそれらのニオイを嗅いでも動じることなく，双方ともに食事を置いても喜んで食べるのなら次のStepにすすむまで，このStepを1週間続ける。

その後，互いのタオルで相手の体を拭いてみる。嫌がる時は無理にやらないこと。これも1週間続ける。これは猫同士がグルーミングし合うことを真似た行為である。

Step 3 ここまでの作業が順調で，かつ先住猫が新しい猫の部屋の前までニオイを嗅ぎに来るなどするようになったら，部屋の境目に網戸やベビーゲート（猫が飛び越えられない高さのものが望ましい）を置き，それを挟んで5～10分ほど対面させる。ドアを少しだけ開けてストッパーをかけたり，引き戸なら少しだけスライドさせて開けたりするのも良い。ポイントはこの段階で新入り猫を自由に歩き回らせないことである。

網戸やドア越しに互いが相手の様子を見て緊張していなければ良いサインである。逆に緊張しているようなら，境界線から少し離れた場所に食事を置き，互いが食べるかどうかを確認する。この時，まずは相手を気にせず食べられる距離まで離すことがポイントである。

その後，食事の時間ごとに少しずつ容器を境界線に近づけていく。問題なく食べられるようであれば良いが，食べない場合は互いを認めていない，つまり互いの相性が良くないといえるので，Step 4は特に慎重に行うようにすることが肝心である。

Step 4 新入り猫を部屋から出して，5～10分ほど自由にさせてみる。食事の前に行うと，食事を見せれば部屋に戻ってくれるので扱いやすいだろう。

少しずつ新入り猫を自由にさせる時間をのばす。約1カ月かけて，互いが同じ空間にいる時間が少しずつ長くなるようにできれば上出来である。この間に少しでもケンカやトラブル（あるいはその予兆）があった場合は，別々にする時間を長くする。

Chapter 3　犬と猫の困った行動

　Step 4をクリアした後も基本的に新入り猫は専用部屋に必要物資を置くようにする。また，Step 4がクリアできなかった場合，新入り猫を専用の部屋から出すと先住猫とのケンカが始まる可能性が高まるので，根気よくStep 1〜4を繰り返す必要がある。

まとめ

- ▶ 猫の社会構造をきちんと理解する⇒人と同じような社会関係を築くと勘違いしてはいけない
- ▶ 飼い主の住まいや環境，先住猫の性質を把握し，新しい猫を迎え入れられる状態かをきちんと判断し，飼育頭数の限度をしっかり伝えること
- ▶ 新しい猫を迎え入れる際は手順を踏んで指導し，定期的に進行具合を確認する。進行具合は家庭により異なるので，それぞれの場合に応じて臨機応変な指導をすること

成猫編　参考文献

1) Turner, C. & Bateson, P. (Eds). The Domestic Cat: The Biology of its Behaviour, Second Edition. Cambridge University Press. 2000.

2) Turner, C. & Bateson, P. (Eds). The Domestic Cat: The Biology of its Behaviour, Third Edition. Cambridge University Press. 2014.

3) Bradshaw, J.W.S. Csey, R.A., Beown, S.L. The Behaviour of the Domestic Cat, 2nd Edition. CABI Publishing. 2012.

4) Beaver, B.V. Feline Behavior -A Guide for Veterinarians, Second Edition. Saunders. 2003.

5) 森裕司，武内ゆかり，南佳子. 獣医学教育モデル・コア・カリキュラム準拠　臨床行動学. インターズー. 2013.

6) Ley, J.M., Normal Social Behavior. Rodan, I and Heath, S.(eds). Feline Behavioral Health and Welfare First Edition. Elsevier. Kindle 版, 2016.

7) Turner, D.C. Social organisation and behavioural ecology of free-ranging domestic cats. Turner, C. & Bateson, P.(Eds). The Domestic Cat The Biology of its Behaviour, Third Edition. Cambridge University Press. pp63-70, 2014.

8) Brown, S.L., Bradshaw, J.W.S. 4.Communication in the domestic cat: within- and between-species, Turner, C.& Bateson, P.(Eds). The Domestic Cat; The Biology of its Behaviour, Third Edition. Cambridge University Press. pp37-59, 2014.

9) Bowen, J. and Heath, S. Behaviour Problems in Small Animals: Practical Advice for the Veterinary Team. Elsevier Saunders. 2005.

10) Mills, D., Bream, M. Zulch, H. Stress and Pheromonatherapy in Small Animal Clinical Behaviour. Wiley-Blackwell. 2013.

11) AAFP and ISFM. Guidelines for Diagnosing and Solving House-Soiling Behavior in Cats. *J Feline Med Surg.* 16(7): 579-598, 2014.

12) AAFP and ISFM. 猫の不適切な排泄，その診断・治療を考える. *Felis.* 06：90-98, 2014（11 の翻訳ダイジェスト版）.

13) Conflict Between Cats, Indoor Pet Initiative. The Ohio State University. (https://indoorpet.osu.edu/cats/problemsolving/conflict) 2018 年 11 月現在.

14) Ramos, D. and Reche-Junior, A. Prevention and Management of Stress and Distress for Multi-Cat Households. Ellis, S. and Sparkes, A.(eds). ISFM Guide Feline Stress and Health, Managing Negative Emotions to Improve Feline Health and Wellbeing. International, Cat Care. pp129-144, 2016.

15) ビルバックジャパン飼主様向けサポートツール「快適なトイレづくり＆おしっこのトラブル」（南佳子先生監修）.

16) Halls, V. The Scaredy Cat, In, Cat Confidential. Bantam Press. pp40 62, 2004.

17) Halls, V. Anxiety and Fear, In, Cat Detective. Bantam Press. pp175-196, 2005.

18) Halls, V. How To Love Your Nervous Cat, In, Cat Counsellor. Bantam Press. pp118-142, 2006.

19) Crowell-Davis, S.L., Curtis, T.M., Knowles, R.J. Social organization in the cat: a modern understanding. *J Feline Med Surg.* 6: 19-28, 2004.

20) Heath, S. Understanding Feline Social Behavior: The Key to Preventing Problems in Multicat Households. Proceedings of AAFP Spring Meeting. 2010. (http://www.walkervalleyvet.com/library/FelineBehaviorMultiCat.pdf) 2018 年 11 月現在.

21) AAFP and ISFM Feline. Environmental Needs Guidelines. *J Feline Med Surg.* 15(3): 219-230, 2013.

22) AAFP and ISFM. 猫にとって快適な環境づくりのためのガイドライン. *Felis.* 05：103-114, 2013（21 の翻訳版）.

23) 荒田明香. 行動診療における薬物療法. 武内ゆかり　監修. 日本獣医動物行動研究会　一般診療にとりいれたい犬と猫の行動学. ファームプレス. pp148-153, 2017.

24) 日本獣医動物行動研究会（http://vbm.jp/bosyu/）2018 年 11 月現在.

Chapter

4

高齢期を迎えたら

01 高齢期を迎えた動物に対してできること

● 押さえておきたい心得 ●

■ 何歳からが高齢なのか

人の年齢との比較

　人でも高齢者という定義には曖昧なところがある。世界保健機関（WHO）の定義では65歳以上，高齢者の医療の確保に関する法律では65〜74歳を前期高齢者，75歳以上を後期高齢者と規定している。もっとも，社会的には70歳以上を高齢者と判断する人が多いともいわれているが，これは見た目の印象であり，実際には65歳あたりから身体的な衰えが出てくると考えられている。

　犬は個体差や犬種差はあるものの，小型・中型犬の場合は11〜12歳齢，大型犬では8〜9歳齢あたりからが高齢期といわれている。たしかにこのあたりの年齢になると，健康であっても白毛が目立つようになったり，眠る時間が長くなったり，起き上がりに時間がかかるなど，身体的に色々な弊害が出てくるようになる。

　猫は年齢に関する資料が少ない。猫は犬よりも寿命が長く，安全な室内で飼育されていると20年以上生きる猫も増えているが，11歳齢頃から歯に黄ばみが出てきたり，大腿などの筋肉量が減少してくる。また，毛づくろいや爪とぎ行動をすることが少なくなり，被毛にツヤがなくなり，爪が伸びるのが早く感じるようになる。さらに，犬と同様に活動性が低下し，睡眠時間が長くなる傾向にある。しかし，特に避妊・去勢手術をした完全室内飼育の健康な猫は，若い頃に重い病気にかかったり屋外の過酷な環境で生活してきた猫と比べて，老化がゆっくりとすすむ可能性が高く，飼い主は犬以上に猫の変化に気づきにくい。加齢とともに身体的・生理的機能は徐々に低下し始めていることを意識して，小さな変化に気がつけるよう注意したい。

平均寿命から高齢期を考える

　多くのペットフードメーカーでは，7歳齢以降を対象とする商品を「シニア（高齢期）用」とすることがほとんどである。しかし多くの飼い主は，7歳齢という年齢はまだ若いように感じ，シニアといわれるこ

とに対して抵抗があるのではないだろうか。飼い主に犬や猫の年齢を意識してもらうための一例として，犬や猫の年齢を人の年齢に当てはめて説明すると，飼い主に理解してもらいやすくなるだろう。実際，犬の7歳齢は人の年齢で換算すると45歳程度になる。一般社団法人ペットフード協会が行った「平成29年（2017年）全国犬猫飼育実態調査」によると，犬の平均寿命は超小型犬で15.01歳齢，小型犬で14.66歳齢，中・大型犬で13.29歳齢，全体の平均寿命は14.19歳齢であり，猫の場合は，外に出ない猫は16.25歳齢，外に出る猫は13.83歳齢，全体では15.33歳齢である[1]。犬および猫の平均寿命からみても7歳齢は"犬生あるいは猫生のほぼ半ば"であり，高齢期というよりもその入口である中年期と考えた方が良いかもしれない。また7歳齢前後は，内分泌疾患や腫瘍などの病気の発生が多くなる年齢であり，健康上の大きな節目であることも事実である。そのため犬の高齢期は，7歳齢あたりからの「中年期」と，老化が本格化する10歳齢以降とに分けて考え，7歳齢以降はたとえ見た目は若くても高齢期を迎える準備期間に入ったと考え，少しずつ高齢期を見据えた環境を整えていくようにする必要がある。また10歳齢を超えたら，対応や環境を今まで以上に見直す必要があることを意識すべきだろう。

高齢期の迎え方

前述の「平成29年（2017年）全国犬猫飼育実態調査」では，調査対象の犬の58.9％，猫の44.7％が7歳齢以上であり[1]，日本では人と同様に犬や猫も高齢社会となっている。そういったことからも，犬や猫と暮らすうえで中年期・高齢期のケアは重要であるといえるだろう。

残念ながら若くして亡くなる犬や猫もいる一方で，20歳齢を超える長寿の犬や猫もいる。しかし，ただ長生きすれば良いというものでもなく，一緒に過ごせる時間をできるだけ幸せなものにすることが重要であり，それは後に必ず訪れる飼い主の喪失感や後悔を少しでも軽減することにつながるといえるだろう。

年齢簡易換算式
〈猫・小型犬の場合〉
最初の2年で24歳＋（年齢－2）×4
〈中型犬の場合〉
最初の2年で18歳＋（年齢－1）×5
〈大型犬の場合〉
最初の1年で12歳＋（年齢－1）×7

● 飼い主に提案 ●

生活の見直しと対策

中年期からの取り組み
▶▶肥満の予防と解消の提案

高齢期の入口になる「中年期」になると，基礎代謝の急激な低下により太りやすくなる。そのためペットフードはこの時期あたりにシニア

（高齢期）用に切り替えると良いとされている。肥満は，中年期から高齢期にかけて増加する関節疾患や心臓疾患などの様々な病気の引き金や悪化の原因になる。中年期またはそれ以降に犬や猫を肥満にさせないこと，あるいはこの時期までにダイエットをさせておくことが，その後の高齢期を長く健康に過ごしていくための第一関門となる。また，加齢に伴う変形性関節症などの運動器疾患や筋肉量の減少は，バランス能力，体力，移動能力の低下につながり，そして運動不足にもなるとこれらと相まってさらに運動機能の低下が起こる。「散歩にあまり行きたがらなくなったから」「運動は必要なくなったから」と，飼い主が散歩に行くのをやめてしまえば，ますます運動機能は低下し，犬はさらに散歩に行きたがらなくなる。この悪循環がついには犬を歩けなくし，立ち上がることができなくなり，寝たきりの状態につながっていく。年をとったからといって散歩をやめず，体力を維持するために適度な運動を続けることは大切である。また散歩は運動のためだけに行うのではなく，気分転換や外のニオイを嗅ぐなどの精神的な刺激を与えるといった役割もある。こうした役割はたとえ体が思うように動かなくなったとしても，犬にとって大事な習慣となる。

▶▶散歩の仕方を見直す

　適度な運動としながらも，年齢を考慮し，関節などの体に負担がかからないように散歩の仕方を見直す必要がある。散歩の見直しサインとしては，散歩後にとても疲れているように見える，坂道や階段で休むようになった，呼吸が速くなった，散歩の途中で後肢が震えるようになった，などが挙げられる。そういった様子が見られるようになったら，できるだけ無理をさせないように散歩コースの距離や階段，坂道の程度を見直したり，途中で休憩する時間を設けたりすることが必要になる。また高齢になると体温の調節機能も低下するため，散歩は過ごしやすい時間帯（例：夏は早朝，冬は昼間）を選び，暑い季節は湿気や熱中症に注意し，寒い季節では保温（防寒具など）するなどして十分に気をつける。さらには，散歩時の道具を首輪から胴輪（ハーネス）に変えると，首輪よりもハーネスの方が犬の体を支持するためにバランスがとりやすくなることが多い。ハーネスを選ぶ際にはベスト型やH字型ハーネス（図1A）のように体を包みこむものや，前肢を入れずに装着できるT字型ハーネス（図1B）がすすめられる。

▶▶室内環境を見直す

　室内の床がフローリングであれば，滑らないようにラグやカーペットを敷くこともすすめられるが，毛先がループ状のカーペットでは爪が

ループに入りこみ，爪を折るなどの事故につながるため避けた方が良いだろう。年齢が若い時には散歩や運動で自然にすり減っていた爪や足裏の毛も，散歩や運動する機会が少なくなると伸びてしまうようになる。爪や足裏の毛は若い時よりもこまめにチェックし，カットする必要がある。また，足を踏み外してしまう危険のある階段にはゲートを設置して勝手に昇降できないようにする。特にフローリングの階段は滑りやすいので，注意が必要である。玄関などの段差には踏み台やスロープなどを設置するのも良いだろう。

> 📣 **飼い主へのアドバイス**
>
> ・7歳齢を迎えたら，シニア用フードへの切り替えを提案する。
> ・肥満の予防と解消を提案する。
> ・散歩の仕方を見直す。
>   散歩コース（距離，階段，坂道など）が体に負担をかけてはいないか？
>   散歩の時間は長すぎないか？
>   体に負荷がかからないよう，首輪から胴輪（ハーネス）に変更するか？
> ・室内環境を見直す。
>   滑らないような床材の工夫，爪や足裏の毛が伸びていないかこまめに確認する。
>   階段にゲートを設置するなど，勝手に昇降できないようにする。
>   段差があるところには踏み台やスロープを設置する。

歩行機能の衰えと対策

歩行機能の衰えは一気に起こるものではなく，徐々に進行する。飼い主は「歩行中につまずく，ふらつく」様子で気づくかもしれない。その

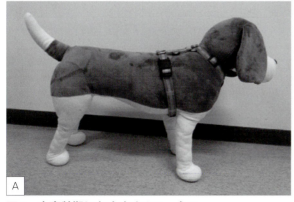 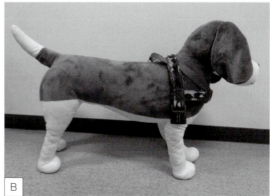

図1　中高齢期におすすめのハーネス
A：H字型ハーネス
B：T字型ハーネス

後「歩くことはできるが立ち上がる動作がぎこちなくなり，やがて立ち上がることもできない」状態となり，「後肢で踏ん張ることができなくなり，自力で歩けなくなっていく」状態へとすすむ。それでも排泄時は立ち上がろうとし，最終的には排泄時にも立ち上がれなくなっていく経過をたどる。

▶▶対策

対策は程度により変わってくる。

「歩行中につまずく，ふらつく」ようになったら，散歩は首輪から胴輪（ハーネス）に変更（「中年期からの取り組み」を参照）し，基本的には自力で歩かせるようにするが，転倒しそうになった時には胴輪（ハーネス）を用いて体を支えるようにする。また，散歩は段差の少ない平坦な道を選び，室内の段差をできるだけなくし，床は滑りにくいものに変更する。四肢を引きずったり，着地する時にナックリングが見られたりする場合は関節や神経異常が疑われるので，獣医師に報告し検査をすすめる。

「立ち上がりが困難」になったら，立ち上がりをサポートし，立ち上がった後はできるだけ自力で歩かせるようにする。この状態になると前肢が滑りやすくなるので，食事場所には滑りにくいマットを敷くようにすると良い。立ち上がりや体を支える歩行補助グッズなどが市販されているので，それらを利用するのも良いだろう。後肢が踏ん張れなくなり，すぐに腰が落ちてしまうようになったら，後肢をサポートする歩行補助グッズを利用して歩かせるようにする。食事の際に立位だと頭を下げなくてはいけないために，前肢や頚部に負担がかかり，安定して食事ができなくなる。立位で食べることが可能な場合は，食器を台にのせて高さを上げて前肢や頚部への負担を減らすようにする。犬が食事中に前肢が滑り，「フセ」の状態になってしまう場合は人が食器を持ち，頭部を下げずに食事ができるように工夫すると良い。少しでも歩けるなら，可能な限り自力で歩かせる方が寝たきりの状態にならないためのサポート（寝たきりの状態になるのをできるだけ遅くすること）となるので，そのための環境整備やサポートグッズの利用を検討しよう。

高齢期で見えてくる変化と対策
▶▶体力の低下と体重減少

本格的に高齢期を迎えると，筋肉が落ちてくるのが目に見えてわかり，「お尻が小さくなった」と感じる飼い主も多い。このような筋肉の減少以外にも，代謝機能そして消化機能も落ちてくるために食が細くなり，その結果として体重が減少することも多い。食事の回数を増やす，

■ ナックリング
knuckling
足裏を地面につけず足の甲をつけた状態で歩いたり，足先や爪先を引きずって歩く様子のこと。

知育玩具などを用いて楽しく食事をさせるなどの工夫をすると良いだろう。筋肉および体力維持のために，体力が多少衰えてもできるだけ散歩は毎日行い，さらに脳の活性や体のバランス維持のために「オスワリ」「フセ」「タッチ」などの簡単なトレーニングを継続すると良い。

▶▶視覚および聴覚の低下に比べて嗅覚の衰えは比較的遅い

　加齢に伴い視覚や聴覚の機能も低下する。視覚が低下すると物にぶつかり，飼い主などの人の存在に気づきにくくなるだけでなく，目から入る情報が少なくなることで不安が強くなったり，臆病になったりすることもある。さらに，周囲への警戒心が強くなることで吠えるようになったり攻撃的になったり，遊びに対する興味を失い，あまり活発でなくなることもある。老齢性の白内障や核硬化症など，視覚の低下は加齢の影響もあるため仕方のないことではあるが，緑内障などの病気が原因で起こることもある。これらの病気の場合は治療により進行を遅らせることができるため，定期的な検査が大切になる。

　　☞ **不安** p10

　視覚が衰えてくると，まずは薄暗いところでの気づきが遅くなり，物にぶつかるなどして驚いたりしがちである。薄暗くなる前から早めの点灯を心がけるようにする。また，見えないために飼い主が寝静まった時間帯（消灯後）にトイレにたどりつけずに排泄を失敗してしまうことがある。フットライトをつけるなど，トイレまでの道筋（廊下など）を少し照らすと良いだろう。室内飼育の場合は，家具の配置や家の構造は他の感覚でも理解しているため，なるべく模様替えはしないようにすると良い。目が見えなくなった犬や猫は，寝床やトイレ，食器といった認識そのものがなくなるわけではなく，単に見えないだけなので，嗅覚や位置関係でそれぞれの存在と場所を覚えていれば，たいていのことはそのままでもできてしまう。しかし，やはり目が見えない分，時にはトイレの手前で排泄してしまう，食器を踏んでしまいフードや水をこぼすなどの失敗をしてしまうことがあるだろう。これは犬や猫が自身で努力した結果であるので，決して叱らず上手にできた時には褒めると良い。トイレにたどりつくことが困難になった場合は，トイレを生活場所の近くに設置するといった工夫や，トイレまでフロアマットやジョイントマットなどを敷き，足裏の感覚を頼りにたどりつけるよう道をつくってあげると良いだろう。また，視覚を失った動物は，自分のニオイがついていることが目印になり，かつ安心できる。寝床にあるものを頻繁に掃除や洗濯をすると自分のニオイがなくなり，寝床を探せなくなったり落ち着かなくなったりすることがある。そのため寝床としているベッドや置いているブランケットなどは必要以上に掃除や洗濯をすることは控えた方が良いかもしれない。

犬や猫は視覚の低下や喪失が起こると，家具や柱の角などに体をぶつけてしまうことがあるので，コーナーガードやコーナークッションを取りつけ，物にぶつかっても犬や猫が怪我をしないようにする。視覚が喪失してしまった場合は，階段や段差のある場所には近づけないように工夫し，落下を防ぐ必要があるかもしれない。視覚がまだある状態の場合は段差の端にコントラストをつけることで，段差の存在に気づきやすくなり，落下などの事故を防ぐことができるだろう。

聴覚が低下すると，周囲から得られる情報が少なくなり様々なことに気づきにくくなることから，犬の不安は増加し，警戒による吠えが増える。さらに，周囲の声や音だけでなく犬自身の声も聞きとりづらくなるため，吠え声が大きくなることがある。猫も同様に，視覚や聴覚の低下により不安が増加し，飼い主を呼ぶといった鳴きが増えたり，鳴き声が大きくなることもある。犬と猫の加齢による聴覚の低下は，人の高齢者の難聴と同様に感音難聴であると考えられている。これは単に全体的に聞こえづらくなるのではなく，小さくて聞こえない音の範囲が増大する一方で，大きくて不快な音（うるさい音）として聞こえる範囲は若い時とあまり変化しない。そのため，飼い主が犬や猫に対して聞こえるようにと思って大きな声で話しかけると，犬や猫は叱られたと思ってしまう場合がある。また，視覚と聴覚の機能が低下している犬や猫に対して，名前を呼びながら近づき犬や猫の体を触ったつもりでも犬や猫が驚いてしまうことがある。これは犬や猫にはその呼びかけ声や人が近づく物音が聞こえていなかったため，体を突然触られたと感じてしまうからである。名前を呼びながらゆっくりと近づきニオイを感知しやすくすることで，解決することもあるので試してみてほしい。このような視覚や聴覚を失った犬や猫とは，ニオイを嗅がせたり体をタッチすることでコミュニケーションをとることができる。例えば，散歩に行く際にはまずリードや散歩に持っていくバッグのニオイを嗅がせ，寝ている場合は飼い主自身のニオイを嗅がせながら声をかけて体を触り起こすようにする。これを繰り返していくと，リードと散歩時のバッグのニオイを嗅がせるだけで，散歩に行くと気づき，喜ぶようになっていく。

犬や猫では嗅覚の衰えは視覚や聴覚に比べて遅く，ほとんどが衰えずに最期まで残るといわれている。そのため，視覚と聴覚の機能が低下している犬や猫にはなるべくゆっくり近づいて，犬や猫がこちらのニオイを確認できる時間や距離をとってあげるようにすると良い。加齢による老齢性の白内障は，犬では一般的だが猫ではまれであることから，犬は猫に比べて高齢になってから視覚を失うことがよくある。そのため犬では，特に若い頃からニオイでオヤツを探させるといった嗅覚を利用した遊びを教えておくと良い。そうすることで，高齢期を迎えて視覚や聴覚

Chapter 4　高齢期を迎えたら

を失い足腰が弱くなり，若い頃にできた視覚や聴覚，体を使った遊びが
できなくなっても，嗅覚を用いて遊びを楽しむことができるだろう。

✎ まとめ

- ▶ 犬も猫も中年期・高齢期に入っても筋肉量が減少しないよう，適度な運動（遊び）を取り入れる
  ⇒年齢を考慮して運動量を調節し，関節などに負担をかけすぎないようにすることが大事である
- ▶ 視覚・聴覚の低下により，周囲への警戒心が強くなる⇒驚かせないようにゆっくり近づき，こち
  らのニオイを確認できる時間や距離をとるなどする
- ▶ 室内飼育では床を滑りにくくする工夫をする
- ▶ できるだけ部屋の模様替えはせず，早めの点灯を心がける
- ▶ 嗅覚は視覚や聴覚に比べて衰えるスピードが遅いため，視覚や聴覚が衰えても楽しめる嗅覚を
  使った遊びを教える

Chapter 4-01　参考文献

1) 一般社団法人 ペットフード協会. 平成 29 年（2017 年）全国犬猫飼育実態調査.（http://www.petfood.or.
jp/data/chart2017/index.html）2018 年 11 月現在.

02 高齢性認知機能不全症候群

● 押さえておきたい心得 ●

なぜ行動が変化するのか

犬が高齢になるにつれて，以前は吠えなかった場面で吠えたりトイレの失敗が増えたりするなど，今までとは違った問題行動が見られるようになることがある。また，問題行動とまではいえないものの，名前を呼んでも反応しない，飼い主の指示に従わない，家の中で迷ってしまう，夜中に起きてしまうなど，行動の変化が見られることがある。飼い主はこのような変化に気づいても，年をとったから仕方がないと考えたり，認知症を疑ったりすることが多い。しかし，実際は痛みや病気など別の原因が関連し，老化や認知症によるものでない場合も多いので，単純に老化や認知症とは考えず，まずはそれらを除外する必要があることに注意する。

人の「認知症」とは

認知症とはかつては痴呆症と呼ばれていた。加齢に伴う腫瘍や臓器不全といった医学的要因が関与していない，脳の変化が原因で起こる進行性の認知機能低下のことである。色々な原因で脳の細胞が死んでしまったり，脳のはたらきが悪くなり様々な障害が起こることで，社会生活するうえで支障をきたしている状態のことを指し，多数の疾患が含まれる。主要なものとしては，異常蛋白が過剰に蓄積することによる「中枢神経変性認知症（アルツハイマー型認知症，レビー小体型認知症，前頭側頭型認知症などに分類)」と，脳梗塞や脳出血などの脳血管障害に起因する「血管性認知症（多発梗塞性認知症，小血管病変性認知症などに分類)」に大別され，病理像についてもそれぞれ細かく定義されている。

犬や猫の「高齢性認知機能不全症候群」とは

犬や猫にも人の認知症のような症状があることはよく知られている。一般的には，老化に関連する認知機能低下，刺激に対する反応の低下，

学習と記憶の消失，昼夜逆転や夜鳴きなどにより日常生活に支障をきたすようになる状態を，認知症や痴呆と呼称しているのが実際である。しかし，現時点では人のように病態や定義が細分化されていなく，病理像においても明確な定義はない。また認知症とは前述のように「日常生活に支障をきたすようになる状態」を指し，老化に伴って認知機能低下が起こる病全般に対して「高齢性認知機能不全症候群」（Geriatric Cognitive Dysfunction Syndrome）という診断名が用いられている。

　高齢性認知機能不全症候群の犬の脳をMRI（核磁気共鳴画像法）で撮影すると，人と同様に大脳皮質の萎縮や脳室拡大などの明らかな変化が見られる。多くの文献でこの「高齢性認知機能不全症候群」は11歳齢頃から発現し，加齢によって増加すると報告されている。Bainら[1]は，11～12歳齢の犬の約28%，15～16歳齢の犬の約68%で認知機能低下の徴候を示し，猫では11～14歳齢の約30%，15歳齢以上であればその約50%に何らかの行動変化が起きていることを報告している[2]。これまでの調査では，オスで有意に発現するという報告[3]があるが，最近の報告では性差はないとしているものが多い[4-6]。犬種で見ると，過去の国内の研究[3]では日本犬系に多いとの報告がある一方，最近の研究では種差はないというものがほとんどである。

高齢性認知機能不全症候群の症状

　高齢性認知機能不全症候群の症状としては，①見当識障害（Disorientation），②社会的相互交流の変化（Interactions），③睡眠サイクルの変化（Sleep-wake cycle changes），④トイレのしつけを忘れる（Housetraining is forgotten），⑤活動性の変化（Activity changes）があり，英語の頭文字をとって「DISHA（ディーシャ）の徴候」と呼ばれることもある。次に具体的な症状を示す。

▶▶ Disorientation：見当識障害

　空間認識の変化，周囲の環境に対する把握不全，身につけた経験の混乱などを意味する。

・よく知っている場所で迷子になる
・よく知っている人や動物を認識できない
・よく知っているものを認識できずに驚く
・ドアの開いている方ではなく，蝶番の方に行ってぶつかる
・何もない場所をじっと見つめる
・部屋の出入口を間違える
・家の中を無目的に歩き回る

・障害物を避けることができずに立ち往生する
・通り抜けられないところを抜けようとしてぶつかる
・壁の前でぼんやりと立ち尽くす
・こぼした餌を見つけられない

▶▶Interactions：社会的相互交流の変化
　人や他の動物との関わり方の変化，指示に対する反応の低下などを意味する。

・飼い主の帰宅時に迎えに行かなくなったり，喜ばなくなったりする
・散歩時などに知人や動物に挨拶行動をしなくなる
・飼い主に対して甘える行動が少なくなる
・飼い主と遊ぶことに対して興味がなくなる
・他犬と遊ぶことに対して興味がなくなる
・おもちゃで遊ぶことに対して興味がなくなる
・撫でられたり，褒められたりしても喜ばなくなる
・飼い主につきまとうようになる
・留守番ができなくなる
・不安が増加するために，ちょっとしたことでイライラしているように見える
・行動が変化するために，他犬から攻撃を受けるようになる

☞ **不安** p10

▶▶Sleep-wake cycle changes：睡眠サイクルの変化
　日中の睡眠時間が増え，逆に夜間の睡眠時間が減少することを意味する。

・なかなか寝つかないが，寝てしまうとなかなか起きない
・眠りが浅くなる
・昼間によく寝ている（寝ている時間が長くなる）
・夜間に徘徊する（落ち着きがない）

▶▶Housetraining is forgotten：トイレのしつけを忘れる
　室内での排尿・排便コントロールの喪失や，今までの学習を忘れることを意味する。

- ・トイレ以外の場所（寝床など）で排泄する
- ・排泄の前兆（トイレサイン）が見られなくなる
- ・トイレがわからなくなる（トイレを探すようになる）
- ・以前はできていた「オスワリ」などの合図に従わなくなる

▶▶Activity changes：活動性の変化
　目的をもった活動の低下と無目的な活動の増加を意味する。

- ・刺激に対する反応が低下する
- ・無関心，無気力になる
- ・探索行動が低下する
- ・落ち着きがなくなる，あるいは逆に寝てばかりいて活動しなくなる
- ・人や物を異常に舐め続けるなどの常同行動が増加する
- ・目的のないうろつきや吠えが増える
- ・空中や物体を凝視する，あるいは咬みつく
- ・円を描くように目的なく歩き続ける
- ・食欲の増加，あるいは減少が見られる

☞ **探索行動**　p36

☞ **常同行動**　p165

　これらの症状は人の認知症と似ているものの，人よりもその発症に気づかれにくい。人の場合は本人の話す言葉やその受け答えなどによって発見されたり，自らその変化に気づき自己申告したりすることができる。しかし，犬や猫の場合は変化が行動に現れないと飼い主に気づかれにくく，気づいた時には症状がかなり進行していることが多い。犬の場合はそれでも「オスワリ」などの学習の忘失や，飼い主だけでなく散歩で出会う知人や他犬に対する反応で気がつくことがあるが，猫の場合は犬以上にその変化に気がつきにくい。そのため，予防はもちろん早期発見・早期介入で進行を遅らせることが重要である。中年期を過ぎたら，ワクチン接種や健康診断などで動物病院を訪れた際に，飼い主に症状のチェックリストなどを使用してもらい，症状の有無や進行に気がついてもらうようにすると良い（表）[7]。

　ただしこれらの症状は，高齢性認知機能不全症候群以外の身体的疾患が原因で見られることも珍しくなく，その他，環境や生活スタイルの変化，ストレスなどと関連して見られる場合もある。そのため，診断には身体的な問題を除外する必要がある。また，高齢になることで身体的な疾患を併せもつ場合も多いため，獣医学的なアプローチも同時に行う必要がある。

表　認知機能不全評価質問票
文献7より引用・改変

円を描くように歩き続ける，ウロウロし続けるなどの異常に歩き回る行動はあるか？				
全くない（1点）	月に1回程度（2点）	週に1回程度（3点）	日に1回程度（4点）	日に2回以上（5点）
上記の行動は過去半年間で増加したか？				
変わらない（3点）	少し増えた（4点）	とても増えた（5点）	少し減った（2点）	とても減った（1点）
犬が休んでいる（活発でない）時間は過去半年間で変化したか？				
とても減った（1点）（とても活発になった）	少し減った（2点）（少し活発になった）	変わらない（3点）	少し増えた（4点）	とても増えた（5点）
床や壁をぼんやりと見つめ続ける行動はあるか？				
全くない（1点）	月に1回程度（2点）	週に1回程度（3点）	日に1回程度（4点）	日に2回以上（5点）
上記の行動は過去半年間で増加したか？				
変わらない（3点）	少し増えた（4点）	とても増えた（5点）	少し減った（2点）	とても減った（1点）
壁や家具に当たってもそのまま歩き続けようとすることはあるか？				
全くない（1点）	月に1回程度（2点）	週に1回程度（3点）	日に1回程度（4点）	日に2回以上（5点）
部屋の出入口を間違えることはあるか？				
全くない（1点）	月に1回程度（2点）	週に1回程度（3点）	日に1回程度（4点）	日に2回以上（5点）
こぼした餌を見つけることがうまくできないことはどの程度あるか？				
全くない（1点）	ときどきある（2点）	よくある（3点）	かなりある（4点）	毎回ある（5点）
上記の行動は過去半年間で増加してきているか？				
変わらない（6点）	少し増えた（8点）	とても増えた（10点）	少し減った（4点）	とても減った（2点）
家族や親しい人，同居動物のことを認識できないことはあるか？				
全くない（1点）	月に1回程度（2点）	週に1回程度（3点）	日に1回程度（4点）	日に2回以上（5点）
上記の行動は過去半年間で増加したか？				
変わらない（9点）	少し増えた（12点）	とても増えた（15点）	少し減った（6点）	とても減った（3点）
撫でられることや触れられることを避けることはあるか？				
全くない（1点）	ときどきある（2点）	よくある（3点）	かなりある（4点）	毎回ある（5点）
半年間を振り返って，いつもする場所以外で排泄してしまうことに増減はあったか？				
変わらない（3点）	少し増えた（4点）	とても増えた（5点）	少し減った（1点）	とても減った（2点）
上記の質問のスコア（カッコ内の得点）を合計＝　　　点 ＊80点満点で50点以上を認知機能不全と評価。全く著変のないケースでは34点となる				

それは本当に"高齢性認知機能不全症候群"？

トイレを失敗する理由

　トイレを失敗する理由は1つではない。加齢に伴い病気が多くなることから，まずは身体的な問題を除外する必要がある。トイレを失敗する原因となる身体的な変化としては，糖尿病やクッシング症候群などの多飲多尿を伴う病気により，排尿の1回量や回数が増え，トイレがすぐに汚れてしまうことが挙げられる。多くの犬はすでに汚れてしまったペットシーツの上で排泄することを好まないため，別の場所で排泄するようになることがある。

また猫では，腎疾患などによる多尿の他に猫下部尿路疾患（FLUTD）における膀胱炎や尿石症などの症状として，排尿の回数が増える「頻尿」が見られる。この症状によって，移動が間に合わない，トイレがすでに汚れているといった理由から，トイレ以外に排泄してしまう可能性がある。

また未去勢のオス犬では，高齢になると前立腺肥大が起こることが多い。前立腺が肥大すると，排尿のコントロールがうまくいかず，尿がポタポタと漏れるようになったり，便秘になったりすることが多い。この尿漏れをトイレの失敗と捉えてしまうこともあるし，便秘で便が出にくくなりウロウロと動き回りながら排泄することでトイレから便が外れてしまう場合もあるだろう。関節炎などの骨関節疾患は，起き上がりが困難になったり動きが制限されることから，排泄場所までの移動が困難になったり，猫ではトイレ容器の段差が越えづらくなるなどして，結果として違う場所で排泄してしまうのかもしれない。心疾患など運動不耐性を伴う疾患では，動くことが億劫になる，辛くなるためにトイレまで行かずに寝床付近で排泄するようになることがある。これら移動が困難なためにトイレの失敗が起こっていると考えられる場合は，トイレを生活場所の近くに設置するようにしたりするなど，排泄場所に行きやすくする工夫が必要になる。

さらに，視覚の低下は場所の認知に混乱を生じさせ，トイレに到達できなくなることがある（Chapter 4-01 も参照のこと）。

夜間の覚醒／夜鳴きの理由

高齢になると散歩などの運動が不足し，筋肉の量も低下するため，代謝が悪くなり，一般的に体温が低くなる傾向がある。また，中年期以上の犬に多い甲状腺機能低下症や，高齢の猫に多い腎臓疾患も低体温の症状を示すことがある。これらの影響から，寒さにより夜中に起きてしまうことも考えられている。これらの場合は，寝床の環境を見直すことで改善されるかもしれない。さらに，排尿の回数が増える病気が原因で尿意を催し，夜中に目を覚ますこともあるだろう。そしてそれを飼い主に知らせるために鳴くこともある。あるいは，何らかの病気によって不安が増す，またはお腹が空いて夜間に目が覚めて飼い主を求めて鳴くことも考えられる。猫では高齢で多い甲状腺機能亢進症では症状の1つである活動性の増加や多飲多尿によって，夜間の覚醒や夜鳴きを引き起こすことがある。

飼い主の指示や，刺激に反応しない理由

視覚や聴覚の低下により，飼い主や知人，動物，あるいは場所の認知

ができなくなったり，声による合図や音の刺激に反応できなくなったりすることがある。

吠えや鳴きが増加する理由

聴覚が低下すると自身の声も聞こえにくくなることから，犬の場合は吠え声が大きくなっている可能性もある。また不安の増加は，警戒吠えや飼い主を呼ぶための吠えが増える原因になる。

猫の場合は，高齢で多い甲状腺機能亢進症や高血圧などの症状の1つに落ち着きのなさに伴う過剰な鳴きがあり，これらとの鑑別診断が必要となる。

不安や攻撃が増加する理由

視覚や聴覚が低下すると，目や耳から得られる情報が少なくなるため不安の増加につながることが多い。例えば，犬を撫でようと人が手を伸ばした際に，犬はその手が近づいていることに直前まで気づきにくい。そのため手が近づいた段階で，犬は突然のことに驚き，結果，咬みついてしまうケースもある。

その他にも，高齢犬に多い疾患として脳腫瘍や内分泌系の疾患がある。脳腫瘍では発生する部位によって症状は異なるが，高齢性認知機能不全症候群と同じような症状や性質の変化（不安や攻撃性の増加など），理由のわからない鳴きや吠えなど様々な症状を示す可能性がある。また，内分泌疾患の1つである犬の甲状腺機能低下症では，行動面に変化が生じやすい。甲状腺ホルモンは体を構成する骨や筋肉，様々な内臓や皮膚，その他全身の新陳代謝やはたらきを促進，調整する役割を担う。この甲状腺の機能が低下し，甲状腺ホルモンの分泌が少なくなると，全身に影響を及ぼすことで様々な症状を示す。比較的多く見られる症状としては，次のものが挙げられる。

・無気力になり，寝ている時間が増える（活発さがなくなる）

・顔の表情が乏しくなる

・体重の増加

・皮膚が薄くなる

・寒がる

・徐脈になる

・行動の変化が見られる

☞ **攻撃行動**　p16

　（気分にムラがある，理由のない攻撃行動，不安の増大）

・貧血や高コレステロール血症

Chapter 4　高齢期を迎えたら

　これらの症状はいずれも加齢に伴って見られる変化として捉えがちであるので，注意が必要である．甲状腺機能低下症による攻撃行動の増加の理由は，はっきりと解明されていないが，甲状腺ホルモンの低下と脳内の神経伝達物質（セロトニンやドーパミン）との関連性が考えられている．

　このように高齢に伴う行動や性質の変化の背景には，もしかしたら身体的な疾患が存在している可能性がある．飼い主から高齢になった犬や猫の行動が変わってきたと話を聞いたら，まずは身体的な疾患がないかどうかを調べる必要があることを伝え，診察を検討してもらうよう促す．そして，どのような症状が気になっているかを動物看護師から獣医師に事前に報告することが大切である．

> **獣医師＋α**
> 高齢になった犬や猫の行動の変化に対しては，背景に隠されているかもしれない身体的な問題をまずは疑い，必ず獣医師による適切な検査を行う．異常が見つかった場合は，その治療を優先させることが大切である．

● 飼い主に提案 ●

　前述の心得を押さえたうえで，高齢性認知機能不全症候群の可能性がある犬，猫の飼い主には次のような提案をしてみよう．

トイレを失敗する場合

排泄しやすい環境づくりを提案しよう

　関節炎や運動不耐性を起こす疾患のために，起き上がりが遅かったりトイレまでの移動に時間がかかったり，認知機能や視覚の低下によってトイレにたどり着けないことがある．そのため，できるだけトイレの場所をわかりやすくする，排泄しやすくするなどの工夫を行うよう飼い主に提案してみよう．

> **飼い主へのアドバイス**
> - トイレを生活場所から近いところに設置する．ただし，猫の場合は食器とトイレが近すぎると，食事をとらなくなることがあるため，50 cm 以上は離すようにする．
> - 視覚が低下しているようであれば，トイレまでの経路に夜間はフットライトを設置する．
> - 視覚の低下が目立つ場合は，生活場所からトイレまでの経路にフロアマットやジョイントマットなどを敷き，足裏の感覚を頼りにたどりつきやすくしてあげる．
> - 猫の場合，トイレ容器の段差が越えづらくなるため，浅めのトイレに変更するか，あるいは段差を低くする（スロープをつくるなど）．

281

- 犬の場合もトイレと床に段差があるとつまずくことがあるので，その差をできるだけなくす。
- 排便で踏ん張る際にふらつくようになり，トイレの中で動き回るようになることが多い。排便がトイレから外れてしまうことがあるため，トイレ自体を広くする。
- 治療が必要な状態でなくとも，加齢に伴い腎臓機能や膀胱の収縮力が低下することで，排泄の回数が多くなることはよくある。排泄の回数が多くなると，トイレが汚れたままになりやすい。しかし，犬も猫も汚れたところに排泄したくない習性をもつことからトイレ以外の場所で排泄してしまうことがあるので，こまめに掃除するように気をつける。

叱らないようにする

　高齢になってからのトイレの失敗はほとんどの場合，その動物自体は「一生懸命やろうとしたのに，結果として失敗してしまった」ということがほとんどである。そのため，失敗したことを叱ってしまうと不安が強まり，ますます失敗するようになってしまう。そもそも子犬のトイレトレーニングであっても，失敗時には叱らないことが鉄則である（Chapter 1 子犬編 03 を参照のこと）。高齢になると，感覚機能（視覚や聴覚）や運動機能の低下，また脳内の神経伝達物質であるセロトニンの分泌も低下し，不安になりやすい傾向がある。そのため失敗しても叱らないようにすることが大切である。

📢 **飼い主へのアドバイス**

- 室内外問わず排泄がうまくできたら，当り前だと思わずに褒める習慣をつける。
- 排泄の前兆（トイレサイン）が見られたらトイレまで連れていき，うまくできたら褒める。
- トイレを失敗しても叱らない。
- トイレを失敗した場合は，その場所の清掃と消臭をしっかりと行う。

日中によく眠り，夜間に目が覚める／夜鳴きをする場合

夜間によく眠れるような環境づくりを提案しよう

　高齢になると，メラトニンが減少することで眠りが浅くなる（メラトニンは体内時計にはたらきかけ，覚醒と睡眠を切り替えて自然な眠りに誘う「睡眠ホルモン」である）。そのため日中の寝ている時間が多くな

る，日中に寝る時間が多くなると夜になってもなかなか眠くならない，といった悪循環に陥ることも多い。できるだけ夜にぐっすりと寝ることができるような環境づくりを提案してみよう。次の対応は犬も猫も同じである。

> 📢 **飼い主へのアドバイス**
> - すきま風が入ってこない，物音や人の出入りが少ない落ち着ける場所に寝床を設置する。
> - 寝心地の良いベッドを用意する（高齢になると寒さに弱く，関節炎などで痛みを感じるようになり，硬い床やベッドでは眠りが浅くなる）。
> - 早朝に空腹で起きてしまうことが考えられる場合（夕食の時間が早いなど）は，寝る前に食事を与えるようにする。この場合，夕食の時間を遅くに設定しても良いし，夕食の一部を夜食として与えても良い。
> - 不安が強くなったために，夜間に飼い主を呼ぶなどの夜間覚醒が起こっていると考えられる場合は，飼い主の寝る場所のそば（ベッドの隣など）に寝床を設置する。

日中にできるだけ活動させるようにする

日中よく寝てしまうと，夜に眠くなりにくい。日中はできるだけ寝ないで過ごせるような工夫を提案してみよう。

> 📢 **飼い主へのアドバイス**
> - 一緒に遊ぶ時間を増やす。
> - 「オスワリ」や「フセ」などのできることで簡単なトレーニングを行う。
> - 転がすとフードやオヤツが出てくるおもちゃなどを使って，時間をかけて食事をさせる。
> - 嗅覚を使って食べ物を探させるといったひとり遊びができる知育玩具などのおもちゃを用意する。
> - 犬の場合，足腰が立たなくなってもカートなどを使って外に連れ出すことは精神的な刺激につながり，疲労感を生み出し，メラトニンの生成にも役立つ。

283

02　高齢性認知機能不全症候群

獣医師＋α
工夫をしても対応しきれない場合は，獣医師の判断でメラトニンや抗不安剤，睡眠導入剤などを併用することを検討する。

吠えたり鳴いたりしても相手にしなくて済む環境づくりをする

　吠えたり鳴いたりするようになった原因がもともとは不安に起因したものであったとしても，「吠えたら→飼い主が来てくれる」ことを繰り返しているうちに，やがてそれは「飼い主を呼ぶために→吠える」ようになってしまう。そのようにならないために，次のような対応を飼い主にしてもらうよう提案してみよう。ただし，夜間の吠えは近所迷惑になってしまうため，実際は難しいことが多いかもしれない。

> ### 📢 飼い主へのアドバイス
>
> ・猫の場合は，夜鳴きの原因になりうる「甲状腺機能亢進症」と「高血圧」を除外しておく。
> ・ケージやクレートの中で寝ている場合は，飼い主が相手にしなくても済むように，また飼い主への視線を遮断するために（飼い主を呼ぶために吠えたり鳴いたりしている場合），ケージやクレートをカバーで覆う（冬季の場合は毛布などの厚手のものでカバーすれば，鳴き声の大きさが少し小さくできる）。
> ・犬や猫の寝床を飼い主が寝ている場所のそばに置くようにすると，飼い主がそばにいるという安心感から不安が軽減されることがある。また，吠えた際に飼い主が犬の寝床まで行く必要がなくなり（足音などで飼い主が来ることを犬が予測してしまうこともなくなる），すぐに対応できるようになる。
> ・声かけは吠えたり鳴いたりしていない時に行い，吠えたら（鳴いたら）かまってもらえるのではなく，おとなしい方が良いことがあると思わせる。
> ・転がすとフードやオヤツが出てくるおもちゃなどひとり遊びができるものを，あらかじめ飼い主の枕元に用意しておき，吠え（鳴き）始めたらすぐにかつ事務的に与えるようにする。この時，できるだけ「吠えたら（鳴いたら）かまってもらえる」といった関連づけにはならないよう事務的に行うことが大切である。

▌ 障害物を避けることができずに立ち往生する／無目的に歩き回る場合

立ち往生しないような環境づくりを提案しよう

　立ち往生する行動がよく見られる場合は，次のようなことを飼い主に提案してみよう。

📢 飼い主へのアドバイス

・家具やゴミ箱などが部屋の中央にあるとぶつかってしまうので，それらの配置に気をつける。
・視覚が低下しても家具の配置や家の構造は他の感覚でも認識しているため，また認知機能が低下すると不安感が増すため，できるだけ生活環境を変化させることは避け，大きな家具の配置を変えるなどの大がかりな模様替えは控える。
・猫の場合は飛び乗りや飛び降り，飛び移りを失敗するようになるため，高いところには上れないように工夫する。ただし，安心できる場所として床より少しだけ高くなっている場所を複数つくってあげると良い。
・家具の隙間や狭いところに入りこんでしまうことを避けるため，隙間に何かを詰める，物を置くなどする。
・柱の角など体をぶつけやすいところには，コーナーガードやコーナークッションを取りつけて怪我をさせないようにする。
・高齢性認知機能不全症候群になると，前方にはすすめるが後戻りができなくなるケースが多い。そのため，できるだけ角のない部屋づくりや角のない円形サークルを利用する。円形サークルは市販のものもあるが（図），クッション性のあるお風呂マットをつなげて円形にしたり，通常のサークルの内側にお風呂マットをつなげて円形にし，角をなくすようにする。小型犬の場合は100円ショップやホームセンターなどで販売されているワイヤーネットを利用することも可能である。このような円形サークルを利用すると立ち往生することなく，円になった壁に沿って疲れるまでぐるぐると回り続けることができる。立ち往生すると吠えたり鳴いたりすることが多いので，このような工夫はとても重要なものになる。

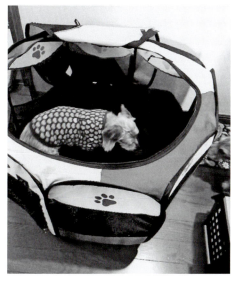

図 **市販の円形サークルの使用例**
画像提供：小澤真希子先生
（関内どうぶつクリニック，川畑動物病院）

認知機能が低下しているすべての動物に対して

環境を高齢動物にとって優しいものにしよう

　人でいうバリアフリーの環境は，高齢動物にとっても優しい環境となる。

> **飼い主へのアドバイス**
>
> ・歩行が不安定になりやすいため，マットなどを敷いて滑りにくい床にする。
> ・段差はできるだけなくす。
> ・環境の変化はストレスとなり，すべての症状の悪化を招く可能性がある。大がかりな模様替えなどはできるだけしない。
> ・散歩の回数や時間，コースを見直す。体力がなくなってきても，時間帯や出かける場所を工夫して散歩を継続する。
> ・認知機能の低下がすすむとスイッチが入ったように，散歩時に無目的に歩き続けようとすることがある。特に大型犬の場合は力任せに見知らぬところまで行ってしまう場合があるので，迷わないようにする（GPS機能のついたスマートフォンなどを散歩時には携帯しておくと良い）。
> ・認知機能の低下によるあらゆる失敗に対して，すべからく叱ったり叩いたりすることは絶対にしない。
> ・混乱や不安をできるだけ軽減させるために，一貫性のある接し方を心がけ，動物の生活リズムを規則正しく保つようにする。
> ・認知機能の低下がすすむと，たとえそれまで完全室内飼育であったとしても，ちょっとした隙に外に出てしまい迷子になることがある。体力が低下しているため，飼い主はそれほど遠くに行ってはいないと思いがちだが，認知機能の低下によりひたすら歩き続け，驚くほど遠くに行ってしまうことがある。自宅からはるか遠い場所の側溝や川にはまり動けなくなり，保健所や動物愛護センターなどに保護されることも多いので，名札や鑑札などの身元表示は高齢になっても重要である。

進行を緩やかにするための対策／予防法

脳に対して適切な刺激を与える

　加齢に伴い脳や身体機能は衰える一方であるが，その進行をできるだけ抑えるような適切な刺激を与えてもらうよう飼い主に提案してみよう。

Chapter 4　高齢期を迎えたら

> 📢 **飼い主へのアドバイス**
>
> ・オヤツを用いた楽しいトレーニングをできる範囲で行う。
> ・体への負担が少ない運動（軽い散歩や遊びなど）を行う。
> ・視覚や聴覚，足腰が衰えている場合でも，嗅覚を利用した体への負担が
> 　少ない遊びを取り入れる。
> ・犬の場合は足腰が不自由になっても歩行補助具やカートなどを利用して
> 　できる限り散歩を継続する。加齢に伴い減少するメラトニンは，日中に
> 　太陽の光を浴びることで生成されるセロトニンという物質からつくられ
> 　るため，太陽の光を浴びることはとても良いことである。また屋外で家
> 　庭内と異なる様々なニオイを嗅がせることは精神的な疲れをもたらし，
> 　さらに脳への適切な刺激となる。

サプリメントを与える

　人では通常，グルタチオンペルオキシダーゼ，スーパーオキシドジスムターゼなどの酵素やビタミン E，ビタミン C などの抗酸化物質のはたらきにより，体のフリーラジカルの作用が除去されると考えられている。しかし，加齢などによりその機能が傷害されると，酸化物が過剰に産生され，脳の神経細胞ではフリーラジカルによる酸化的損傷が起こる（酸化ストレスが人の老化を早める原因の１つといわれているのはこのためである）。そのため犬や猫にも，抗酸化作用のある物質や抗炎症作用のある物質を含む専用のサプリメントを与えるのも良いかもしれない。

📄 **フリーラジカル**
体の組織，すなわち細胞は分子の集合体であり，この分子構造には電子が存在する。分子中の電子が２つの対になっていない不安定な状態をいう。

▶▶動物用サプリメント（動物用栄養補助食品）の紹介

○ AKTIVAIT（アクティベート）小型犬用／中大型犬用（Vet Plus）

・成分
　魚油，N-アセチルシステイン，αリポ酸，ホスファチジルセリン，アセチル-L-カルニチン，コエンザイム Q10，ビタミン C，ビタミン E，L-セレノメチオニン

○ AKTIVAIT（アクティベート）猫用（Vet Plus）

・成分
　魚油，N-アセチルシステイン，アセチル-L-カルニチン，コエンザイム Q10，ビタミン C，ビタミン E，L-セレノメチオニン
　＊猫では，αリポ酸は少量でも深刻な中毒症状を呈するため，猫用のアクティベートにはαリポ酸が含まれていない

○メイベット DC 犬用（Meiji Seika ファルマ）

・成分
　オメガ３脂肪酸（DHA，EPA 他），オメガ６脂肪酸（GLA，LA 他）

287

○アンチノール　犬用／猫用（Vetz Petz）
・成分
原材料のモエギイガイ抽出オイルに，DHAやEPAなどのオメガ3脂肪酸を含む91種の脂肪酸が含まれる

　犬や猫が高齢になり毎日のケアで何か異常を発見したら，ただちに動物病院に行くことを飼い主にすすめる。また中年期以降になったら，異常が感じられなくても1年に2回程度の定期健診を受けるようアドバイスすることが大切である。脳や体の老化は止めることはできないが，その進行を遅らせるために環境や生活スタイル，接し方を改善したり，脳と五感（特に年老いても比較的衰えない嗅覚）を使った遊びや体に負担の少ない簡単なトレーニング，体力に配慮した散歩などを実践することで，適度な刺激を与えながら犬や猫のストレスを減らしてあげるようにすすめると良いだろう。飼い主が犬や猫の「老い」を認め，そのうえで褒めてあげられることはたくさん褒めて，達成感を与えてあげるようにする。人だけでなく犬や猫も，年をとることを止めることはできない。できる限り最期まで，ともに無理なく幸せに暮らすことを目標にすることが大切である。

✏ まとめ

▶ 認知機能の低下の多くは11歳齢以降の犬や猫で発現するといわれている⇒これくらいの年齢に近づいてきたら，動物の行動や様子をより注意深く観察してもらうよう飼い主に伝えよう

▶ 高齢性認知機能不全症候群で見られる症状は，身体的疾患によって見られる症状と酷似している場合もある⇒飼い主には症状が見られたら診察を受けるよう促し，適切に検査を行い診断する

▶ 大きな環境の変化はストレスになり，症状の悪化を招く原因にもなる⇒大がかりな模様替えはできるだけしないようにし，段差をなくすなど高齢動物に優しい環境づくりを心がける

▶ 高齢性認知機能不全症候群への予防策として，脳を運動させることが重要である⇒オヤツやおもちゃを使って遊ぶ，太陽の光を浴びさせるなど適切な刺激を与えてあげる

▶ 脳神経細胞の死滅を遅らせるサプリメントを与えるのも良いかもしれない

Chapter 4-02　参考文献

1) Bain MJ, Hart BJ, Cliff KD, Ruehl WW. Predicting behavioral changes associated with age-related cognitive impairment in dogs. *J Am Vet Med Assoc.* 218(11): 1792-1795, 2001.

2) Gunn-Moore D, Moffat K, Christie LA, Head E. Cognitive dysfunction and the neurobiology of ageing in cats. *J Sm mall Anim Prac.* 48(10): 546-553, 2007.

3) 内野富弥. 日本犬痴呆の発生状況とコントロールの現況；特集　犬の痴呆. *MVM.* 58(9)：765-774, 2005.

4) Neilson J, Hart BL, Cliff KD, Ruehl WW. Prevalence of behavioral changes associated with age-related cognitive impairment in dogs. *J Am Vet Med Assoc.* 218(11): 1787-1791, 2001.

5) Salvin HE, McGreevy PD, Sachdev PS, Valenzuela MJ. Under diagnosis of canine cognitive dysfunction: A cross-sectional survey of older companion dogs. *Vet J.* 184(3): 277-281, 2010.

6) 水越美奈，松本千穂，脇坂真美. 高齢犬の行動の変化に対するアンケート調査. 動物臨床医学. 26(3)：119-125, 2017.

7) Salvin, H, McGreevy, PaulSachdev P, Perminder, S, et al. The canine cognitive dysfunction rating scale (CCDR): a data-driven and ecologically relevant assessment tool. *Vet J.* 188: 331-336, 2011.

8) 中島健二. 第1章　認知症の定義，概要，経過，疫学；認知症疾患治療ガイドライン 2010. 日本神経学会監修，「認知症疾患治療ガイドライン」作成合同委員会　編. 医学書院. 1-10, 2010.

9) Horwitz DF, Neilson JC. 第46章　犬と猫における認知機能不全；小動物臨床のための5分間コンサルト 犬と猫の問題行動診断・治療ガイド. 獣医動物行動研究会　訳. 武内ゆかり，森裕司　監訳. インターズー. 189-192, 2012.

10) Landsberg GM. The most common behavior problems in older dogs. *Vet Med.* 90(Suppl): 16-24, 1995.

11) Landsberg GM, Hunthausen W, Ackerman L. The effects of aging on behavior in senior pets. *In*: Handbook of behavior problems of the dog and cat (2nd ed.). Landsberg GM, Hunthausen W, Ackerman L, eds. Saunders, Edinburgh. 269-304, 2003.

12) Fast R, Schütt T, Toft N, Møller A, Berendt M. An Observational study with long-term follow-up of canine cognitive dysfunction: Clinical characteristics, survival, and risk factors. *J Vet Intern Med.* 27(4): 822-829, 2013.

Chapter
5

知っておきたい
その他の行動学的アドバイス

01 行動学的観点で見た避妊・去勢手術

● 押さえておきたい心得 ●

避妊・去勢手術のメリットは，望まれない子犬や子猫を増やさないこと，生殖器官（卵巣や子宮，精巣）を取り除き，生殖器系疾患（卵巣腫瘍，子宮蓄膿症，精巣腫瘍など）や性ホルモンが影響する乳腺腫瘍，前立腺肥大などの病気を予防できることがよく知られている。今回は，行動学的観点で見た避妊・去勢手術について考えてみることにしよう。

避妊・去勢手術において，飼い主によく聞かれる行動学的な質問として次の4つが挙げられる。

①避妊・去勢手術をすると性質は変わる？
②避妊・去勢手術をすると攻撃性がなくなる？
③避妊・去勢手術すると室内でのトイレの失敗がなくなる？
④避妊・去勢手術をすると外に出たがらなくなる？（猫の場合）

これら4つのよくある質問に，動物看護師や獣医師は正しい知識をもって対応する必要がある。

● 飼い主に提案 ●

▌避妊・去勢手術をすると性質は変わる？

避妊・去勢手術をしたところで基本的な性質は変わらない。怖がりだったり神経質だったりする性質が手術をすることで穏やかな性質へと変わるならば手軽だが，性質は「両親からの遺伝」と「これまでの経験」から成り立つため，簡単に変えることはできない。

☞ 性成熟　p13

ただし，性成熟する前に避妊・去勢手術を行うと，成熟しても子犬や子猫らしい性質が残り，よく遊ぶといった行動が見られることが多い。通常，遊びは未成熟動物では多く観察されるが，性成熟を迎えると次第に行動の頻度は減少していき，最終的に行動は見られなくなる。実際に生後3年の成熟過程を過ぎたオオカミでは，遊び行動はほとんど見られなくなるという[1]。犬は家畜化により性成熟を迎えた後でも遊び行動は

見られるが，避妊・去勢手術をして性ホルモンの影響を受けなくなることで，よりいっそう子犬・子猫らしい性質が残ると考えられる。

性的欲求が関係する行動の変化は見られる

避妊・去勢手術によって生殖器官を失うと，性ホルモンが分泌されなくなり性的欲求がなくなる。例えば，オスがメスを求めて脱走を試みるようなことはしなくなるだろう。特に猫の場合は発情期に見られるような，交配相手を求めてオスもメスも大声で鳴くこと（シャムなどのオリエンタルタイプの猫では鳴き声が特に大きいため問題になることが多い），尿マーキング（スプレー行動）をすること，メスをめぐってオス同士が争いをすることがなくなる。

猫は長日繁殖動物で，メスの発情期は日照時間に左右される。具体的には日照時間が12時間を超えると発情期を迎えるため，一般的に2月から9月の終わり頃まで続く。また太陽光だけでなく蛍光灯などの人工光も発情に影響を与えることから，室内飼育の猫は発情期が長くなる傾向にある。発情期間中は平均21日ごとに発情が訪れ，1週間～10日間ほど続く。そしてこの発情周期は交配（妊娠）をするか，避妊手術をするまで繰り返される。また，オスはメスの鳴き声や発情時の行動，フェロモンなどによって発情が惹起される。メスのフェロモンは空気の流れによって広範囲に漂うため，オスは近くに発情したメスがいなくても発情することもある。このように猫は発情期が長く，大きな鳴き声や尿マーキング（スプレー行動）などは近隣のトラブルにもつながり，悩みを抱える飼い主は多い。

このような性的欲求に伴う行動（性行動）は動物にとっては正常な行動であるが，繁殖を望まない飼い主にとっては問題行動となる。また，自由に繁殖させてしまうと，飼い主のいない不幸な猫を増やしかねない。これは犬でも同様である。犬や猫の性的欲求を満たすことは現実的に不可能であるが，性的欲求があるのにそれが満たされないのは大きなストレスとなる。避妊・去勢手術をすることで欲求が満たされないことによるストレスをなくすということも，現代の犬と猫の飼育では必要であると考える。

避妊・去勢手術をすると攻撃性がなくなる？

犬では，攻撃性と去勢手術について様々な報告がある。去勢手術をするとオス同士や縄張り（テリトリー）による攻撃性が減少するという報告[2]もあれば，オス同士の攻撃性に対して効果が示されなかったという報告[3]もある。また，未去勢のオスは飼い主に対する攻撃性が最も高い

という報告[4]がある一方，去勢したオスは飼い主を咬む頻度が最も多く，次いで避妊したメスと未去勢のオスが多く，最も咬む頻度が少ないのは未避妊のメスであったという報告[5]もある。別の報告では，未去勢のオスは去勢したオスの1.68倍，また未避妊のメスの0.8倍の確率で咬むという報告[6]もある。

以上のように，避妊・去勢手術が攻撃性に対して確実に効果があると言い切ることはできない。攻撃性はほとんどの場合，怖がりといった性質や社会化不足（様々なものに慣れていない），これまでの経験やその状況（逃げたいのに逃げられないなど）に対して起こるものである。特に不安や恐怖から攻撃性が発現している場合には，避妊・去勢手術をしても攻撃性を軽減する効果は全く期待できない。不安や恐怖からくる攻撃性に対しては，原因となっている不安や恐怖を取り除くための行動学的治療が絶対的に必要となる。ただし怖がりという性質は遺伝により子孫に伝わる[7]ので，そのような性質をもつ犬を増やさないよう手術をすすめることはあるだろう。

まれに避妊・去勢手術後に犬や猫が凶暴になったと飼い主から相談を受けることがある。これについては，メス犬において見知らぬ犬に対する反応と飼い主に対する攻撃性が避妊手術後に増加したことがいくつか報告されている[8,9]。この理由は明らかではないが，避妊手術により抗不安作用を有する可能性のあるエストロゲンとオキシトシンの濃度がいずれも低下することが関係していると考えられている[10]。

しかし，手術後に凶暴になった理由は上記だけでなく，手術や入院が怖い経験となっていたり，術後の傷が痛かったりしたために神経質になっている場合がほとんどである。凶暴になったことに対して叱るなどの嫌な経験をさらに与えて攻撃性を助長させなければ，日にちが経てばもとの性質に戻ることが多い。そのため特に神経質な犬や猫に対しては避妊・去勢手術などの簡単な処置であっても，入院時や術後の疼痛管理などのケアはとても慎重に行う必要があることを，心に留めておくべきである。

性ホルモンに関連する攻撃性は軽減することが期待できる

すべてではないが，一部の攻撃性の軽減を期待できる場合もある。前述したように避妊・去勢手術をすると性ホルモンの分泌が減少し，性的欲求がなくなるため，性行動や性的欲求による攻撃性は少なくなることが期待できる。これらには発情期のメスをめぐるオス同士の争いや，メスを求めて脱走したいオスが飼い主に攻撃的になることなどが含まれる。特に屋外で飼育している未去勢のオス犬において，ある期間のみ攻撃性が増す，食欲がなくなる，脱走を試みるなどの相談を飼い主から受

☞ **社会化** p9

☞ **不安** p10

Chapter 5 知っておきたいその他の行動学的アドバイス

けた場合は，本当にそれらがその期間のみ起こっている事象かを確認する。近隣で飼育されているメス犬の発情が原因の1つとして考えられる場合は，去勢手術の提案をすると良いだろう。犬も猫と同様に近隣に未避妊のメス犬がいない場合でも，発情期のフェロモンは広範囲に漂うので，それが原因である可能性を捨てきることはできない。

またメスの母性行動に関連して起こる攻撃行動（偽妊娠時におもちゃなどを子どもに見立てて守ろうと，飼い主に対して攻撃的になる）は，避妊手術を行うことで問題となる芽を摘むことができる。

避妊・去勢手術をするとトイレの失敗がなくなる？

猫では，避妊・去勢手術によって室内での尿マーキングを減らすことが期待できる。猫では避妊・去勢手術をしたオスの10％，メスの5％が尿マーキングをするという報告[11,12]がある。言い換えれば，避妊・去勢手術をすることでオスは90％，メスは95％の確率で尿マーキングを予防できるということである（100％ではないことに注意！）。またこの効果は性成熟前に手術を行っても，性成熟後に手術を行っても変わらない[12]。つまり年齢が高い猫では効果はない，ということはない。ただし，避妊・去勢手術で期待できることは尿マーキングによるトイレの失敗に限られる。また，すでに避妊・去勢手術をした猫が尿マーキングを行っている場合は，その原因は不安にあるので，その不安を取り除く手立てが必要となる。つまり，未去勢・未避妊の猫の尿マーキングによるトイレの失敗は避妊・去勢手術をすることで改善が期待できるが，トイレの場所や素材が気に入らないといった「不適切な排泄」によるトイレの失敗は改善を期待することはできない。この不適切な排泄によるトイレの失敗に関しては，設置場所やトイレの大きさや形状，砂の種類などのトイレの環境を快適にすることが重要になるが，それらについてはChapter 3 成猫編 02 を参照されたい。

犬の尿マーキングと去勢手術の関係について，Hopkinsら[13]は50％の犬で改善，Neilsonら[2]は60％の犬で50％以上の改善，25〜45％の犬で90％以上改善したと報告している。しかし去勢手術と尿マーキングの関連性はないという報告[14-16]もあることから，猫ほどの効果は期待できないと考えられる。

足あげ排尿と避妊・去勢手術の関係

オスの成犬で見られる足あげ排尿には，いくつかの意味があるといわれている。1つめはメスへのアピール行動として尿中のオスの性ホルモン（テストステロン）をメスの鼻付近に残すため，2つめは尿が胸にか

母性行動
maternal behavior
母親としての子に対する本能的行動を指し，子の生存や成長，生理的ならびに行動的な発達を助けるもの。犬や猫などの晩成型の動物では，生まれた子は無力で体温を保つことも排泄することもできない。食事，体温調整，排泄，捕食動物からの保護などをすべて母親に依存している。行動の発現にはプロジェステロンやプロラクチン，オキシトシンなどのホルモンが関係するが，特定の母性行動を実際に引き起こすのは子からの刺激による。

攻撃行動 p16

偽妊娠
pseudopregnancy / false pregnancy
妊娠していないのに妊娠のような徴候が見られること。身体的な変化は乳房の腫大，乳汁分泌などである。行動の変化として，犬では出産時に見られるような巣づくり行動，おもちゃなどを自身の子に見立てて世話をするなどが挙げられる。犬では妊娠の有無に関わらず，排卵後約60日間機能性黄体が持続すると，妊娠を維持するのに必要な黄体ホルモンが分泌されて偽妊娠がよく見られる。猫でも交尾後妊娠しなかった場合に見られることがある。

からないようにするため，そして3つめは自分がその場所にいることを主張するため［縄張り（テリトリー）の確立ともいわれている］と考えられている。3つめの理由は，犬は新奇の場所に連れていかれた時，連れてこられてすぐに尿マーキング（足あげ排尿）の回数が突出して高くなるという結果[14]によるものである。この犬のメスへのアピールやマーキングを目的とした足あげ排尿は，性成熟を迎える生後8〜9カ月頃から始まることが多い。

犬では室内での尿マーキングだけではなく，屋外でのマーキングを含む足あげ排尿を去勢手術で改善することはほとんどできないことも知っていただきたい。これは前述したように足あげ排尿には複数の理由があること，室内よりも屋外の方が他犬のニオイなどの刺激が多いことが理由に挙げられる。ただし足あげ排尿を始める以前，つまり性成熟を迎える前に去勢手術をすれば性成熟を迎えても足をあげずに排尿するようになることが多い。盲導犬などの補助犬で比較的早い段階で去勢手術を行うのはそのためでもある。

オス犬の場合，子犬の時にしっかりとトイレのしつけができていたのに性成熟を迎えて足あげ排尿をするようになり，トイレからはみ出して排尿する，トイレ以外の場所で足をあげて排尿することで飼い主を悩ませることがよくある。メス犬の場合も，発情期間中に排尿の回数が増えたり（尿マーキングであることが多い），発情出血で室内を汚してしまうことがある。室内で飼育する場合は，避妊・去勢手術を早い段階で行った方が飼い主の将来の悩みの種を減らすことができ，世話も楽になるというメリットがあるかもしれない。

避妊・去勢手術をすると外に出たがらなくなる？（猫の場合）

猫を完全室内飼育にしようとする場合，外に出たがるような行動（窓を開ける，網戸を破る，出してもらえるまで鳴き続ける）は，飼い主にとって非常に困った行動になる。猫が外に出たがる理由には，「①自分の縄張りを見回りたい」「②異性の猫を求めたい」という2つの理由がある。①に関しては子猫の頃から室内のみで飼育し，室内のみを生活圏と縄張りとして外には一切出さないようにすることで問題を引き起こさないようにすることは可能である。ただし，そうしていても性成熟すれば外から漂う異性のニオイに反応し，異性を求めて外に出たがるようになる。②に関しては避妊・去勢手術が有効となる。例えば，過去に外に出していたために，①の理由で外に出たがっている場合も，避妊・去勢手術を行うことで②の意欲をなくし，少しでも外に出かける理由を少な

くすることは可能である．また猫を完全室内飼育にしたいのであれば，はじめから②の意欲をなくせば外に出たいという気持ちは生まれない．猫を飼い始めた飼い主には性成熟する前に手術を施し，外には出さない，ということが完全室内飼育への大きなポイントになることを伝えると良いだろう．

　また去勢手術をするとオス猫の尿のニオイが減少することも，猫を室内で飼いやすくするポイントになる．猫の去勢手術ではメスをめぐるオス同士の争いや尿マーキング，外に出たがるといった性的な行動は減少するが，狩り（捕食行動）の能力は減じることはない[12]といったことも知っておくと良い．

　問題が起こる前に避妊・去勢手術を行えば，前述のようなメリットをはじめから得ることができる．避妊・去勢手術を飼い主にすすめる際には，これらの病気以外のメリット（何に対して有効であるか）をしっかりと理解し，説明できるようになろう．

まとめ

- 犬も猫も避妊・去勢手術をしても性質は変わらない⇒性質は遺伝や過去の経験によるため手術を施すことで変わることはない
- 犬も猫も避妊・去勢手術をすることで，すべての攻撃性をなくせるわけではない⇒性ホルモンが関わる攻撃行動に関しては手術によって軽減できるため，将来問題となる芽を事前に摘んでおくことができる
- 犬も猫も避妊・去勢手術をすることで，尿マーキングによるトイレの失敗を減らすことができる
- 猫では避妊・去勢手術をすることで外に出たがらなくなり，完全室内飼育を目指すことができる⇒猫が外に出たい理由は，縄張りの見回りと交配相手を求める本能によるものである．性成熟を迎えるまで外には一切出さず，避妊・去勢手術を施しておけば外に行きたがるということはほとんどなくなる
- 問題となる前に避妊・去勢手術の必要性を行動学的観点からも説明する⇒病気以外にも何に対して有効かをしっかり飼い主にも理解してもらうことが大事である

Chapter 5-01 参考文献

1) Bekoff M. Play signals as punctuation: The structure of social play in canids. *Behaviour*. 1995, 132(5): 419-429.

2) Nielson JC, Eckstein RA, Hart BL. Effects of castration on problem behaviors in male dog with reference to age and duration of behavior. *J Am Vet Med Assoc*. 1997, 211(2): 180-182.

3) Mengoli M, Cozzi A, Chiara M, et al. Survey of possible changes in undesirable behaviour after neutering in male dogs. In: Proceeding of the 2010 European Behavior Meeting, Belgium: ESVCE. pp189-193. 2010.

4) Hsu Y, Sun L. Factor associated with aggressive responses in pet dogs. *Appl Anim Behav Sci*. 2010, 123(3-4): 108-123.

5) Guy NC, Luesher UA, Dohoo SE, et al. Demographic and aggressive characteristic of dogs in a general veterinary caseload. *Appl Anim Behav Sci*. 2001, 74(1): 15-28.

6) Messam LLM, Kass PH, Chomel BB, et al. The human-canine environment: a risk factor for non-play bites? *Vet J*. 2007, 177(2): 205-215.

7) O'Farrel V, Peachey E. Behavioral effects of ovariohysterectomy on hitches. *J Small Anim Pract*. 1990, 31(12): 595-598.

8) Kim HH, Yeon SC, Houpt KA, et al. Effects of ovariohysterectomy on reactivity in German Shephard dogs. *Vet J*. 2006, 172(1): 154-159.

9) McCarthy MM, McDonald CH, Brooks PJ, et al. An anxiolytic action of oxytocin is enhanced by estrogen in the mouse. *Physiol Behav*. 1996, 60(5): 1209-1215.

10) Riva J, Bondiolotti G, Michelazzi M, et al. Anxiety related behavioural disorders and neurotransmitters in dogs. *App Anim Behav Sci*. 2008, 114(1-2): 168-181.

11) Hart BL, Barrett RE. Effects of castration on fighting, roaming, and urine spraying in adult male cats. *J Am Vet Med Assoc*. 1973, 163(3): 290-292.

12) Hart BL, Cooper L. Factors relating to urine spraying and fighting in prepubertally gonadectomized cats. *J Am Vet Med Assoc*. 1984, 184(10): 1255-1258.

13) Hopkins SG, Schubert TA, Hart BL. Castration of adult male dogs: effects on roaming, aggression, urine marking and mounting. *J Am Vet Med Assoc*. 1976, 168(12): 1108-1110.

14) Hart BL. Environmental and hormonal influences on urine marking behavior in the adult male dog. *Behav Biol*. 1974, 11(2): 167-176.

15) Reid JB, Chantrey DF, Davie C. Eliminatory behaviour of domestic dogs in an urban environment. *Appl Anim Behav Sci*. 1984, 12(3): 279-287.

16) Yeon SC, Erb HN, Houpt KA. A retrospective study of canine house soiling: diagnosis and treatment. *J Am Anim Hosp Assoc*. 1999, 35(2): 101-106.

02 保護犬（成犬）や 保護猫（成猫）を迎えるために

● 押さえておきたい心得 ●

成犬や成猫を迎えるということ

犬や猫を新しい家族として迎えるということは，子犬や子猫に限った話ではない。自治体の動物愛護センターや保健所，民間の愛護団体には，迷い犬や迷い猫として保護され飼い主が見つからない，やむをえないなどの理由で飼い主が手放したといった，様々な背景をもつ犬や猫が収容されている。そういった犬や猫にもう一度幸せになってもらいたいという願いから，最近は多くの自治体や民間の愛護団体が成犬や成猫の譲渡を行っている。

成犬や成猫になってからでも新しい環境に十分に慣れることができ，人との信頼関係はいくつからでも築くことができる。成犬や成猫を迎えることは，子犬や子猫の時と比べて食事やトイレの回数が少なく手間がかからず，また子犬や子猫がかかりやすい致死率の高いパルボウイルスやジステンパーウイルスなどによる感染症にかかるリスクが低いため，健康管理の負担が少ないことがメリットといえる。しかし，自治体や愛護団体からの譲渡で成犬や成猫を迎える際には，子犬や子猫を迎える時とは異なる苦労，デメリットがあることも事実である。

保護犬（成犬）や保護猫（成猫）の譲渡

保護犬（成犬）や保護猫（成猫）を譲り受ける際のメリットとデメリット，注意点を紹介する。以下のことを念頭におき，譲り受けることを検討している飼い主にアドバイスしていただきたい。

メリット

成犬や成猫を譲り受けることには次のようなメリットがある。

- 子犬や子猫のように食事や排泄の回数が多くないので，世話が楽である
- 子犬や子猫の時にかかりやすい病気は，ひとまず回避している

02 保護犬（成犬）や保護猫（成猫）を迎えるために

- 子犬や子猫のようなやんちゃさや，いたずらなどに苦労すること
  なく生活を始めることができる
- ペットショップから入手するほどの高額な購入費用がかからない
  （ただし，引き取る際の費用やワクチン接種代，避妊・去勢手術
  代など，若干の費用は必要である）
- 飼育し始めから性質や体のサイズが決まっているため，予想して
  いたより大きく成長してしまったということがない。はじめから
  その犬や猫に対して適切なサイズのケージやグッズなどを用意す
  ることができ，無駄な出費がない

デメリット

　成犬や成猫を譲り受けることには次のようなデメリットが挙げられ
る。デメリットも踏まえたうえで，譲り受けることができる環境や態勢
が整っているか，検討する必要がある。

- すでに何らかの病気をもっていることがある。犬の場合は，外耳
  炎や歯周炎，フィラリア感染を含む心臓疾患をもっていることが
  挙げられる。猫の場合は猫ウイルス性鼻気管炎（FVR）や，猫
  免疫不全ウイルス（FIV）感染症などに関わるウイルスを保有し
  ていることがある
- すでにある程度の癖や問題となる行動が見られたり，何らかのト
  ラウマをもっていたりする可能性があり，しつけをし直すのに時
  間がかかる場合もある。または，なかなか直らない場合もある
- すでに社会化期が過ぎていることから新しい環境に慣れにくい，
  過去の経験から人間不信になっている，そもそも人との関係があ
  まりないことにより，人を簡単に信用せず新しい生活環境に慣れ
  るまでに時間がかかることも多い

☞ 社会化期　p11

　自治体や愛護団体からの譲渡で成犬や成猫を迎えることを検討してい
る飼い主には，次のようなことを確認すると良い。

☑ 飼い主に確認！

□ 犬や猫がすでに何らかの病気をもっている場合，治療費やその後の世話
　をするだけの経済的および精神的な余裕はあるか？

□ 犬や猫に何らかの癖や問題となる行動がすでに見られる場合，しつけを
　し直す気構えやその費用を用意することができるか？ または，その行

300

動を寛容に受け入れることができるか？
□ 子犬や子猫に比べると，新しい生活環境に慣れて人と信頼関係を築くまでに時間がかかることがほとんどである。それに対して寛容に待つことができるか？

注意点

「行き場のない犬や猫に住み場所と愛情を与えてあげたい」「かわいそうな犬や猫をできるだけ減らすことに貢献したい」といった気持ちから，保護犬（成犬）や保護猫（成猫）を迎えようとする人も多い。また愛護団体によっては「ペットショップやブリーダーから命を買うことは悪であり，飼い主がいない保護犬や保護猫を飼うことは善である」といった極端な意見も見受けられる。このような飼い主がいない，あるいは今まで飼い主に恵まれなかった犬や猫を飼育しよう，飼育してほしいという考えは，決して悪いものではないが，前述したように成犬や成猫から迎えることにはデメリットもあり，子犬や子猫からの飼育以上に大変なことも多い。

実際に保護犬や保護猫を迎え入れてから，想像以上に世話が大変なことに気がつき飼育困難になる人や，飼育に大きな疲弊を感じてしまう人は少なくない。保護犬や保護猫を受け入れることは１つの選択肢であり，ペットショップやブリーダーから子犬や子猫を迎えることが決して悪ではない。一度飼育を始めたら，その動物を最期まで幸せに生活させてあげることが飼い主としての一番の善であり良心である。決して「かわいそうだから」とか「私が助けてあげなければ…」といった犠牲心で動物を飼うべきではない。

● 飼い主に提案 ●

保護犬（成犬）や保護猫（成猫）になついてもらうために

その１　かわいそうと思わない

保護犬や保護猫を迎えた人の多くは，「この子はかわいそうな子だったから」と特別に扱ったり，過去の分まで愛情をかけてあげようなどという思いから，はじめから無理に抱っこをしたり撫でてあげたり，できるだけかまってあげようとする。しかし，迎え入れたその犬や猫はそれまでどのように人と接してきたかは不明なことが多く，人に対してすでに不信感や恐怖心を抱いている場合もある。なかには抱っこや甘えることが大好きな犬や猫もいるかもしれないが，すべての犬や猫がそうであ

るとは限らない。特に放浪していた経験がある犬や猫では、外をさまようなかで人に対する恐怖体験をしているかもしれないし、そもそも人馴れしていない場合もある。

　自分に置き換えて考えてみてほしい。初対面や見知らぬ人にいきなり抱かれたりすることで愛情を感じるだろうか。まずは「ここは安全で安心できる場所である」「ここはくつろげる場所で誰も攻撃しないし、ここにいても大丈夫だ」と、その犬や猫に思ってもらえるようにすることが必要である。そのためには新しい環境や家族に慣れるまで、良い意味で少し距離をおく、見て見ぬふりをするなど、静かに見守ることが大切になる。

その2
その動物にとって安全な場所を提供し、落ち着くまで待つ

　成犬や成猫は新しい環境や家族に慣れるまでに、子犬や子猫と比べてどうしても時間がかかってしまう。その家が安全でゆったりとくつろげる場所だと認識するまでは、落ち着ける場所を探して部屋の隅や押し入れ、家具の裏などに隠れてしまい出てこないことも多い。特に猫では家に連れて帰ってすぐに室内へ自由に放してしまうと、天井裏や押し入れの奥、家具の隙間などに入ってしまい、しばらく姿を見せなくなってしまうこともある。犬も猫も家に連れて帰ったら、その動物にとって安全で安心な場所を提供するために、まずはケージで飼育すると良いだろう。ケージは生活する家族を観察でき、あまり騒がしくない場所に設置する。居間の隅や居間に続く隣の部屋などがその候補に挙げられる。家に迎え入れた当初はケージの中でもオドオドとおびえていたり、ケージの隅で固まっていたりすることがあるかもしれない。猫の場合はケージの中に隠れることができるベッドを入れる、犬の場合はケージの周囲を段ボールなどで囲ったり、中に柔らかい素材の犬用ベッドを入れたりするなどして、ケージ内で落ち着ける環境をつくってあげると良い。

　最初の数週間（長い場合は数カ月かかることもあるが）はケージの扉を開けても、名前を呼んでも外に出てこないことはよくある。このような時もケージから無理に出そうとはせずに、ただ待つことが肝心である。ケージ内で落ち着いて過ごせるようになったら、ケージの扉をそっと開けてみる。犬や猫は様子を伺いながら、そろりそろりとケージから出てくるだろう。この時も無理に呼んだり、大声で褒めることはせずに（優しい声で褒めてあげたり、オヤツを与える程度にとどめる）、犬や猫が自ら部屋を探索する様子を見守ってあげよう。何かに驚いてすぐにケージに戻ってしまうかもしれないが、それは犬や猫がケージは安全な場所だと認識したからであり、それで良い。犬や猫がケージから出た時

Chapter 5　知っておきたいその他の行動学的アドバイス

は，ケージの扉は開けたままにしておき，いつでもケージに戻れるようにしておく。

　人は知らず知らずのうちに新しく迎えた犬や猫を驚かせたり，怖がらせたりするような行動をとっていることがある。突然の大きな声や音，これまでに聞いたことのない音，急に動くものなど，私たちにとっては当たり前の「家庭によくある音（水道の蛇口から水が出る音や電子レンジのタイマーの音など）」に驚く場合もある。今までのどのような経験をしてきたかがわからないだけに，思わぬことが怖がるきっかけとなることもある。特に犬では，人の手を怖がる，棒やほうきなどの細長いものに吠える，男性を怖がるなど，特定のものがすでに苦手な場合もあるので，どのようなものにどのような反応をするのか，ボディランゲージをよく観察しながら把握するようにする。

☞ **ボディランゲージ**　p8

その3　できるだけ叱らない

　保護犬や保護猫のなかには，今まで人とあまり関わってこなかった，ましてや人を信用したことがないものもいる。また，全くしつけがされていなかった，間違ったしつけをされていたという場合もあるだろう。虐待を経験した犬では，人がそばにいるだけでおびえてしまうかもしれない。そのため，特に新しい飼い主との信頼関係が築けていない段階では，犬や猫に対して叱らないように心がけ，逆に望ましい行動に対してはオヤツなどを用いてきちんと褒めることが大切である。

その4　トイレのしつけ

　犬の場合，排泄行動は最も無防備になる瞬間であるため，人や他の犬が頻繁に行き来するような場所や部屋の真ん中，賑やかな場所など，その犬が落ち着けない場所に設置されたトイレでは排泄することができない。また元来，犬は外敵に自分の居場所を知られないようにするために，寝床から離れた場所に排泄する習性をもつ。このためChapter 1 子犬編03でも解説されているように，犬を室内で飼育する場合は，寝床とトイレは離して設置するのが一般的である。ところが保護犬の場合は，それまで狭いケージに閉じ込められ，その中で排泄を垂れ流す不衛生な環境が日常的であったり，不安が大きすぎるためにケージから出て来ることができないなど，この習性を利用したトイレのしつけができないことがよく見受けられる。特にはじめのうちは，臨機応変にトイレをケージの中や近くに設置することで，安心して排泄できるよう配慮する必要がある。

☞ **不安**　p10

　また，食糞も保護犬にはよく見られる問題行動の1つである。多くの場合，食糞は子犬の時期によく見られるが，成犬になると自然になくな

303

ることがほとんどである。しかし保護犬は子犬の時期に家庭犬としての社会性や適切なしつけを受ける機会を逸していることが多いため，食糞行動が成犬になっても残っている場合があり，成犬といえども子犬と同じようにしつけを行う必要があるかもしれない。さらに過去に飢餓を経験した保護犬は，空腹を紛らわせるために食糞をしていたケースもあり，自分の糞だけでなく，他の同居犬や同居猫の糞でも餌とみなして食べてしまうことがある。飼い主にとって食糞はショックな出来事であるが，Chapter 1 子犬編07 や Chapter 3 成犬編04 で解説しているように，犬にとっては正常な行動である。基本的な対応は，子犬編07，成犬編04を参照されたい。

　さらに犬の場合，特に繁殖犬として過去に利用されていたオス犬では，去勢手術をしても尿マーキングやマウンティングの行動が見られる場合も多い。トイレトレーニング中は，トイレを失敗させないために自由にする空間を監視できる範囲にとどめることは子犬であっても成犬であっても鉄則である。特にもともと繁殖に使用されていたオス犬の場合は頻繁に尿マーキングをしてしまうため，最初はマナーベルト（図）やマナーウェア（ユニ・チャーム ペット）を利用することで，互いのストレスを軽減することができるかもしれない。なお，トイレトレーニングにおいて大声を出す，叱って間違いを正そうとする行為は言語道断である。詳細は Chapter 3 成犬編02，04 を参照のこと。

　猫も犬と同様に，基本的に食事場所や寝床から離れた落ち着ける場所で排泄を行う。また，猫は Chapter 3 成猫編02 の表3で紹介した，猫が本来好む理想的なトイレを設置すれば，ほとんどの場合トイレは成功する。しかし猫はトイレの砂や容器の形状などに対しての好みがそれぞ

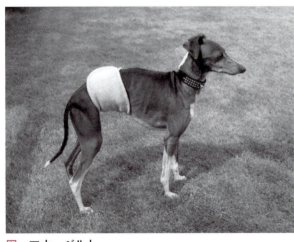
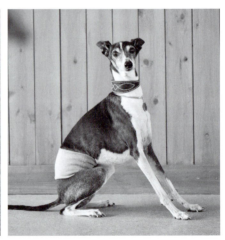

図　マナーベルト
マナーベルトなどを利用することで，トイレの失敗を減らし人と犬のストレスを軽減することができる

Chapter 5　知っておきたいその他の行動学的アドバイス

れで異なり，子猫の時に使用したものを好む傾向にあるので，以前使用していたものがわかる場合はまずは同じものを利用するようにすると良いだろう。

その5　散歩のしつけ

▶▶まずは無理をさせないことが大切

　保護犬（成犬）は子犬に比べて警戒心が強く，特に見知らぬ場所ではいっそう警戒する。そのため，新しい家に来る前の場所（愛護センターや民間の愛護団体，または一時的に預けられていた家庭）では楽しく散歩をしていたとしても，迎えた最初のうちは散歩（外に出ること）を怖がり，うまく歩くことができない場合もある。歩くことを怖がる，または抵抗している場合は，無理に引っ張って外を歩かせて散歩を遂行する必要は決してない。まずはその場所に一緒に座るなどして，その場の環境に慣れさせることから始める。この時に大事なのは，抱っこしたり撫でたりして犬をなだめようとするのではなく，静かに見守ることである。食べ物が大好きならば，外でオヤツを与えて帰る，ということから始めてみるのも良い。この段階では「外に出るのが楽しい」と思わせることが大切である。そのため，犬が飼い主の前に出て先を歩くようなことがあっても，叱ったりリードを引き戻したりせず，そのままにする。外に出ることに慣れ，楽しめるようになったら，飼い主の横で歩くようにトレーニングを始める（詳細はChapter 1 子犬編05を参照のこと）。

　子犬の散歩と同様に，様々な人や犬に馴れさせるには，楽しいものとなるように少しずつ経験させることが大事である。ただし，警戒心が強くなった成犬ではその場の環境に慣れるまでに時間がかかるのと同様に，様々なものに慣れていくことも，社会化期の子犬に比べると時間がかかる。なかには今まで私たちが生活しているような環境に身をおいた経験が全くない成犬もいるかもしれない。これらのことを飼い主に理解してもらい，焦らず少しずつ社会性を身につけるように促す必要がある。

▶▶「逸走」に気をつける

　動物は不安になると逃げるという習性をもつ。新しい家に来た当初は特に「逸走（逃走）」に気をつけなければならない。怖がっているから逃げないというのは全くの嘘で，怖がっているからこそその場から逃げようとするのである。犬が飼い主に十分に馴れ，さらに周囲の環境に慣れるまでは，散歩時には首輪と胴輪の両方を装着する（つまりリードを2本つける）など，逸走の対策をすると良い。首輪や胴輪がすり抜けないようにきちんと装着することも大事である。

保護犬や保護猫がなつかない場合

　家族のなかで父親など特定の人になつかなかったり，吠えたりするなどのケースはよく耳にする。保護犬や保護猫のなかには，過去に男性を相手に怖い目に遭った経験をもっている，また男性は女性に比べて体が大きく身振りなども大きいことから，女性と比較して男性は犬や猫から怖い存在と思われがちである。また多くの家庭では犬や猫の世話を主にするのはその家庭の母親であり，家に常にいる人物が母親であればなおさらのこと，一緒にいる時間も長いことが多い。それに比較して，その家庭の父親や娘，息子は留守が多く，接する時間も少ない。そのような理由からも母親にはなつきやすいが，父親や娘，息子などにはなつきにくい，ということが考えられる。

　家族のなかである特定の人にだけなつかないということは，犬や猫だけでなく家族にとっても大きなストレスになってしまう。犬や猫がある特定の人にだけなつかない場合は，その特定の人が知らず知らずのうちに犬や猫の嫌がることをしてしまっていたり，その犬や猫が自らの生活のなかにその人は存在していない（あるいは存在する必要はない）と感じていたりする場合もある。どのように接すれば良いのか，以下を参考にして飼い主に提案してみると良いだろう。

その1　世話を分担する

　どんなにその犬や猫を好きでも，その気持ちをもっているだけでは犬や猫には伝わらない。犬や猫は自身の生活のなかで大事だと思っていることをしてくれる人を好きになる。例えば犬では，フードやオヤツをもらうことや散歩に連れていってもらうこと，一緒に遊んでくれるなど世話をしてくれる人，大好きなことを与えてくれる人を好きになる。猫も，フードやオヤツをもらうことや遊んでもらえる人を好きになりやすいだろう。ただし猫の場合は，特に積極的すぎる人（しつこく遊ぼうとしたり，抱っこをしようとしたりかまおうとする人）はあまり好きにならないかもしれない。犬であっても猫であっても，あくまでもその犬や猫が大好きなこと，大事だと思っていることを提供してくれる人が好きなのである。犬や猫から大好きと思われたいのであれば，その犬や猫が大好きなことを率先して行うことが大切である。多くの犬や猫にとって食事はとても大切な時間で大事な物資となるので，食事を与える係になってもらうのも良いだろう。

その2　かまいすぎない

　犬や猫が可愛いあまりにずっと撫でる，抱っこをする，大好きになっ

てもらいたいがために追いかけ回すといった人がいるが，すべての犬や猫が撫でたり抱っこされたりすることを好んでいるとは限らない。特に信頼関係が築かれていない人からの行為は犬や猫にとって大きなストレスになることが多い。

その3　驚かしたり，怖がらせたりする行動をとらない

　知らず知らずのうちに犬や猫を驚かせたり怖がらせたりする行動をとっていることがある。大きな声や音を突然出したり，急に動いたりすることは，特に信頼関係が築かれていない段階だと犬や猫に驚きと恐怖を与えてしまう。どのような場所や物，音などに対して，犬や猫が怖がったりおびえたりするのかをしっかりと観察してもらうと良いだろう。

その4　一緒に遊ぶ

　遊ぶことが大好きな犬や猫であれば，一緒に遊んであげることも役に立つ。遊びを通して犬や猫とのコミュニケーションが深まり，さらに大好きな時間を一緒に過ごすことで，犬や猫はその人を大好きになっていくだろう。ただし，人との遊びを経験したことのない場合や人に馴れていない場合は，遊びに誘おうとすると逆に怖がってしまうことがある。その場合はまずは人に馴れることから始める必要がある。

その5　少しずつ馴らす

　食べ物が大好きな犬であれば，犬の大好きなオヤツを自分のそばに置き，犬が自ら寄ってくるのをただ待ち続ける。この際に大事なのは，テレビを見たり読書をしたりして犬の方を見ずに待つことである。犬が自ら寄ってきたら，最初は犬をあまり見ない状態でオヤツを与えるということを繰り返す。躊躇なく犬が寄ってくるようになったら，オヤツを食べている時に「おりこう」などと優しい声で褒めてあげる。さらに犬がそばに居続けることができるようになったら，「オスワリ」や「オテ」などの合図をかけ，合図に従ったら褒めてオヤツを与える。ただし，「オスワリ」や「オテ」などをまだ教えていない場合は無理に従わせようとはせず，単にそばにいることを褒める（オヤツを与える）ようにすると良い。ポイントとしては犬を意識しすぎずに飼い主自身が自然体でいることであり，犬が自らそばに来ることを焦らずに待つことである。犬にとって，苦手な人に近づくことはとても勇気がいることである。その気持ちを理解してあげることも大切である。もし，食べ物に興味がないようであれば，犬が大好きなものや興味を引くもの（おもちゃなど）を用意し，オヤツの代わりに使う。日頃から犬の様子を観察し，オヤツ以外にどのようなものに興味をもつかを把握しておく必要がある。

猫の場合も同じようにすすめる。猫がケージの中にいる場合は，そのケージのそばにただ黙って座り，読書や新聞などを読む。猫には一切かまわず，見つめないようにすることが肝心である。はじめは警戒してそばに寄ってこないかもしれないが，少しずつこの人は脅威ではないかもしれない，と警戒心を緩めて近づいてくるようになる。猫が近づいてきても，こちらからは積極的なアプローチは行わず，ケージ越しに単にニオイを嗅がせるようにする。猫がそばで落ち着けるようになったら，犬と同様に最初は猫をあまり見つめない状態で大好きなオヤツなどを与えるようにする。

犬や猫がなついていない時に無理に触れたり，かまったりすることは逆効果になる。まずは犬や猫にとって自分は敵ではないことを理解してもらい，同じ空間にいても安心できる存在になることが理想である。犬や猫が自ら近づいてくるまで，待ちの姿勢を心がけることが大切である。実際，保護犬や保護猫からの信頼を勝ちとるまでには時間がかかるかもしれない。心を開いてくれるのをあきらめずに待つ，という気持ちがとても大事であり，互いの心がかようようになった時の喜びは子犬や子猫から飼育した時より格別の感がある。しかし，それでもなかなか難しい場合もあるかもしれない。その時は自己流で頑張りすぎず，保護犬の扱いに慣れているドッグトレーナーや獣医行動診療科認定医などの援助を受けることを提案するのが良いだろう。

✎ まとめ

▶ 保護犬や保護猫の譲渡に関するメリットとデメリットをきちんと理解してもらう⇒飼い主の経済的ならびに精神的な余裕も含めて責任をもって飼うことができるか考えてもらうよう促す
▶ 保護犬や保護猫の飼育では執拗にかまったりせず，一定の距離をおくように心がける⇒それぞれの犬や猫の背景を考慮し，自ら行動することを待ってあげることが大事だということを理解してもらう
▶ 保護犬や保護猫がなかなか馴れない場合は "少しずつ馴らす" ことを意識してもらう⇒その犬や猫を観察して大好きなものや遊びがあるか把握し，適度な距離で関わるようにする

Index

あ

威嚇行動	81
異常行動	164
一次強化子	62
オペラント条件づけ	57

か

学習理論	57
葛藤行動	81
感作	199
拮抗条件づけ	71
偽妊娠	295
強化	9
強化子	57
強化スケジュール	63
恐怖学習	12
恐怖症	182
恐怖性／防御性攻撃行動	91
恐怖反応	8
系統的脱感作	71
嫌悪刺激	11
攻撃行動	16
行動ニーズ	17
古典的条件づけ	62

さ

刺激般化	199
社会化	9
社会化期	11
社会的シグナル	11
馴化（慣化）	84
消去	174
消去バースト	174
常同行動	165
常同障害	164
食物関連性攻撃行動	213
所有性攻撃行動	21

親和行動	187
性成熟	13
正の強化	28
正の罰	20
全般性不安障害	200
相互グルーミング	96

た

代替行動分化強化	171
対立し合うサイン	255
探索行動	36
転位行動	193
転嫁性攻撃行動	249
動機づけ	10
動物福祉	199

な

二次強化子	62

は

鼻ピン	206
般化	129
ハンドフィード	195
非両立行動分化強化	55
不安	10
服従姿勢	66
負の強化	28
負の罰	188
部分強化（間歇強化）	55
部分強化効果	175
プレイバウ	167
分離不安	168
母性行動	295
ボディランゲージ	8

ま

マズルコントロール	206
味覚嫌悪学習	55

309

監修者プロフィール

水越美奈（みずこし みな）

日本獣医生命科学大学獣医学部獣医保健看護学科准教授，獣医師，博士（獣医学）。日本獣医動物行動研究会副会長，獣医行動診療科認定医，JAHA（日本動物病院協会）家庭犬しつけインストラクター。1990年日本獣医畜産大学（現・日本獣医生命科学大学）獣医学部獣医学科卒業。動物病院勤務，行動クリニック開業の後，2007年4月より同大学に移り，助教，講師を経て現在に至る。

主な著書に「動物看護学教育標準カリキュラム準拠 動物行動学」（監修，分担執筆，インターズー），「一般診療にとりいれたい犬と猫の行動学」（分担執筆，ファームプレス），「動物看護学教育標準カリキュラム準拠 人と動物の関係学」（分担執筆，インターズー）がある。また，JAHA家庭犬のしつけ方講座の推薦教材「家庭犬のしつけ方DVD」の監修を担当するなど，犬と猫の適正なしつけや飼い方の普及・向上に努めている。

犬と猫の問題行動の予防と対応

2018年12月1日 第1刷発行

監修者	水越美奈
発行者	森田　猛
発行所	株式会社 緑書房
	〒103-0004
	東京都中央区東日本橋3丁目4番14号
	TEL 03-6833-0560
	http://www.pet-honpo.com
編　集	平井由梨亜，花崎麻衣子，石井秀昌
カバーデザイン	アクア
イラスト	ヨギトモコ
印刷所	アイワード

©Mina Mizukoshi
ISBN978-4-89531-355-1　Printed in Japan
落丁，乱丁本は弊社送料負担にてお取り替えいたします。

本書の複写にかかる複製，上映，譲渡，公衆送信（送信可能化を含む）の各権利は株式会社緑書房が管理の委託を受けています。

JCOPY 〈（一社）出版者著作権管理機構 委託出版物〉

本書を無断で複写複製（電子化を含む）することは，著作権法上での例外を除き，禁じられています。本書を複写される場合は，そのつど事前に，（一社）出版者著作権管理機構（電話03-3513-6969，FAX03-3513-6979，e-mail：info@jcopy.or.jp）の許諾を得てください。また本書を代行業者等の第三者に依頼してスキャンやデジタル化することは，たとえ個人や家庭内の利用であっても一切認められておりません。